Fit & fidel

Fitnessprogramm für graue Schnauzen

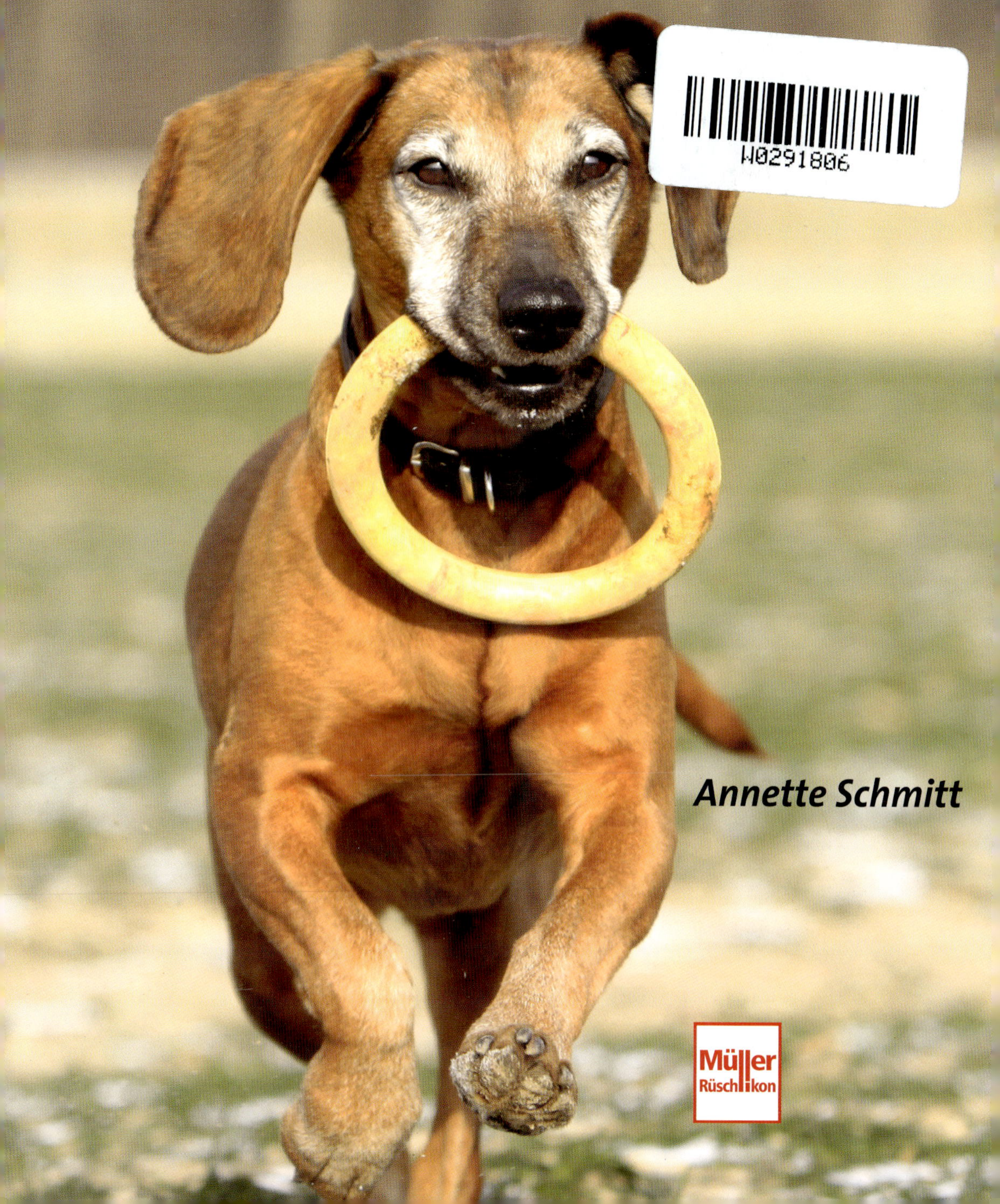

Annette Schmitt

Müller Rüschlikon

Einbandgestaltung: Kornelia Erlewein
Titelfoto: Christine Steimer, tierfotografie-steimer.de
Umschlagklappen: Annette Schmitt (5 Fotos), Desirée Schwers (5 Fotos), Christine Steimer (6 Fotos)

Bildnachweis:
Dr. med. vet. Julia Fritz, privat: S. 34; Sabine Gareiß: S. 26 oben, 40 oben, 150 oben; Christoph Köhne: S. 80 unten, 84 oben; Christina Landmann, privat: S. 8, 9 unten, 10 oben, 44 oben, 60 oben, 69 oben; Katja Leitloff: S. 37, 38 oben, 39 oben, 41 unten, 153, 154, 155, 156; Pauline Ptak, privat: S. 70 links; Annette Schmitt: S. 3 unten rechts, 5 unten links, 8, 12 links, 15, 20, 22, 24 unten, 27 rechts, 28 unten, 32, 36, 42 unten, 43, 45, 47, 48, 49 rechts, 50, 52 unten, 53, 55, 56, 60 unten, 63 oben, 65 rechts, 66, 67 unten, 70 rechts, 72, 79 oben, 81, 84 unten, 85, 88 rechts, 98, 100 unten, 102, 103 unten, 104, 110 oben, 113, 114 oben, 115, 119, 122, 127, 128, 132, 143, 147 oben, 148, 149, 157, 158; Desirée Schwers: S. 3 unten links, 4 oben rechts, 5 unten rechts, 11 links, 22, 26 unten, 35, 39 unten, 40 unten, 59 links, 65 links, 76, 83 oben, 90, 92 oben, 94 unten, 103 oben, 108 unten, 110 unten, 112, 120, 121, 126, 130, 137 unten, 138, 140, 142, 114 unten, 145, 147 unten; Christine Steimer: S. 3 oben, 4 oben links u. unten Mitte, 5, 6, 7, 9 oben, 10 unten, 11 rechts, 12 rechts, 14, 16, 17, 18, 19, 21, 23, 24 oben, 25, 27 links, 28 oben, 29, 30, 31, 33, 38 unten, 41 oben, 42 oben, 44 unten, 46, 49 links, 51, 52 oben, 54, 57, 58, 59 rechts, 61, 62, 63 unten, 64, 67 oben, 68 oben, 69 unten, 73, 74, 75, 77, 78, 79 unten, 80 oben, 82, 83 unten, 86, 87, 88 links, 89, 91, 92 unten, 93, 94 oben, 95, 96, 97, 99, 100 oben, 101, 105, 106, 107, 108 oben, 109, 111, 114 unten, 116, 117, 118, 123, 124, 125, 129, 131, 133, 134, 135, 136, 137 oben, 139, 141, 146, 150 unten, 151, 152, 159, 160; Elisabeth v. Stein, privat: S. 13

ISBN 978-3-275-01861-1

Postfach 103743, 70032 Stuttgart
Ein Unternehmen der Paul Pietsch Verlage GmbH & Co. KG
Lizenznehmer der Bucheli Verlags AG, Baarerstr. 43, CH-6304 Zug

1. Auflage 2012

Sie finden uns im Internet unter **www.mueller-rueschlikon-verlag.de**

Lektorat: Claudia König
Innengestaltung: Petra Pawletko
Druck und Bindung: Longo AG, Bozen
Printed in Italy

Inhalt

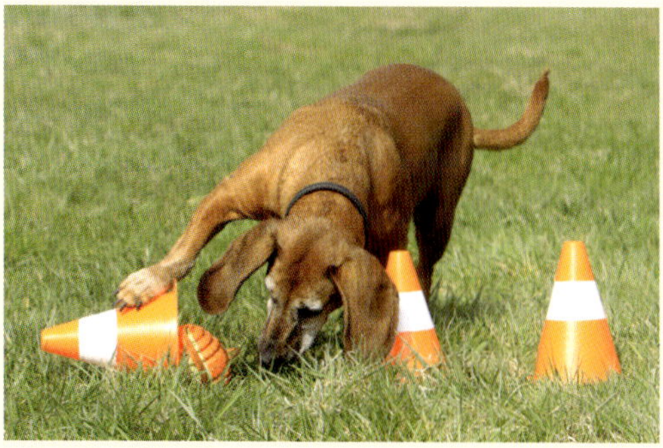

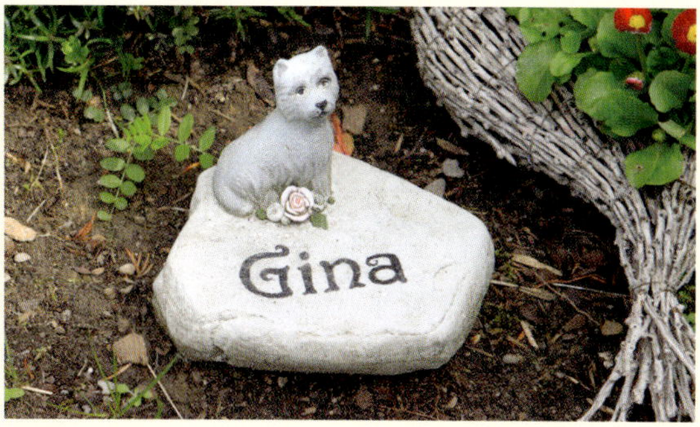

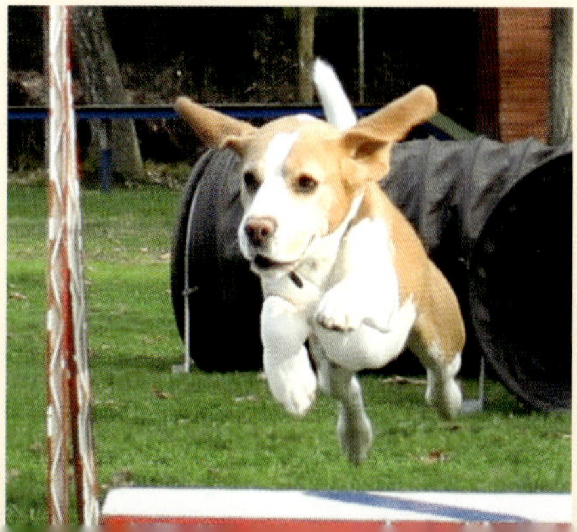

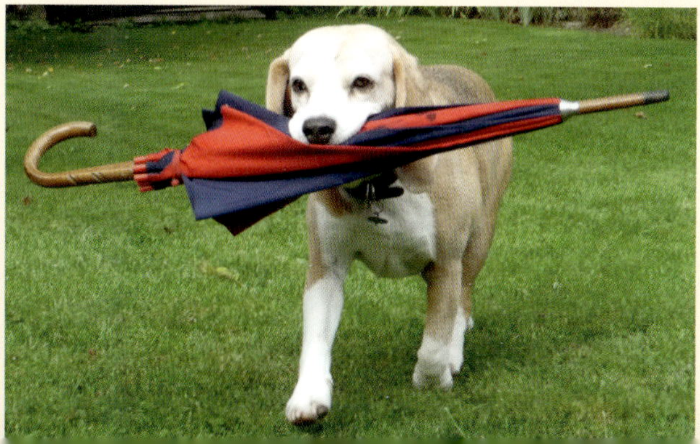

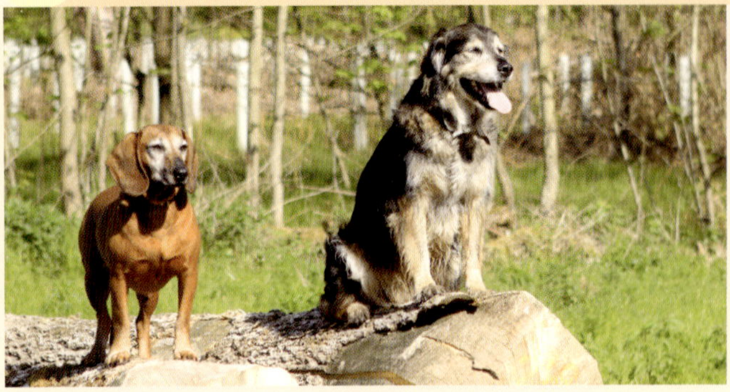

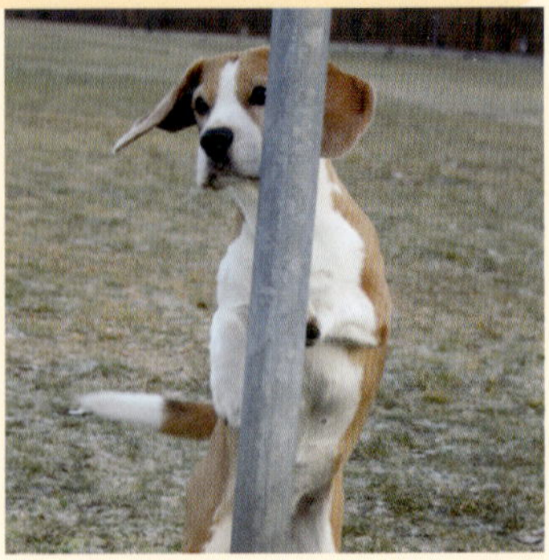

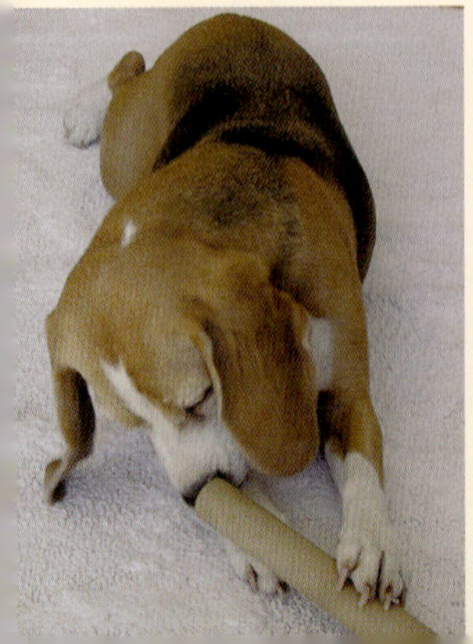

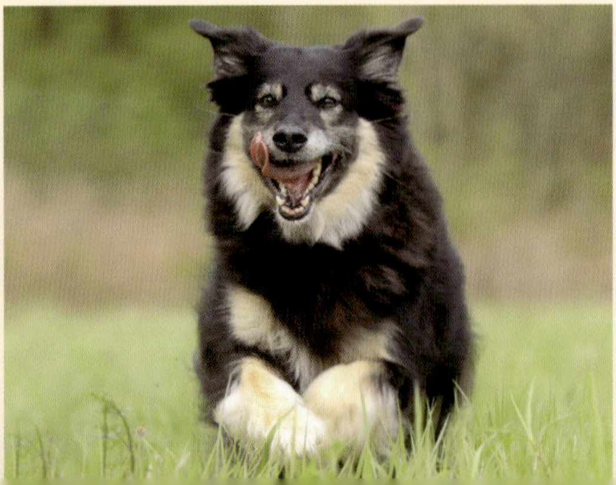

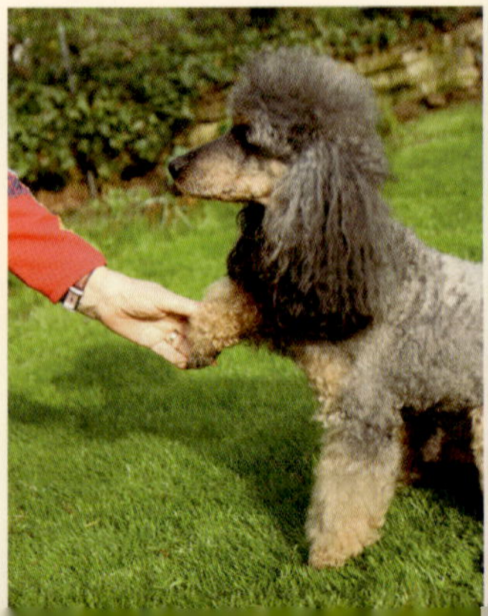

I. Der ältere Hund

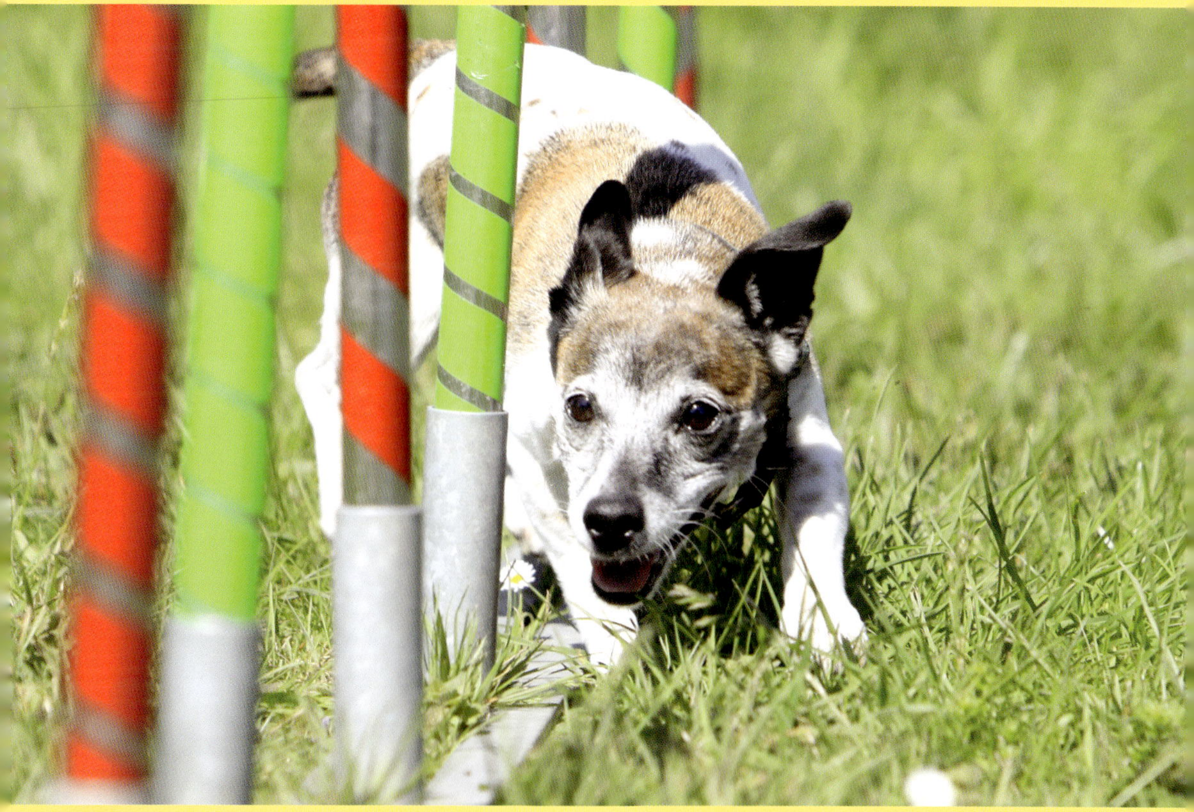

Betagte Hunde haben es nicht verdient als »altes Eisen« abgestempelt zu werden, denn auch sie haben noch jede Menge Spaß an altersgerechten Aktivitäten.

Alte Hunde sind etwas ganz besonderes. Vielleicht lässt die äußere Schönheit im Alter etwas nach, die inneren Werte jedoch, glänzen umso mehr. Betagte Vierbeiner versprühen einen einmaligen Charme, der sich aus ihrer bis dato erworbenen Lebenserfahrung und der jetzt zusätzlich vorhandenen Altersweisheit ergibt. Diverse nun auftretende Schrulligkeiten, sowie die immer enger werdende Beziehung zu ihrem Halter bzw. ihrer Bezugsperson machen die Liebenswürdigkeit einer reifen Hundepersönlichkeit komplett. Grund genug, unseren Vierbeinern einen schönen und erfüllten Lebensabend zu ermöglichen, in dem sie all die Liebe zurückbekommen, die sie uns über die Jahre hinweg bedingungslos schenkten.

1. Ab wann ist ein Hund alt und wie macht sich das Alter bemerkbar?

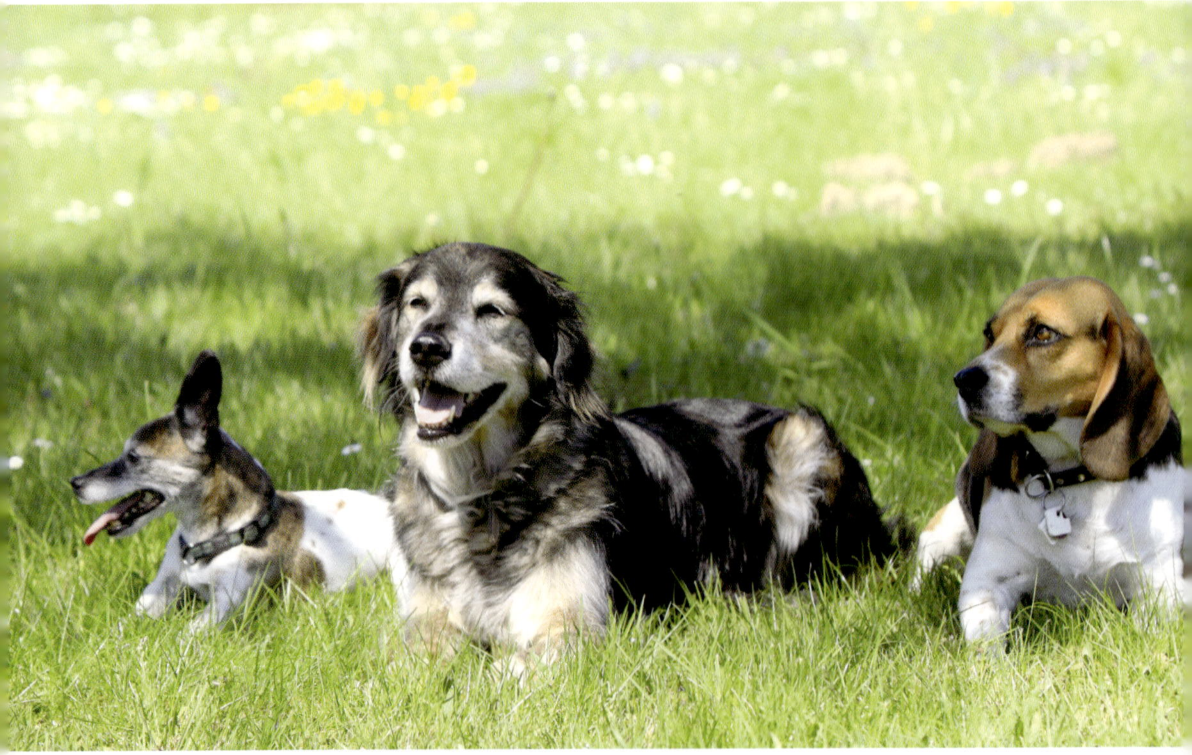

Kleine Hunde haben eine höhere Lebenserwartung als Große.

Die Lebenserwartung eines Hundes hängt von verschiedenen Faktoren ab. Eine ganz entscheidende Rolle spielt dabei die Größe des Vierbeiners. So werden kleine Hunde deutlich älter als Große. Während beispielsweise kleine Rassen bis ca. 15 kg Körpergewicht eine durchschnittliche Lebenserwartung von 15 Jahren haben, liegt diese bei sehr großen, schweren Rassen wie der Deutschen Dogge, dem Irischen Wolfshund oder Molossern meist nicht über sieben Jahren. Daran wird bereits deutlich, dass die Umrechnungsformel »Sieben Menschenjahre entsprechen einem Hundejahr« sehr fragwürdig ist. Natürlich gibt es, die Lebenserwartung betreffend, auch rassespezifische Unterschiede. Zudem spielen die genetische Veranlagung, die Haltung bzw. Lebensumstände des Vierbeiners inklusive daraus resultierender körperlicher und geistiger Fitness, sowie seine Ernährung eine große Rolle. Grundsätzlich ist bei unseren Hunden wie auch bei uns Menschen die Lebenserwartung mit der Zeit gestiegen.

Australischer Methusalem

Den absoluten Altersrekord hält bisher der 1910 geborene Australian Cattle Dog »Bluey«. Er wurde 29 Jahre und 5 Monate alt und verfügte bis zum Schluss über eine eiserne Gesundheit. 20 Jahre lang arbeitete er aktiv als Treibhund auf einer Farm in Down Under.

Alt werden im Hier und Jetzt

Der Alterungsprozess selbst beginnt bei kleinen bis mittelgroßen Hunden etwa ab dem siebten bis achten Lebensjahr, bei großen, schweren Rassen dagegen schon ab dem fünften. Äußerlich ist dieser zunächst einmal am Grauwerden um Schnauze und Augen zu erkennen. Nach und nach wird das gesamte Fell mehr oder weniger stark mit grauen Haaren durchsetzt, schließlich glänzt es nicht mehr so und erscheint stumpf. Das Hautbild kann sich verändern, es wird trockener, schuppiger oder talgiger. Bei manchen Hunden kommt es zu Hautwucherungen und Alterswarzen. Die Augen trüben sich und auch alle anderen Sinne, sowie das Reaktionsvermögen lassen nach. Schleichend machen sich diverse körperliche Einschränkungen wie beispielsweise eine Leistungsminderung der Organe, Brüchigwerden der Knochen, Verschleiß von Gelenken und ein Schwächerwerden der körpereigenen Abwehrkräfte bemerkbar. Auch Verhaltensänderungen sind im Alter zu erwarten. So stellt sich neben der Abnahme des Bewegungsdranges ein erhöhtes Schlaf- und Ruhebedürfnis ein. Die Anpassungsfähigkeit an veränderte Situationen nimmt ab, während die Anhänglichkeit des Vierbeiners ihrer Bezugsperson gegenüber zunimmt. Ältere Hunde werden oft schrullig und senil infolge von Verkalkungen im Gehirn.

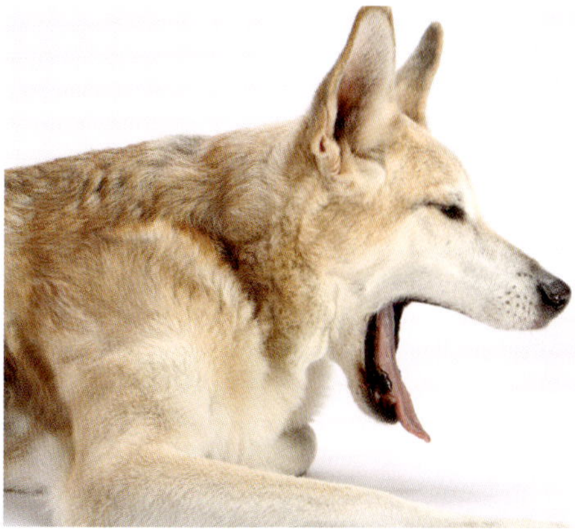

Mit zunehmendem Alter brauchen Hunde mehr Ruhe und Schlaf.

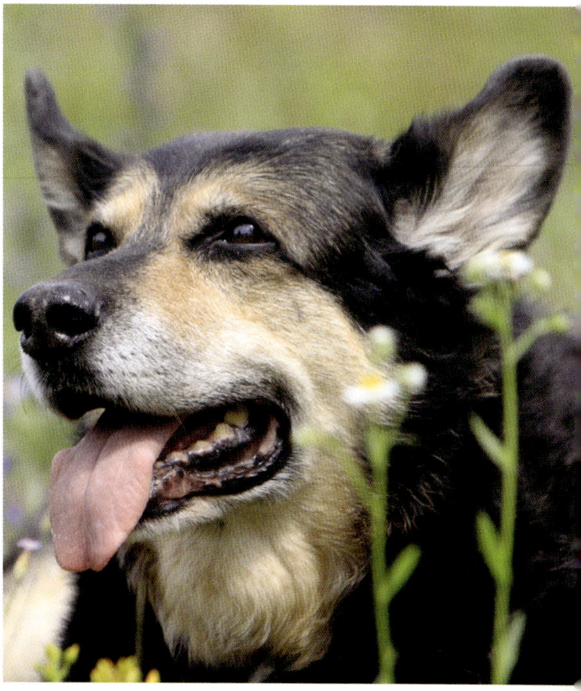

Hunde leben im Hier und Jetzt. Sie trauern ihrer einstigen Jugend nicht nach.

Durch den mit der Zeit verlangsamten Stoffwechsel entsteht zudem eine erhöhte Neigung zu Übergewicht. Der Grund für das Altern an sich liegt in den Zellen bzw. der Zellteilung. Je älter ein Organismus wird, desto weniger Zellen teilen sich, denn die Anzahl der teilungsfähigen Zellen nimmt stetig ab. Da nun zudem immer mehr Zellen absterben, die nicht mehr durch gesunde Zellen ersetzt werden können, kommt es in der Folge zu den diversen Alterserscheinungen. Grundsätzlich können sich Hunde viel schneller auf altersbedingte Veränderungen einstellen als wir Menschen, vorausgesetzt natürlich, diese bereiten keine großen Schmerzen. Unsere Vierbeiner kennen im Gegensatz zu uns Menschen keinen Jugendwahn. Sie leben immer in der Gegenwart und trauern weder der Vergangenheit nach, noch haben sie Angst vor der Zukunft. Darin sind sie uns also einen großen Schritt voraus.

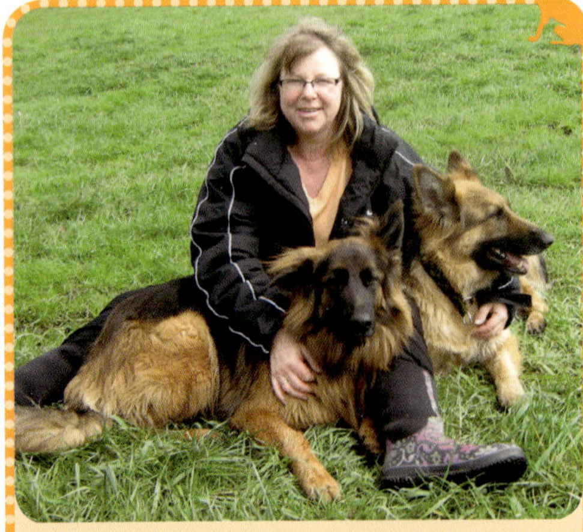

Christina Landmann, Oldie-Halterin, Tierheilpraktikerin und Hundetrainerin

Insider

» Haben Sie keine Angst vor dem Älterwerden Ihres Hundes. Meine Familie und ich, wir hatten nie Bedenken, einen älteren Hund aus dem Tierheim zu holen, auch mit dem Wissen, dass er nicht mehr viele Jahre bei uns leben wird, aber gerade diese Jahre sind oft sehr intensiv. Wir haben unsere Hunde fast alle aus dem Tierheim geholt, ältere und jüngere. Dabei haben wir die Erfahrung gemacht, daß die älteren Hunde oft souveräner und ausgeglichener sind. Wir hatten immer eine sehr schöne Zeit mit diesen Senioren. «

Bitte beachten Sie

Äußere Einflüsse wie Passivrauchen, erhöhte Abgas- und Ozonbelastungen oder andauernder Stress beschleunigen den Alterungsprozess und auch die Krankheitsanfälligkeit eines Hundes.

2. Vom Umgang mit einem älteren Hund

Für den Umgang mit einem älteren Hund ist viel Verständnis und Einfühlungsvermögen nötig. Oftmals ist auch Geduld gefragt, denn im Alter geht Vieles natürlich langsamer als in jungen Jahren. Wichtig ist, dass sich der Vierbeiner nach wie vor dazugehörig und nicht abgeschoben fühlt. Ein Seniorhund kann und soll im Rahmen seiner Möglichkeiten ruhig noch gefordert werden, denn nur wer rastet, der rostet. Selbstverständlich muss man hier das richtige Maß finden, das den Vierbeiner nicht überfordert. Ein genaues Beobachten ist dafür unerlässlich. Da viele Hunde im Alter Marotten an den Tag legen, die sie vorher nicht hatten, also oftmals etwas schrullig und manchmal auch senil werden, sind nun mehr denn je Ihre Lockerheit und Ihr Humor gefragt. Nehmen Sie Ihrem haarigen Rentner seine plötzlichen Eigenarten nicht krumm. Trotzdem sollten Sie selbst einem betagten, noch fitten Vierbeiner nicht alles durchgehen lassen, denn Ihr bellender Schlaumeier

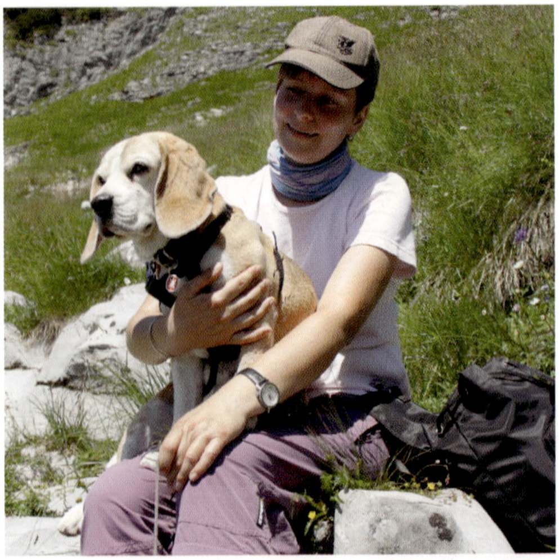

Dabeisein ist gerade für ältere Vierbeiner alles, auch, wenn nun Vieles langsamer geht als früher.

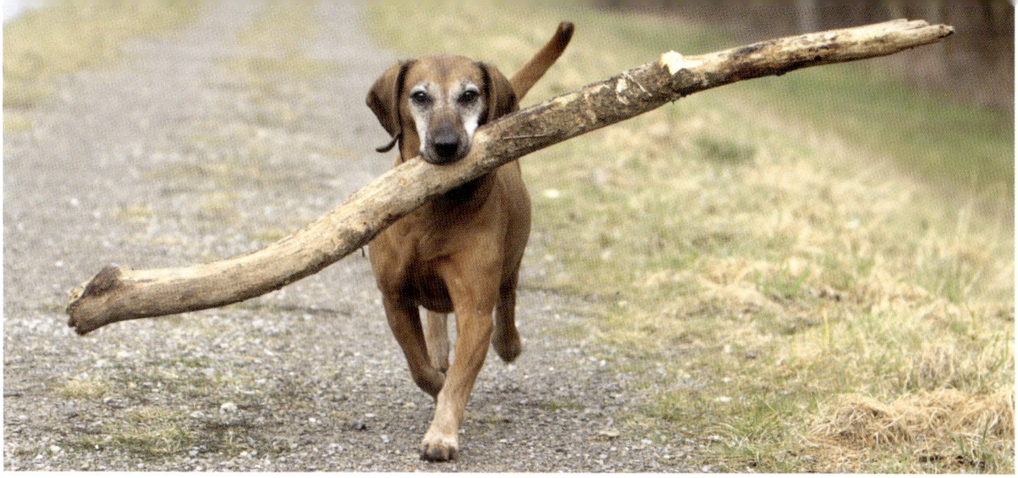

Seniorhunde können eine ausgesprochen lustige Ader an den Tag legen.

durchschaut natürlich auch seinen Altersbonus und nützt ihn schnell mal etwas mehr für sich aus. Ein stetes Augenzwinkern darf jedenfalls im Umgang mit einem alten Hund nie fehlen.

Und selbstverständlich spricht nichts dagegen, einem graugesichtigen Kuschelfanatiker ein warmes Plätzchen neben Ihnen auf der Couch einzuräumen. Die meisten Seniorhunde haben generell ein verstärktes Bedürfnis nach Nähe. Am liebsten begleiten sie ihren Menschen auf Schritt und Tritt. Bei manchen Vierbeinern geht die Anhänglichkeit im Alter sogar so weit, dass sie selbst beim Gang zur Toilette nicht fehlen möchten. Ob Bad und WC aber nicht vielleicht doch für den Hund tabu sind, muss jeder Zweibeiner im Fall der Fälle dann individuell für sich entscheiden. Grundsätzlich sollten Sie dieser gewachsenen Anhänglichkeit in Ihrem Alltag schon nachkommen, indem Sie Ihren Hund ansonsten nicht aussperren oder ausgrenzen. Lassen Sie Ihren vierbeinigen Rentner nach wie vor und so gut es geht an Ihrem Leben teilhaben. Respektieren Sie dabei aber auch sein erhöhtes Ruhebedürfnis. Richten Sie Ihrem Senior deshalb am besten mehrere, weiche, warme und zugluftfreie Liegeplätze im Haus ein, an die er sich jederzeit wahlweise zurückziehen und trotzdem noch dabei sein kann.

Gemeinsames Kuscheln mit Herrchen oder Frauchen ist für die meisten Grauen Schnauzen ein Muss.

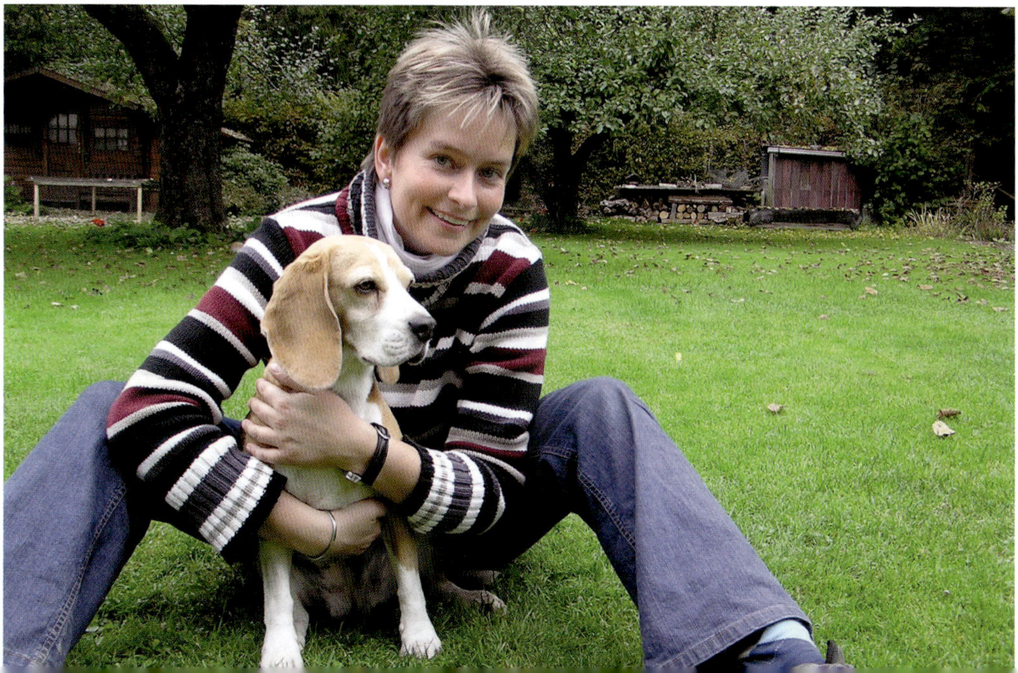

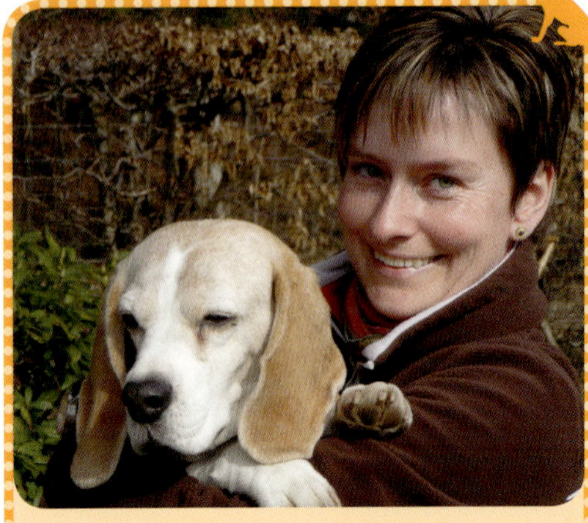

Annette Schmitt mit Beaglehündin »Luzie«, 14

Insider

»Luzie hört schon seit einigen Jahren nicht mehr gut und nur noch ganz bestimmte Laute, z.B. ein Schnalzen von mir mit der Zunge oder Händeklatschen. Auch das Richtungshören ist stark beeinträchtigt. Wir kommunizieren nun viel stärker als früher mit Sichtzeichen und Körpersprache. Es ist unglaublich und faszinierend, wie schnell Luzie diese Form der Kommunikation annahm. Andererseits ist es auch verständlich, weil sich Hunde untereinander ebenfalls fast nur mit Körpersprache verständigen. Da Luzie als waschechter Beagle immer noch einen stark ausgeprägten Jagdtrieb hat, kann ich sie aufgrund ihres schlechten Gehörs nun leider nur noch sehr eingeschränkt frei laufen lassen. Andererseits merke ich, dass sie jetzt beim Freilauf sehr auf mich achtet. Sie bleibt immer wieder stehen, sieht sich nach mir um und will mich nicht verlieren. Trotzdem: Im Fall der Fälle geht immer noch der Duft der großen weiten Hasenwelt vor. In wildreichen Gebieten verschafft eine 8m-Flexileine Luzie einen akzeptablen Bewegungsradius.«

Keine Lust auf Alleinsein

Nehmen Sie außerdem Rücksicht auf Veränderungen. Oftmals ist nun ein Abweichen von Gewohnheiten nötig, um Ihrem Hund einen entspannten Alltag zu ermöglichen. Aufgrund ihrer enormen Anhänglichkeit tun sich viele Vierbeiner im Alter schwer mit dem Alleinsein. Manchmal reicht es hier sogar schon für eine kleine Panikattacke des Hundes, wenn die Bezugsperson gerade mal außer Sichtweite ist. Für Berufstätige kann dies ein echtes Problem werden. Hier muss möglicherweise ein Hundesitter einspringen, bei dem sich Ihr Hund geborgen und wohl fühlt. Ein Familienmitglied oder ein langjähriger, hundeliebender Freund wären dafür natürlich ideal. Vielleicht haben Sie aber auch einen hundefreundlichen Chef, der nichts gegen einen ruhigen, unter Ihrem Schreibtisch schlafenden vierbeinigen »Kollegen« hat. Ein spontanes Ausgehen in ein Restaurant ist jetzt unter Umständen passé.

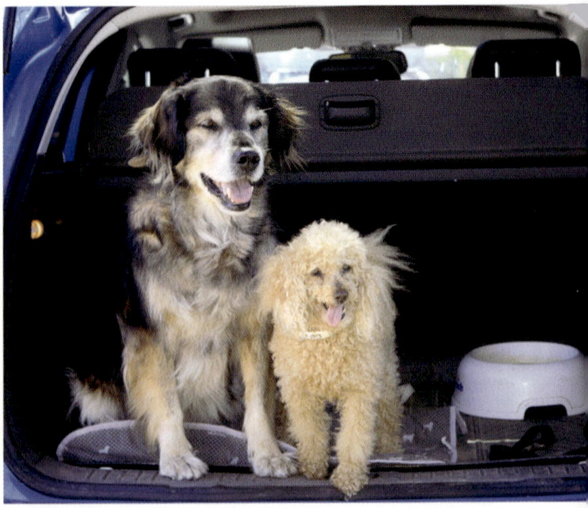

Zu zweit im gewohnten Auto zu warten, ist für einen Oldie entspannter als der Trubel in einer vollen Kneipe.

Kreative wissen sich jedoch auch hier zu helfen und verfallen nicht in Frust: Laden Sie einfach Freunde zu sich nach hause ein oder besuchen Sie Bekannte, bei denen Ihr vierbeiniger Senior ebenfalls ein gern gesehener

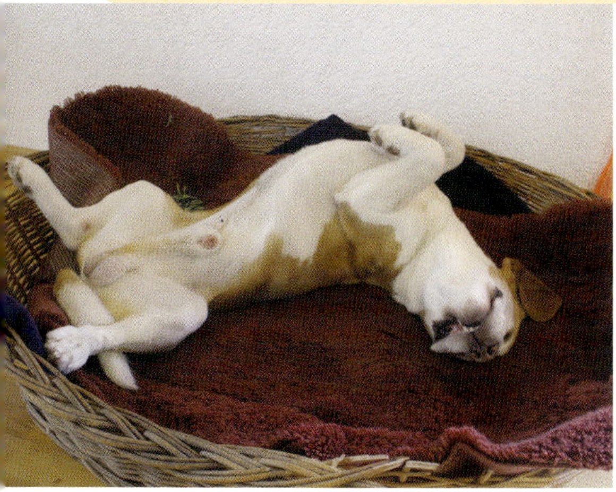

Die Mitnahme des gewohnten Körbchens in eine andere Umgebung stellt für den Senior oft schon ein Sorglos-Glücklich-Paket dar.

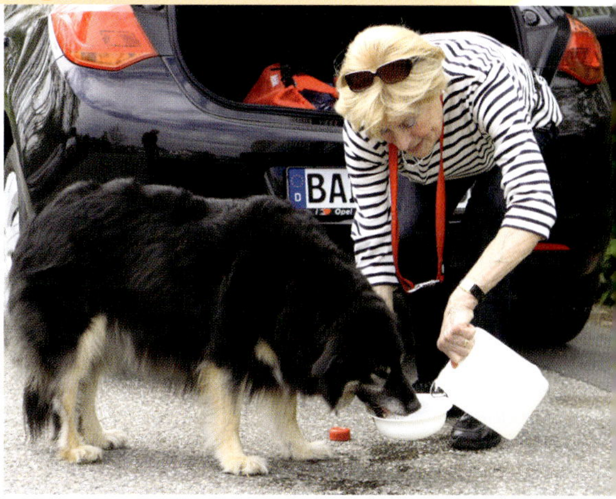

Bieten Sie Ihrem Hund in den Pausen längerer Autofahrten immer wieder mal etwas zu trinken an.

Gast ist. Die Mitnahme in ein Restaurant voller Trubel und Leben kann puren Stress für einen alten Hund bedeuten, auch, wenn er sein Leben lang ein souveräner Begleiter war. Ein Rentnerhund ist physisch und psychisch einfach nicht mehr so belastbar und flexibel. Die Mitnahme in eine bekannte Umgebung samt eigenem Hundebett oder Kuscheldecke, die ihm das Gefühl von Geborgenheit und Vertrautheit geben, sind dagegen auch noch mit einem vierbeinigen Senior möglich. Vielleicht wird es sich aber nicht immer vermeiden lassen, selbst einen Methusalem mal in unbekannte Gefilde mitnehmen zu müssen. Hier kann ein jüngerer, gelassener Zweithund helfen, der seinem älteren Freund Sicherheit gibt. Solche Überlegungen spielen natürlich auch bei der Urlaubsplanung eine wichtige Rolle.

Ferien mit dem Seniorhund

Fahren Sie schon seit Jahren immer das gleiche Ziel an und wohnen Sie dort seit jeher in der selben Ferienwohnung oder im selben Haus, ist ein fitter alter Hund hier nach wie vor gerne mit dabei, denn alles ist ihm bereits bekannt, er braucht sich also nicht umzustellen und erst an eine neue Umgebung zu gewöhnen. Auch ein Aufenthalt in einem seit längerem vertrauten Wohnmobil oder Wohnwagen ist für einen betagten Vierbeiner in der Regel kein Problem. Ist Ihr Senior noch so gut drauf, dass Sie doch ein ganz fremdes Quartier ansteuern können, vergessen Sie nicht, ihm sein Körbchen und andere bekannte Utensilien mitzunehmen, so reist auch gleich ein Stückchen Heimat für ihn mit. Legen Sie bei längeren Autofahrten unbedingt ausreichend Pausen ein, in denen sich Ihr Vierbeiner lösen und seine Beine vertreten kann.

Sehen Sie davon ab, Ihren bellenden Rentner in besonders heiße, kalte oder generell weit entfernte Ferienorte mitzunehmen. Planen Sie einen solchen Urlaub, bringen Sie Ihren Vierbeiner dann lieber bei einem ihm schon lange bekannten und von ihm geliebten Hundesitter unter. Auch hier ist es natürlich wichtig, vertraute Gegenstände wie den Schlafkorb oder die Decke mitzugeben, damit sich Ihr Hund gleich vor Ort heimisch fühlt. Ein Aufenthalt in einer größeren Hundepension ist für alte Vierbeiner nicht ideal. Der hier herrschende Trubel durch andere Artgenossen, sowie die mögliche Unterbringung in einem ungewohnten Zwinger mit nur zeitweiliger Ansprache, stressen Ihren anhänglichen Senior sehr, bescheren ihm Heimweh

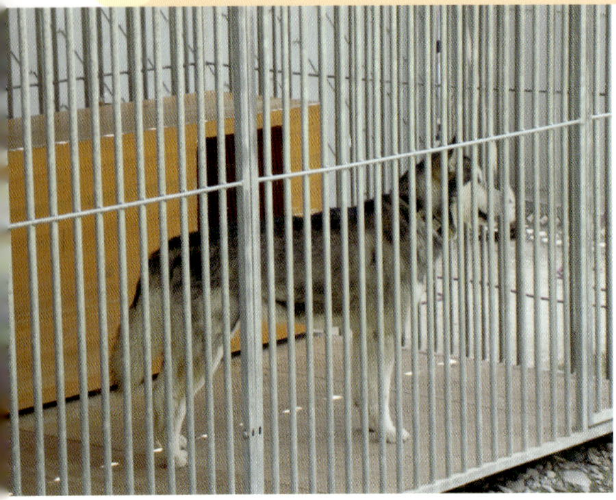

Sehen Sie lieber davon ab, einen alten Vierbeiner in einer Hundepension mit Zwingeranlage unterzubringen.

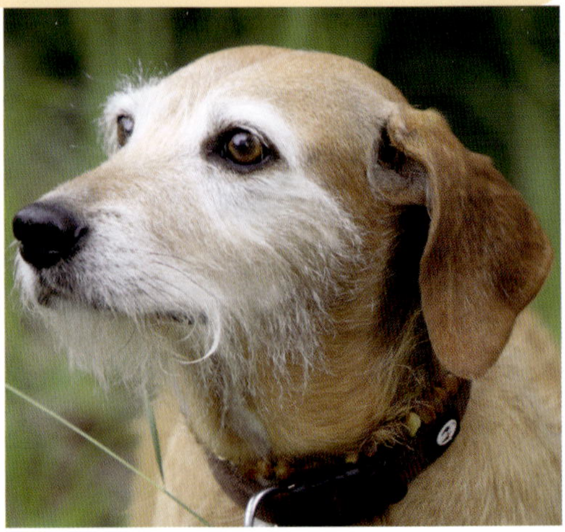

Ein Ortswechsel kann bei Hunden, die zeitweilig unter Orientierungslosigkeit leiden, Panik auslösen.

und Trauer. Vielleicht ist es inzwischen auch besser, für den restlichen Lebensabend Ihres Hundes ganz auf Reisen zu verzichten. Dies richtet sich in jedem Fall nach der körperlichen und geistigen Fitness Ihres Vierbeiners.

Alltagshilfen für gehandicapte Fellnasen

Hunden, die bereits senil sind und deutliche Anzeichen von Vergesslichkeit oder Orientierungslosigkeit zeigen, sollten Sie auf keinen Fall noch einen Ortswechsel zumuten, auch, wenn dieser nur vorübergehend wäre. Für diese Vierbeiner ist es generell sehr wichtig, dass so wenig wie möglich in ihrem Umfeld verändert wird. Das heißt Futter-, Wassernapf und Körbchen stehen immer an derselben Stelle und werden nicht umgeräumt, ansonsten gerät der Seniorhund durch die Suche danach in Stress, und der schwächt auf Dauer Herz, Kreislauf und Immunsystem. Unter Umständen kann solch eine Umstellung auch gefährlich werden, denn schnell ist ein bereits klappriger, seniler und vielleicht schon blinder Methusalem auf der Suche nach Bekanntem eine Treppe heruntergefallen. Treppengitter, wie es sie als Schutz für Kinder gibt, helfen hier, damit es erst gar nicht soweit kommt. Ein Treppengitter ist ebenfalls nützlich, wenn Ihr wedelnder Rentner aus gesundheitlichen Gründen eigentlich gar keine Treppen mehr steigen darf, dies jedoch von selbst nicht einsieht.

Um trotzdem Stufen überwinden und bei allem dabei sein zu können, bedürfen gebrechlichere Hunde nun Ihrer Hilfe. Bei kleinen bis mittelgroßen Vierbeinern ist ein Tragen natürlich kein Problem. Große und besonders schwere Hunde verlangen Ihrem Halter dagegen kräftemäßig sehr viel mehr ab. Umso wichtiger ist es also schon vor der Anschaffung eines Vierbeiners, Ihre Wohnsituation zu bedenken. Nicht zu steile Treppen innerhalb einer Wohnung können Sie auch mittels einer Rampe leichter begehbar machen. Beachten Sie außerdem, dass glatte Böden für Vierbeiner mit eingeschränkter Beweglichkeit zu einem echten Problem werden. Nicht nur das Aufstehen fällt hier schwer, sondern es besteht außerdem eine erhebliche Gefahr auszurutschen, was wiederum ein hohes Verletzungsrisiko birgt. Auf einem solchen Untergrund fühlt sich Ihr Vierbeiner absolut nicht mehr wohl. Schaffen Sie Abhilfe, indem Sie rutschfeste und am besten waschbare Teppiche oder Läufer auslegen, die Ihrem Hund mehr Griffigkeit und somit Sicherheit geben.

Klare Strukturen sind im Alter wichtig

Für einen betagten Vierbeiner ist außerdem ein ganz klar strukturierter Tagesablauf mit Routine und festen Ritualen (z.B. Füttern, Spazierengehen etc. immer zur selben Zeit) nötig. Auf diese Weise ermöglichen Sie Ihrem Vierbeiner einen entspannten Alltag, in dem er sich nicht mehr an diverse Neuerungen gewöhnen muss. Respektieren Sie also die Tatsache, dass im Alter wie bei uns Menschen auch die Flexibilität nachlässt. Da ein älterer Hund zwangsläufig zunehmend Ruhe mit ins Haus bringt, die Rücksichtnahme vom Halter erfordert, trägt dies zu einer Entschleunigung des gesamten Alltags bei. Mensch und Hund sind über die Jahre hinweg ein eingespieltes Team geworden, in dem jeder weiß, was er vom anderen erwarten kann. Leidet Ihr Vierbeiner bereits an einer schweren Krankheit oder ist er aufgrund seines hohen Alters zunehmend gebrechlich geworden, ist Organisationstalent gefragt, um den Bedürfnissen aller Beteiligten gerecht zu werden. Bewegung und Beschäftigung bedürfen einer individuellen Anpassung an den jeweiligen Gesundheitszustand des Hundes.

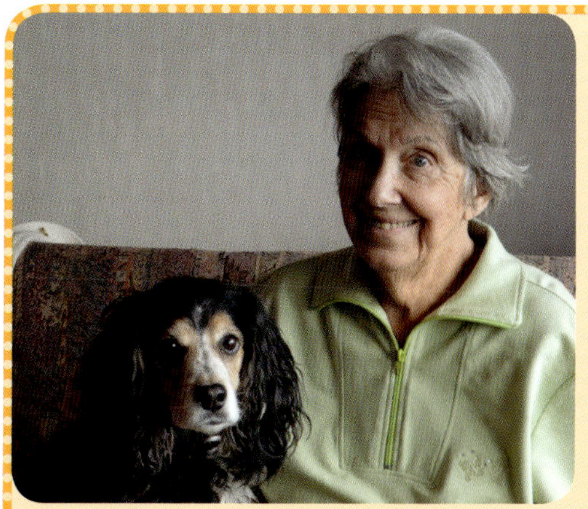

Elisabeth v. Stein mit Cocker-Mix-Rüde »Wuffi«, 10

Insider

»Mein 10-jähriger Lebensgefährte Wuffi und ich (auch nicht mehr ganz jung) leben heute in einer gereiften, harmonischen Beziehung. Das war aber keineswegs immer so. Wuffi ist als Mischling von meiner Cocker-Hündin Bella und ihrem geliebten griechischen Urlaubshund Ati neben meiner Wohnungstür geboren. Im Gegensatz zu seinen drei Schwestern wurde er von seiner Mama angenommen und verwöhnt, so dass er sich schnell zu einem kleinen Familien-Rambo entwickelte. Wie alle total Verliebten sah ich natürlich über seine Nerven strapazierenden Unarten hinweg und behielt den ach soooo süßen Schatz mitsamt Bella, die davon sicher nicht gerade begeistert war. Und da gab es dann doch erhebliche Probleme, denn Wuffi mauserte sich schnell zu einem recht schwierigen Tyrannen. Nach drei Jahren griff das Schicksal, wenn auch auf grausame Weise ein, indem Bella vor unserem Haus überfahren wurde. Doch so furchtbar das für mich war, es geschah plötzlich ein Wunder! Nach nur einer Woche hatte ich einen völlig neuen, nun äußerst umgänglichen Hund. Wir einigten uns auf eine demokratische Lebensweise: Mal sagt Wuffi, wo es langgeht, ein andermal bestimme ich, und, wenn er gerade nichts Besseres vorhat, folgt er manchmal sogar. Er ist, besonders, was weibliche Zweibeiner betrifft, ein großer Schmuser, immer schon total verfressen und hält seit jeher nichts vom Spielen. Gassigehen macht uns beiden, einschließlich meiner beiden Miezendamen, nach wie vor sehr viel Spaß. Allerdings mag Wuffi nicht mehr mit anderen Hunden herumtollen. Dass er der Hundedamenwelt mit vornehm-freundlicher Zurückhaltung begegnet, hat nichts mit seinem fortgeschrittenen Alter zu tun, sondern mit der Tatsache, dass er bereits mit neun Monaten kastriert wurde. Er ist weder fett, noch depressiv geworden und freut sich seines entspannten Lebens.
So hoffen wir auf viele weitere, gemeinsame, glückliche Jahre!«

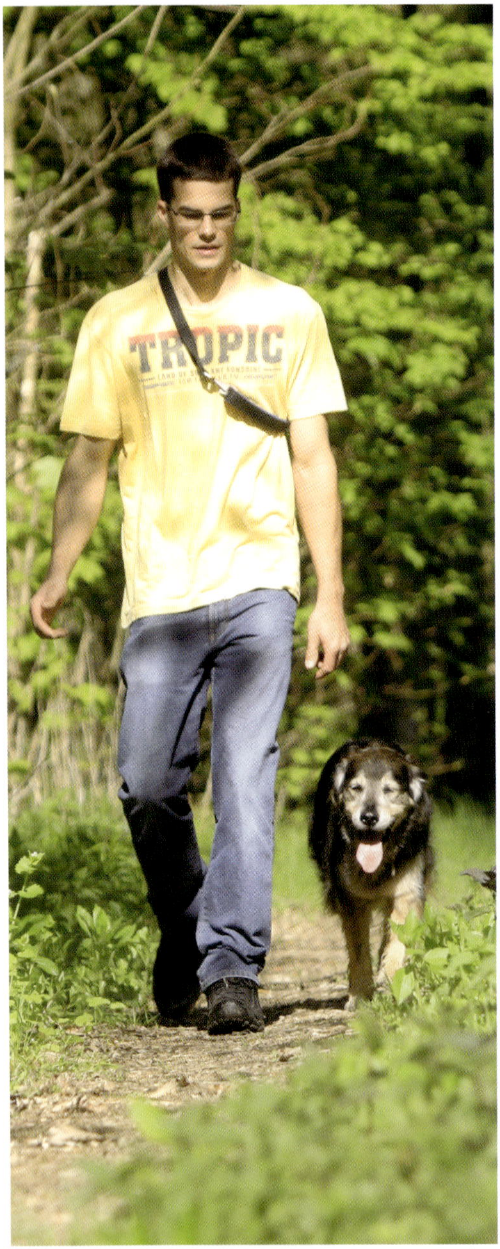

Feste Spaziergehzeiten sind für einen alten Hund wichtig, denn Veränderungen im Tagesablauf stressen ihn nun leicht.

Natürlich ist nun auch eine dem Alter angepasste Ernährung und Pflege notwendig. Nähere Informationen hierzu lesen Sie in den speziellen Kapiteln dieses Buches.

Praktische Tipps für den Alltag

- Kommt Ihr Hund nicht mehr von selbst ins Auto oder leidet er unter bestimmten körperlichen Beschwerden, die den Sprung ins Auto unvernünftig machen, ist eine im Handel erhältliche **Aufstiegshilfe** nützlich, ebenso, um den angestammten Sofaplatz zu erreichen, denn bedenken Sie: Alles, was Ihr Vierbeiner noch selbst und ohne Ihre Hilfe erledigen kann, gibt ihm Selbstvertrauen, Kraft und Lebensmut.

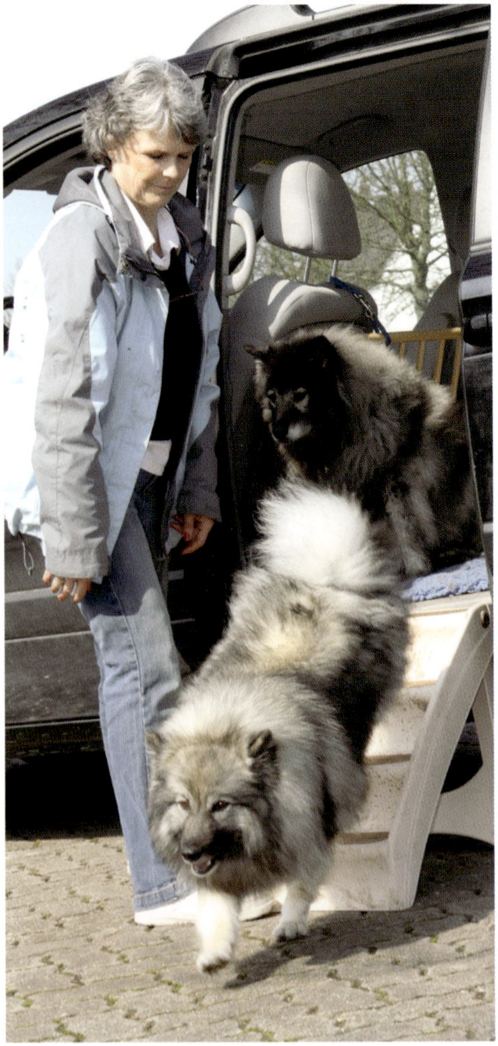

Um ganz einfach ins Auto zu gelangen, gibt es für ältere Vierbeiner spezielle Einstiegshilfen.

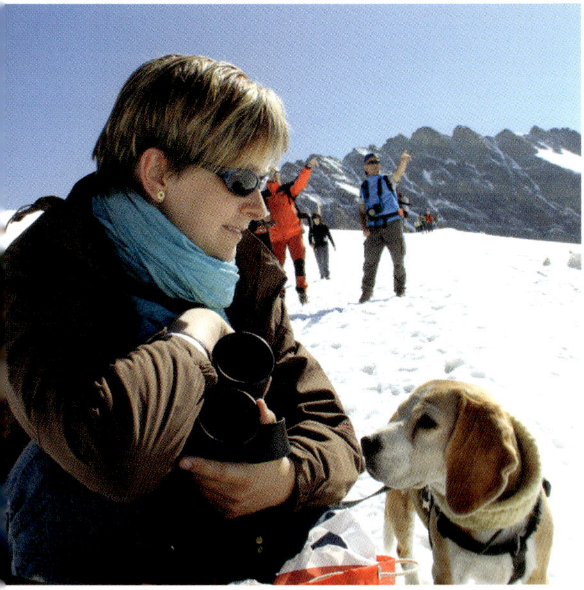

Reden Sie auch mit einem tauben Hund, denn an Ihrer Gestik, Mimik und Körpersprache kann er viel ablesen.

- Im Alter haben viele Hunde öfter das Bedürfnis, sich zu lösen, manche werden auch inkontinent oder zeigen unkontrollierten Kotabsatz. Damit es nicht im Haus zum Malheur kommt, empfiehlt sich eine zentral angebrachte **Hundeklappe,** durch die der Vierbeiner jederzeit zum Lösen ins Freie gelangt. Auch dies ist für die Psyche des Hundes wichtig, schließlich will er eigentlich sein »Lager« nicht beschmutzen. Passiert doch mal ein Missgeschick, schimpfen Sie Ihren Senior nicht, denn die Lage ist ihm dann sowieso schon sehr unangenehm. Tragen Sie's lieber mit Humor. Solche Dinge passieren einfach im Alter. Auch ein **Auslegen waschbarer Teppiche** hilft, um Kot- oder Urinspuren schnell und hygienisch beseitigen zu könne.

- Ist Ihr Hund inzwischen taub, sprechen Sie unbedingt trotzdem noch mit ihm. Er kann Sie zwar nicht mehr hören, aber an Ihrer **Körpersprache, Gestik und Mimik**, die Sie häufig unbewusst ganz subtil beim Sprechen mit einsetzen, sehr viel ablesen.

- Ein blinder Hund muss mehr denn je auf Ihre Stimme achten. Da Sie ihm nun bei bestimmten Dingen seine Augen ersetzen müssen, ist in erster Linie ein optimales Vertrauensverhältnis zwischen Ihnen und Ihrem Senior wichtig, dann lernt Ihr Hund schnell, dass er sich absolut auf Sie verlassen kann. Vor allem auf Spaziergängen leistet eine Hundepfeife mit verschiedenen Tönen wertvolle Dienste, an die Ihr Vierbeiner am besten schon in jungen Jahren gewöhnt wird.

- Erklären Sie Kindern, dass ein älterer Hund ein **erhöhtes Ruhe- und auch Rückzugsbedürfnis** hat, das unbedingt respektiert werden muss. Außerdem ist es wichtig, die **Würde** des alten Hundes zu wahren. So darf er auf keinen Fall ausgelacht werden, wenn er Kommandos nur noch zögernd oder gar nicht mehr befolgt, wenn er beim Kratzen vielleicht sein Gleichgewicht verliert und taumelt oder, wenn er erst nach mehreren Anläufen aufstehen kann.

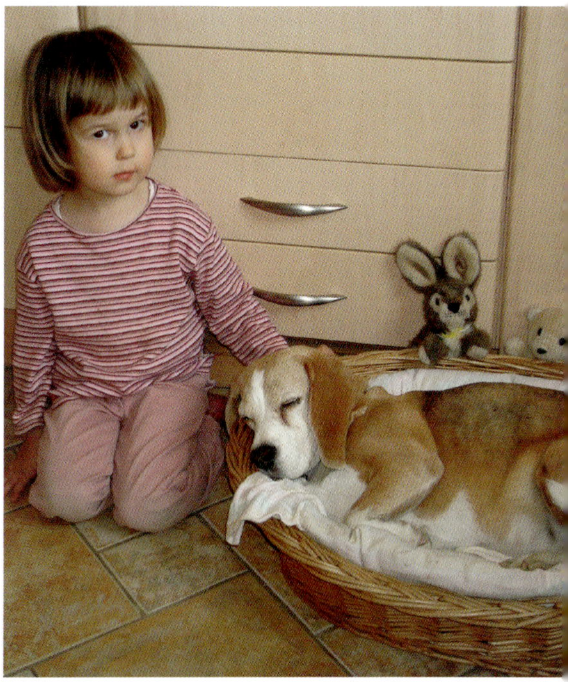

Auch Kinder müssen das vermehrte Ruhebedürfnis eines alten Hundes respektieren.

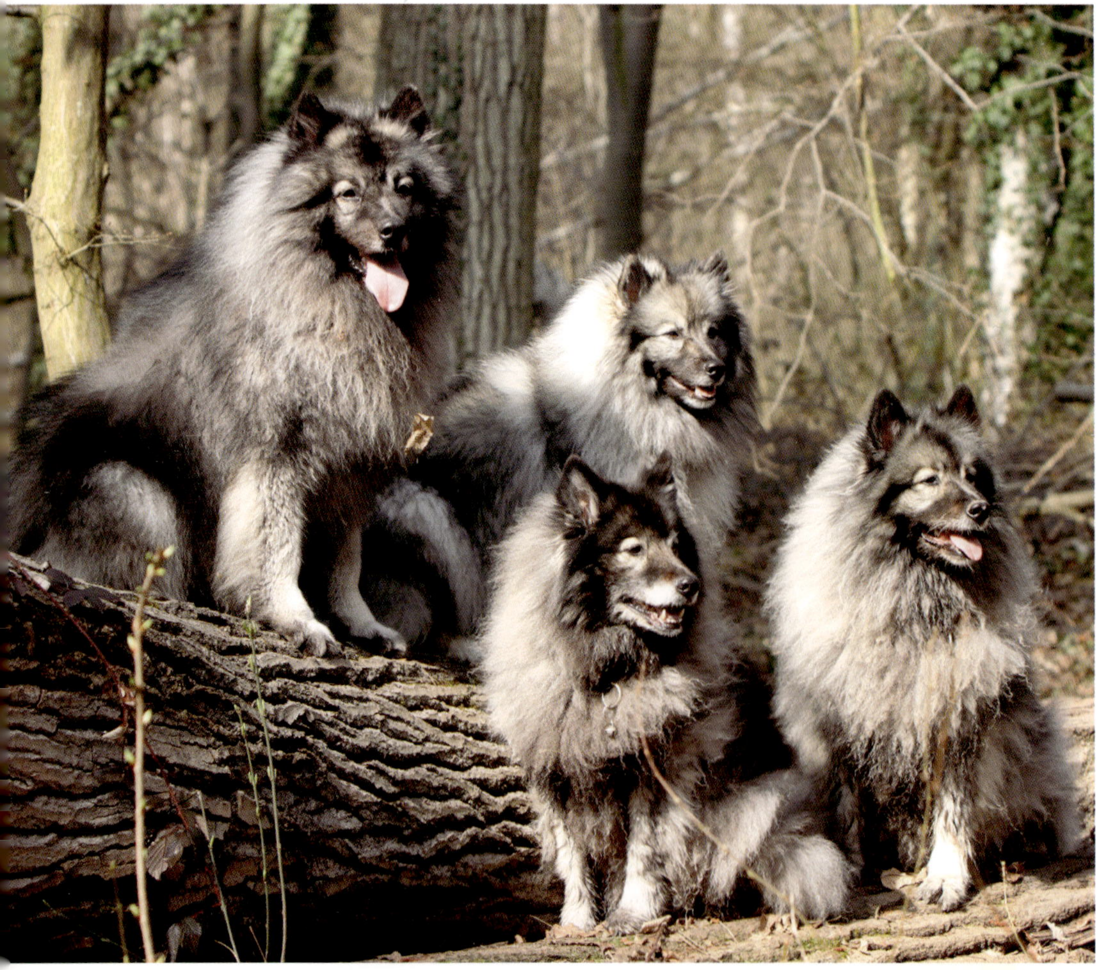

Haben Sie mehrere Hunde, nehmen Sie sich für den Ältesten regelmäßig eine extra Auszeit.

- Müssen Sie mit Ihrem Hund außer Haus einen Termin zu einer bestimmten Uhrzeit wahrnehmen, kalkulieren Sie unbedingt mit ein, dass ein alter Vierbeiner oftmals eine gewisse **Anlaufzeit** braucht, um in die Gänge bzw. vor die Tür zu kommen. Drängen Sie ihn hier nicht, sondern gestehen Sie ihm ausreichend Zeit zum Aufwachen, Gähnen und Strecken zu. Muss ein tauber Hund hierfür erst geweckt werden, streicheln Sie ihn nicht einfach wach, denn dadurch könnte er erschrecken und eventuell sogar im Affekt schnappen. Stampfen Sie lieber sachte neben seinem Körbchen mit dem Fuß auf den Boden oder ruckeln Sie sanft an seinem Schlafkorb. So erwacht Ihr Vierbeiner durch die gefühlte Vibration. Reißen Sie einen schlafenden Hund generell nicht aus dem Tiefschlaf, sondern wecken Sie ihn, wenn überhaupt, einfühlsam und vorsichtig.

- Halten Sie mehrere Hunde, kann es sein, dass jüngere Vierbeiner den Alten immer wieder ab- oder zurückdrängen. Der Senior lässt dies meist klaglos über sich ergehen und zieht sich zurück. Nehmen Sie sich dann eine extra **Auszeit,** die Sie nur mit Ihrem alten Hund verbringen, in der Sie mit ihm schmusen und ihn mit Streicheleinheiten verwöhnen. So fühlt er sich nach wie vor zugehörig und nicht abgeschoben.

- Im Alter benötigt ein Hund einen **weichen, warmen Liegeplatz**, der die Organe, Knochen und Gelenke vor Zugluft, Kälte und zu hartem, unbequemem Boden schont. Ein Polsterbett, das genügend Platz zum Ausstrecken bietet, ist nun möglicherweise als Liegeplatz besser geeignet als ein Weidenkorb, dessen erhöhter Rand für Hunde mit Bewegungseinschränkungen ein unüberwindbares Hindernis darstellen kann.

- Schaffen Sie sich zu einem ganz alten Hund **keinen Welpen** an, der unter Umständen mit seinem jugendlichen Tatendrang unermüdlich an den Nerven Ihres Methusalems sägt. Es gibt natürlich auch Fälle, bei denen sich ältere Vierbeiner von der Aktivität eines Jungspundes anstecken lassen und somit noch einmal regelrecht in einen Jungbrunnen fallen. Aber dies ist eher die Ausnahme.

- **Verlangen Sie** Ihrem Senior grundsätzlich **nichts ab, was er** bis jetzt **nicht** schon immer **gewohnt war**.

- Suchen Sie unbedingt schon für Ihren jungen Vierbeiner einen oder besser mehrere **Hundesitter** aus, die Ihr Hund dann im Alter bereits gut kennt und, bei denen er sich seit jeher wohl gefühlt hat. So braucht sich Ihr betagter Rentner nicht noch an eine Unterbringung bei fremden Personen zu gewöhnen.

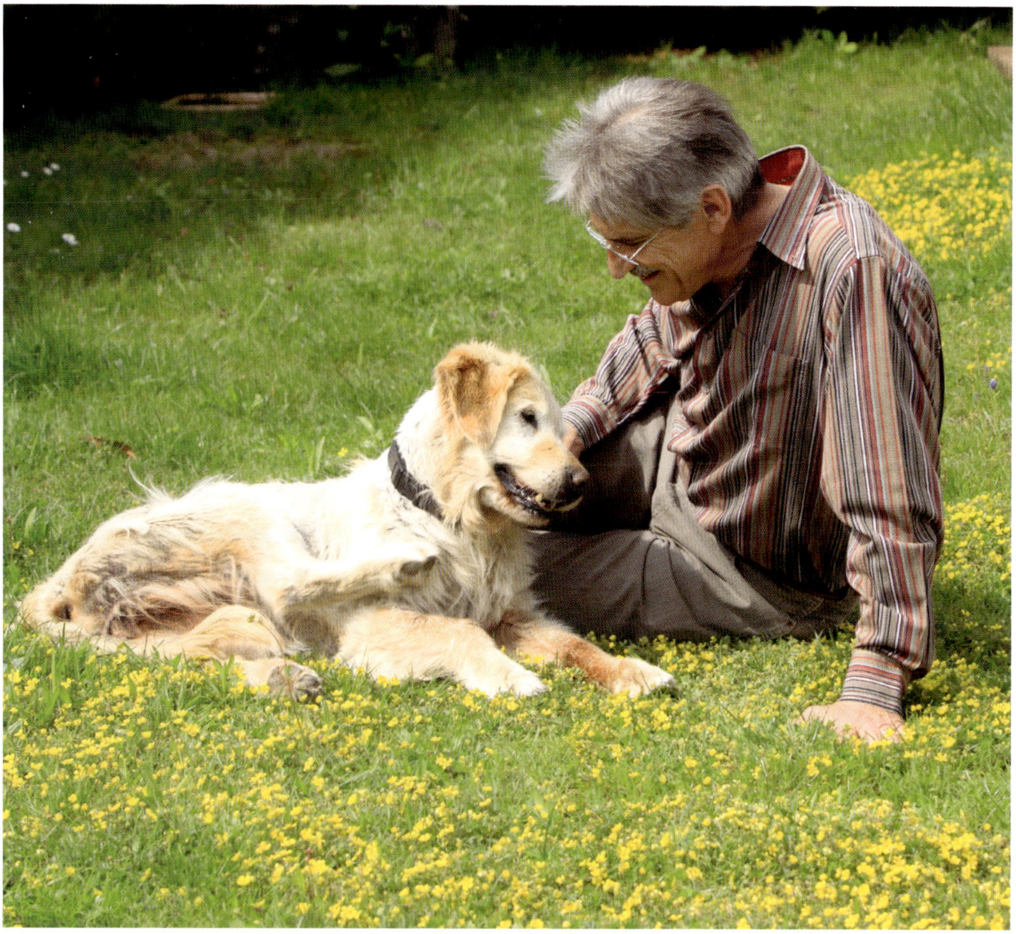

Ein lieber, verständnisvoller Hundesitter ist gerade für einen alten Vierbeiner Gold wert.

3. Welche Art und welches Maß an Bewegung sind gut?

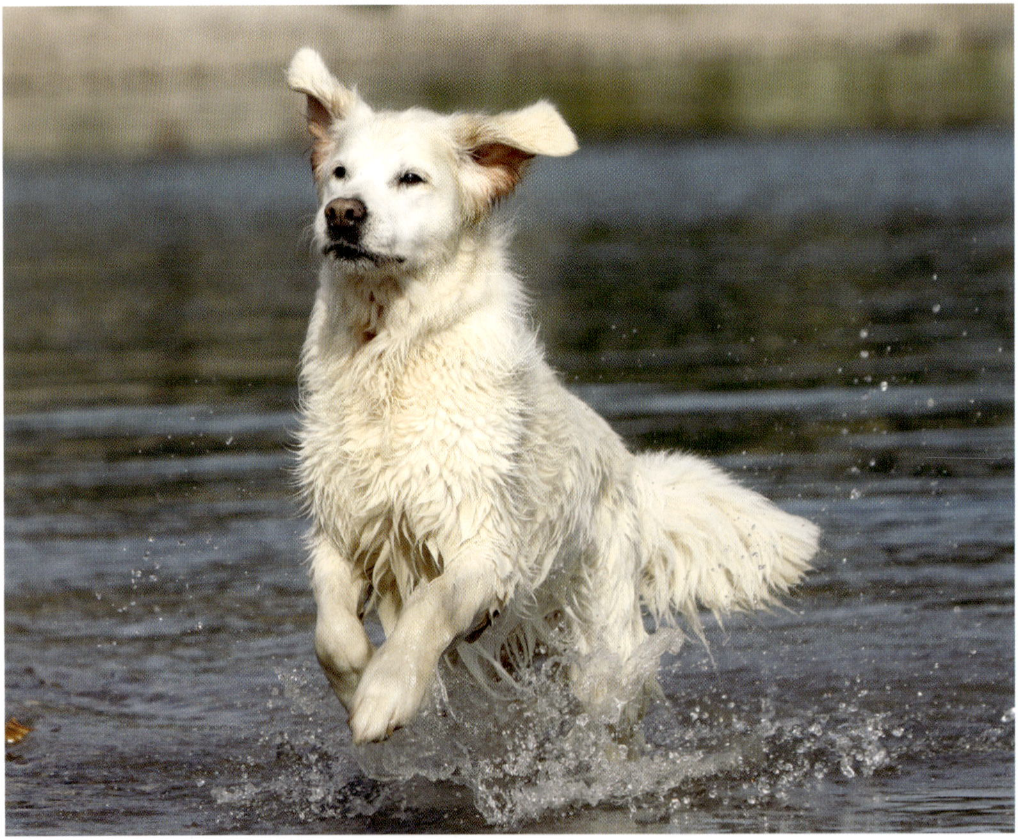

Art und Maß der Bewegung sollte sich ganz individuell nach jedem einzelnen Seniorhund richten, schließlich sind Bedürfnisse und Belastbarkeit im Alter sehr unterschiedlich.

Hundesenioren gehören noch lange nicht zum alten Eisen; trotzdem sind sie nicht mehr ganz so belastbar wie junge Vierbeiner. Gestalten Sie Art und Umfang der Bewegung nach den individuellen Bedürfnissen, der Fitness und der allgemeinen, bis dahin erworbenen Kondition Ihres Hundes. Körperliche Aktivität ist im Alter sehr wichtig, denn durch sie bleiben nicht nur Muskeln und Gelenke beweglich, sondern auch der Kreislauf kommt in Schwung. Außerdem wird die Durchblutung aller Organe angekurbelt und eine optimale Sauerstoffversorgung garantiert. Ausgeglichene Zufriedenheit schafft der damit verbundene zusätzliche Abbau von Stresshormonen. Beobachten Sie Ihren Vierbeiner stets gut: Gehen Sie sensibel auf seinen Aktivitätsdrang ein und überfordern Sie Ihren Senior nicht. Hunde, die ihr Leben lang sehr agil waren, überschätzen ihre Kräfte im Alter leicht. Solche Sportskanonen müssen Sie unter Umständen sogar einbremsen. Für einen körperlich fitten, vierbeinigen Agility-Freak spricht auch im Alter nichts dagegen, immer noch ab und zu einen Parcours mit niedrigen Hindernissen zu absolvieren. Ver-

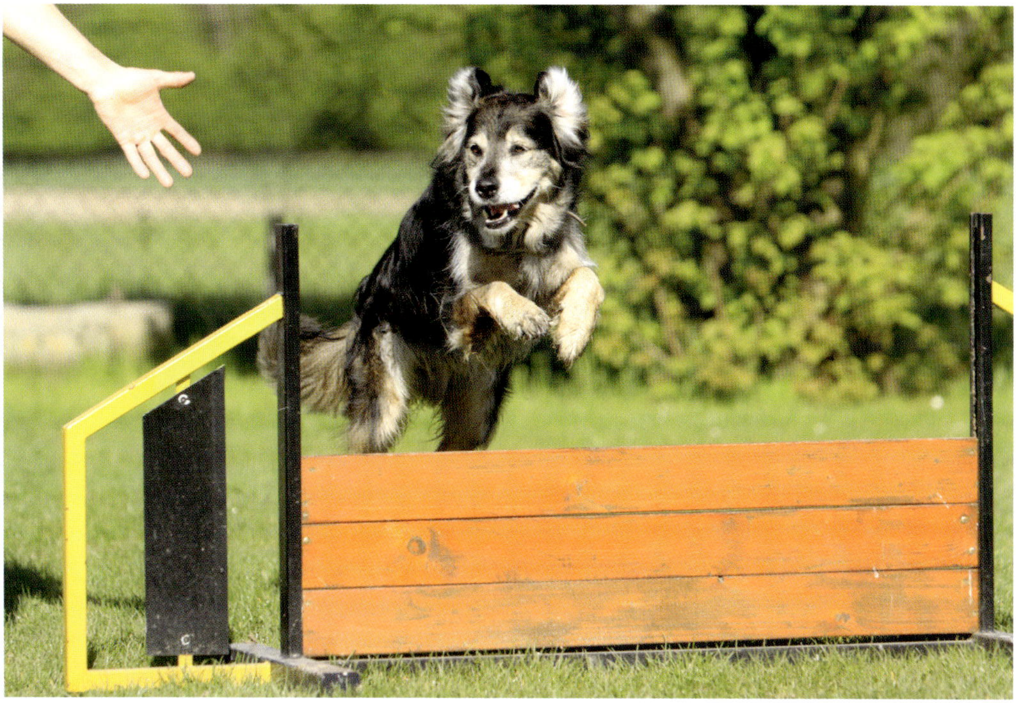

Körperlich gesunde Oldies haben immer noch großen Spaß an einem altersgerecht abgespeckten Agility-Parcours.

langen Sie von untrainierten Seniorhunden jedoch nie von jetzt auf gleich ungewohnte, anstrengende Aktivitäten. Auch ein unvorbereiteter Kaltstart ist nicht gut, schließlich belastet er das Herz-Kreislaufsystem, sowie Bänder, Sehnen, Muskeln und Gelenke sehr stark. Achten Sie also darauf, dass Ihr vierbeiniger Rentner immer erst richtig aufgewärmt ist, ehe er sich körperlich auspowert. Führen Sie ihn daher zunächst in gleichmäßigem Schritttempo an der Leine spazieren, bevor er rennen darf. Auch nach einer körperlichen Anstrengung sollte Ihr Oldie wieder langsam in gemütlichem Tempo abkühlen können.

Angepasste Bewegung hält fit

Selbst, wenn Ihr Vierbeiner bereits unter körperlichen Beschwerden leidet, muss er trotzdem nicht völlig ruhig gestellt werden. Zwar kann in der Akutphase vorübergehende Ruhe angebracht sein, bei vielen chronischen Krankheiten jedoch bewirkt ein individuell abgestimmtes Mobilitätsprogramm oft sogar eine deutliche Verbesserung der Symptome. Lassen Sie sich in einem solchen Fall am besten von Ihrem Tierarzt beraten. Er informiert Sie darüber, welche Bewegungen bei Ihrem Hund erlaubt und welche verboten sind. Vielleicht ist auch eine gezielte Physiotherapie angebracht, die sich bei Erkrankungen des Bewegungsapparates generell sehr bewährt. In manchen Praxen finden Sie sogar Hundeschwimmbäder oder Unterwasserlaufbänder, deren Einsatz zu einer verbesserten Beweglichkeit im Alltag beiträgt. Vor allem im Winter sind derartige Einrichtungen äußerst empfehlenswert. Im Sommer gibt es hingegen genügend Outdoor-Bademöglichkeiten in Form von Seen, Teichen oder Bächen. Schwimmen ist generell ein sehr gesunder Sport für betagte Vierbeiner, denn der dabei ausgeführte gleichmäßige Bewegungsablauf bei vermindertem Körpergewicht im Wasser schont die Gelenke und den Kreislauf. Auch das Maß der Bewegung und das Tempo

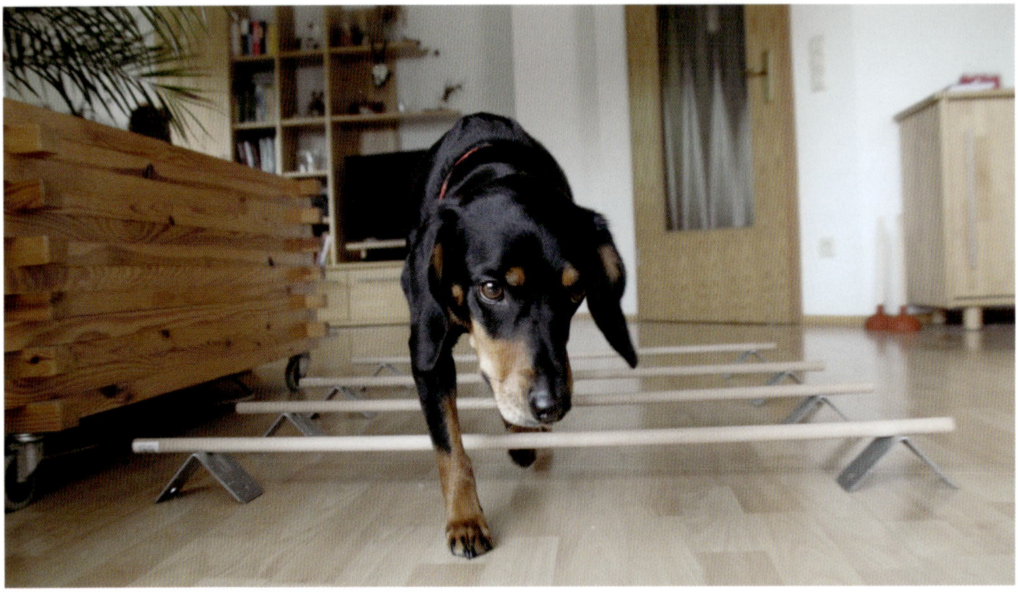

Spezielle physiotherapeutische Übungen helfen bei diversen Erkrankungen des Bewegungsapparates.

können hier vom Hund gut selbst bestimmt werden. Nehmen Sie an kühleren Tagen jedoch immer ein Handtuch für Ihren Vierbeiner mit und rubbeln Sie ihn nach dem Baden unbedingt gut trocken. Ansonsten führen Nässe und Wind schnell zu einer gefährlichen Lungenentzündung oder schmerzenden Gelenken.

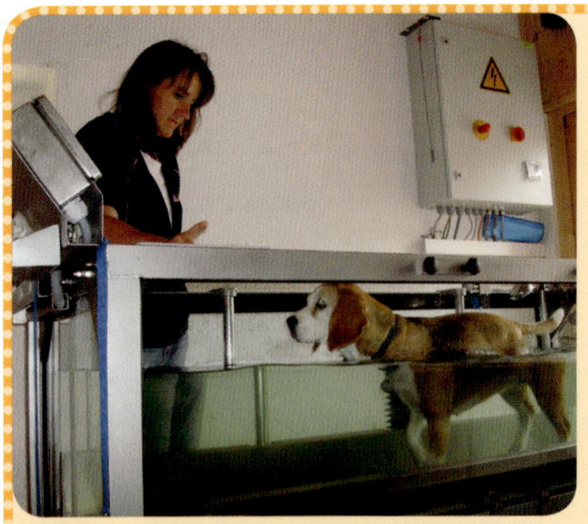

Ingrid Heindl, Physiotherapeutin für Kleintiere

Experten-Rat

»Oft werde ich von Patientenbesitzern gefragt, wie viel sie ihrem alten Hund noch zumuten können. Ähnlich wie bei uns Menschen, so gilt auch bei unseren Vierbeinern das Motto »Wer rastet, der rostet«. Ideal sind kurze Spaziergänge von 20 bis 30 Minuten Dauer, zwei- bis dreimal täglich.
Leider glauben immer noch viele Hundebesitzer, dass sie ihren Senior fit halten und er Muskulatur aufbaut, wenn sie ihn ein bis zwei Stunden am Stück durchs Gelände jagen. Das Gegenteil ist oft der Fall. Durch die Anstrengung verspannt sich der Hund und Muskelkater ist die Folge. Nach längerem Liegen hat er Probleme beim Aufstehen und, wenn man ihn streichelt, drückt er den Rücken weg. Also lieber kürzer, dafür aber öfters am Tag spazierengehen, heißt die Devise bei einem alten Hund.«

Tägliche Spaziergänge sind wichtig

Regelmäßiges Spazierengehen bildet die Grundlage des Fitnessprogramms für einen alten Hund. Hierbei darf der betagte Vierbeiner nicht nur über sein Tempo und eventuelle Spielrunden zwischendurch selber bestimmen, der Gang an der frischen Luft hält auch viele, wichtige Sinneseindrücke parat. Das Erschnuppern unterschiedlicher Gerüche, sowie der Kontakt zu Artgenossen und anderen Menschen regen den Geist Ihres Seniors an. Zudem stärkt die Bewegung an der frischen Luft bei jedem Wetter das Immunsystem. Bei Nässe oder Kälte kann es jedoch nötig sein, einen empfindlichen Hund mit einem speziellen Mantel warm zu halten.

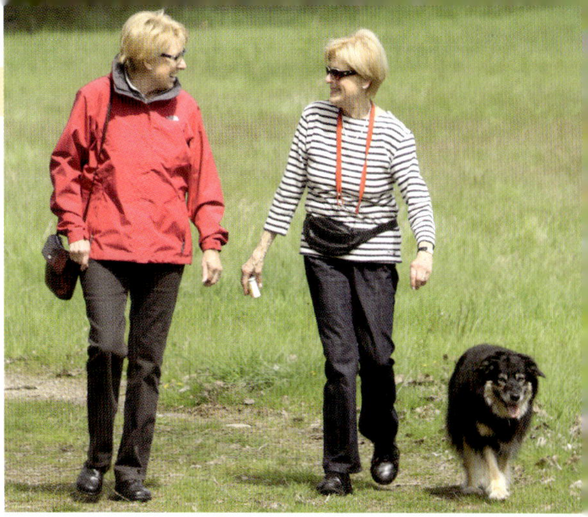

Spaziergänge auf elastischen Böden sind für betagte Hunde besser als das Laufen auf hartem Asphalt.

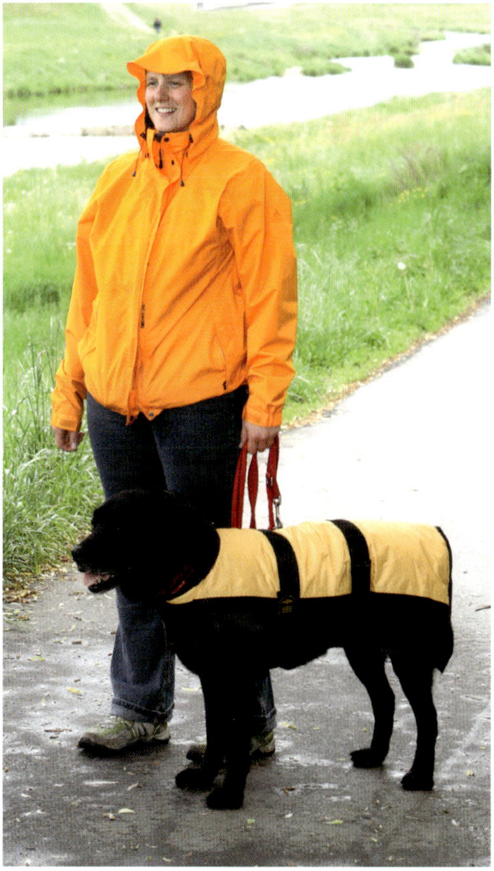

Mit der passenden Kleidung gibt es auch kein unpassendes Wetter für einen Spaziergang.

Die gleichmäßigen Bewegungsabläufe eines Spaziergangs sind für einen älteren Vierbeiner besser als eine Joggingrunde mit Herrchen oder Frauchen, bei der er nur noch mühsam mithält. Rasante Spiele unterwegs mit Bällen oder anderen Wurfspielzeugen, bei denen der Hund abrupt starten und wieder abbremsen muss, sind nicht empfehlenswert, denn sie beanspruchen zu stark die alternden Gelenke, Muskeln, Sehnen und Bänder.

Gehen Sie nun besser mehrmals täglich eine kürzere Strecke spazieren als einmal am Tag ganz lang. Richten Sie die Dauer eines Spaziergangs immer so aus, dass Ihr Rentnerhund am Ende noch in guter Verfassung heimkehrt und sich nicht bereits auf dem Zahnfleisch zur Haustür schleppt. Passen Sie auch Ihr Tempo individuell an das Ihres Vierbeiners an. Damit der Grad der Belastung einheitlich bleibt, behalten Sie diese Kontinuität selbst am Wochenende und im Urlaub bei. Verlegen Sie allerdings im Sommer Ihre Spaziergänge oder sportlichen Aktivitäten mit Ihrem vierbeinigen Senior lieber auf die kühlen Morgen- und Abendstunden, denn hohe, schwüle Temperaturen belasten auch bei Ihrem Hund den Kreislauf extrem. Hat Ihr Vierbeiner bereits Probleme mit den Gelenken oder der Wirbelsäule, bevorzugen Sie weiche Spazierwege, beispielsweise im Wald, auf dem Feld, auf einer Wiese oder auf Sand. Das Laufen auf harten Böden wie Asphalt strapaziert Bandscheiben und Gelenke hingegen enorm.

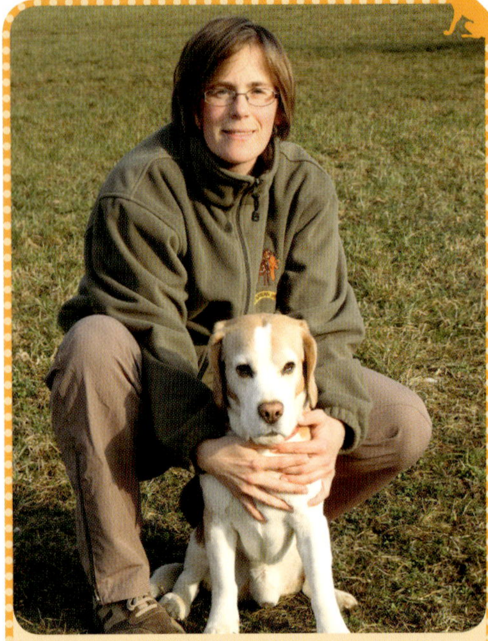

Desirée Schwers mit Beaglerüde »Benny«, 12

Insider

»Benny ist inzwischen fast blind. Nachts sieht er gar nichts mehr und tagsüber auch nur noch auf kurze Distanz. Beim Nachsuchen auf der Jagd kann er deswegen nun nicht mehr eingesetzt werden, da er beispielsweise ein aufstehendes Reh auf vier Meter nicht mehr erkennt. Der Freilauf ist jetzt fast unmöglich, weil er auch kaum noch hört. Wir machen ihm nun immer eine dünne Feldleine dran und lassen sie hinter ihm herschleifen. Wenn wir etwas von ihm wollen, ziehen wir kurz sanft daran. Dann dreht er sich um oder kommt zu uns. Leider ist ein Beagle auch im Alter immer noch sehr eigenständig. So will Benny trotz der schlechten Augen und Ohren immer noch eigene Wege gehen. Deshalb müssen wir nun noch mehr aufpassen, weil er herannahende Gefahren wie Autos oder Pferde nicht mehr wahrnehmen kann. Selbst die Leckerli-Suche dauert jetzt etwas länger, weil er die Leckerlis nicht mehr sieht. Aber die Nase funktioniert noch wunderbar!«

Mit Feingefühl Kompromisse finden

Nehmen Sie Rücksicht, wenn Ihr wedelnder Rentner unterwegs eine Pause braucht. Eine kleine Rast auf einer Bank ist für alle Beteiligten eine entspannende Ruheoase in unserer oft so hektischen Zeit. Kleinen Vierbeinern, die nicht mehr so agil sind, leistet ein Hundebuggy oder ein spezieller Hunderucksack wertvolle Dienste. Hier dürfen müde Zwerge dann nach Bedarf Platz nehmen und einfach nur das Dabeisein genießen. Nehmen Sie grundsätzlich ein Handy mit auf den Spaziergang, damit Sie im Fall der Fälle jemanden benachrichtigen können, der Sie und Ihren Senior mit dem Auto abholt. Dies ist gerade bei Ausflügen mit größeren Vierbeinern empfehlenswert, die bei einem plötzlichen Schwächeanfall aufgrund ihres Gewichtes nicht mehr so einfach getragen werden können.

Was gibt es Beschaulicheres als unterwegs auf einer Bank die Ruhe des Waldes und die innige Zweisamkeit mit dem Vierbeiner zu genießen?

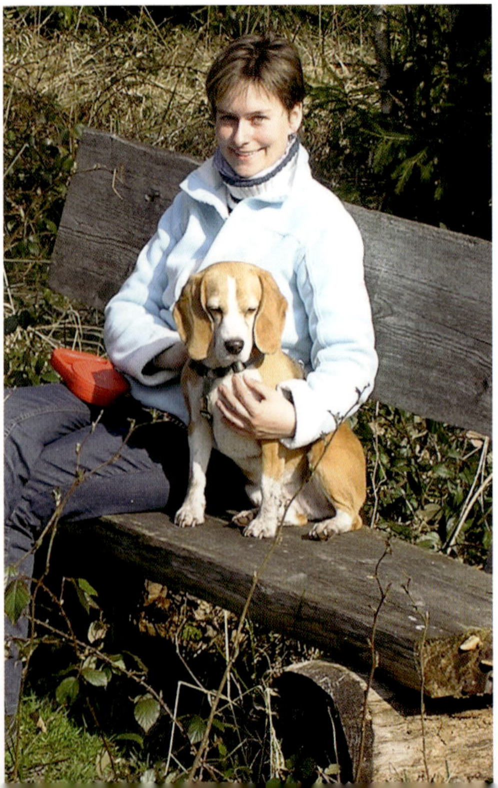

Bedenken Sie stets, dass es bei einem Spaziergang mit einem alten Hund nicht Ziel ist, möglichst viel Strecke zu machen, vielmehr geht es darum, ihm Abwechslung und Anregung nach seinem Gusto zu bieten. Graue Schnauzen mit bereits stark fortgeschrittenen Bewegungseinschränkungen finden häufig schon Erfüllung in ausgiebigem Schnüffeln (»Zeitung lesen«) auf kleinstem Raum. Gerade alte Vierbeiner genießen es sehr, sich in einem Garten aufzuhalten: Einfach nur ihre Reviergrenzen ablaufen, im Gras liegen und die Umgebung beobachten. Trotzdem dürfen Seniorhunde natürlich nicht aus praktischen Gründen in einem Garten »abgestellt« werden. Machen Sie Ihrem betagten Hund die Freude, so lange er Lust darauf hat und gehen Sie mit ihm spazieren oder fordern Sie ihn im Rahmen seiner Möglichkeiten noch anderweitig. Oftmals ist es allerdings etwas schwierig, zu unterscheiden, ob ein alter Hund körperliche Beschwerden hat oder, ob er einfach nur träge und faul ist. Lassen Sie Ihren Vierbeiner daher generell regelmäßig gründlich von Ihrem Tierarzt untersuchen. Stellt sich Ihr haariger Rentner dabei in der Tat als bluffende Couchpotatoe heraus, liegt es nun an der richtigen Motivation, Ihren bellenden Schauspieler trotzdem vor die Tür zu locken. Schließlich bekommt ein alter Hund, der sich zu wenig bewegt, zunehmend steife Gelenke, die ihn mit der Zeit immer unbeweglicher werden lassen. Außerdem ist das Herz-Kreislaufsystem dann schnell aus der Übung und nicht mehr so belastbar. Versuchen Sie also ruhig auch bei einem betagten Vierbeiner im Rahmen seiner Möglichkeiten ein gewisses Maß an Kondition und Ausdauer zu erhalten. Trotzdem darf der Senior natürlich zu nichts gezwungen werden, schließlich sollen ihm die gemeinsamen Unternehmungen mit Ihnen Spaß machen.

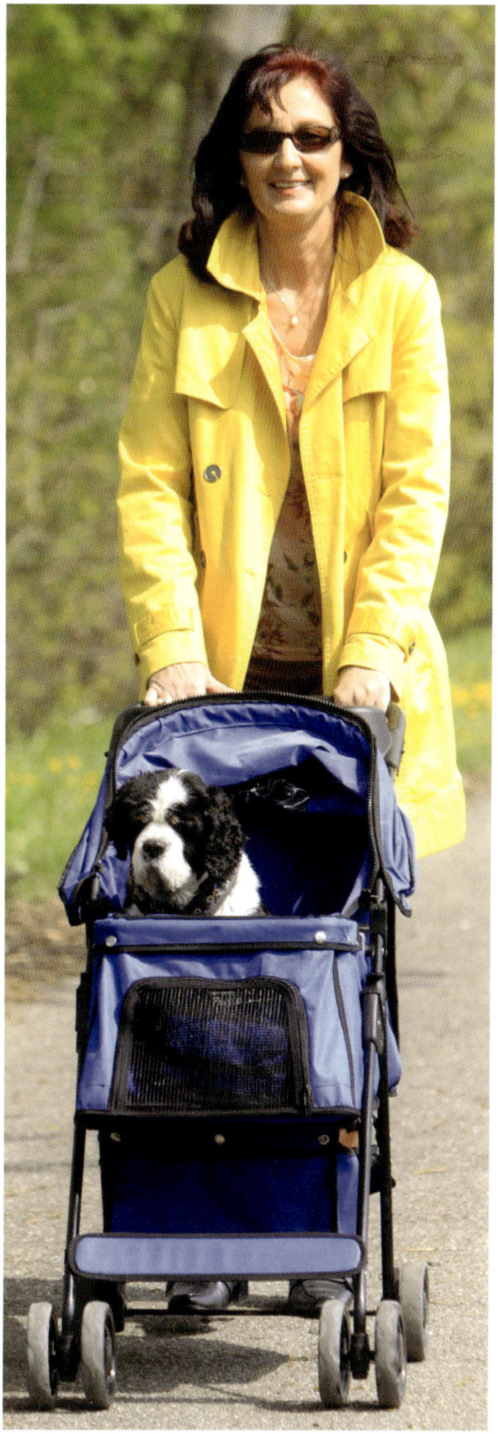

Heutzutage gibt es tolle Hilfsmittel, um Seniorhunden mit Bewegungseinschränkungen trotzdem das Dabeisein zu ermöglichen.

Regelmäßiger Gesundheitscheck

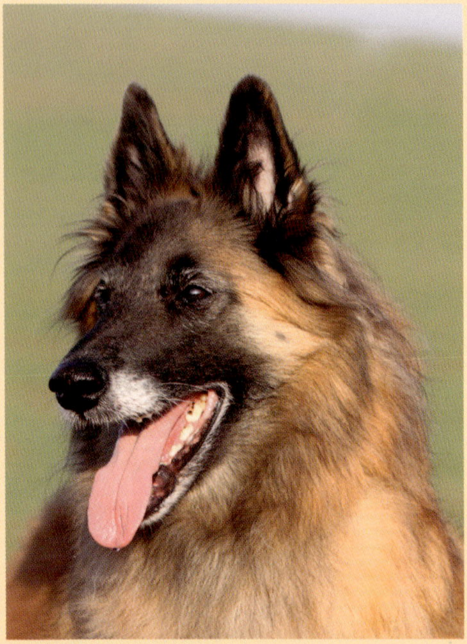

Plötzliches, vermehrtes Hecheln kann eine Lungenerkrankung oder Herz-Kreislauf-Schwäche anzeigen.

- Viele orthopädische Leiden und Herz-Kreislauf-Erkrankungen entstehen schon in jüngeren Jahren des Hundes. Es empfiehlt sich daher von Anfang an einen regelmäßigen Gesundheitscheck beim Tierarzt durchführen zu lassen, damit Krankheiten frühzeitig erkannt und behandelt werden können.

- Fällt alten Vierbeinern das Aufstehen und Hinlegen, sowie das Treppensteigen und ins Auto springen schwer, zeigen sie einen steifen Gang oder lahmen sie, könnte dies an Gelenk- oder Bandscheibenproblemen liegen. Meist sind diese Beschwerden nach längeren Ruhephasen (z.B. morgens) stärker ausgeprägt. Manchmal bessern sie sich, wenn sich der Hund eingelaufen hat.

- Ein deutliches Nachlassen der Aktivität, starkes Hecheln oder Husten bei Belastung, sowie Kurzatmigkeit können Zeichen einer Herz-Kreislauf-Schwäche oder Lungenerkrankung sein.

- Lassen Sie bei ersten Auffälligkeiten Ihren Hundesenior vom Tierarzt untersuchen. Je früher eine Erkrankung erkannt wird, umso besser lässt sie sich anschließend behandeln. Unterstützend kann eventuell auch eine Ernährungsumstellung helfen.

- Bitte denken Sie daran, dass ältere Hunde, die eine zeitlang aufgrund einer Erkrankung ruhig gestellt werden mussten, erst langsam wieder Beweglichkeit und Kondition aufbauen. Eine gezielte Physiotherapie kann hierbei helfen.

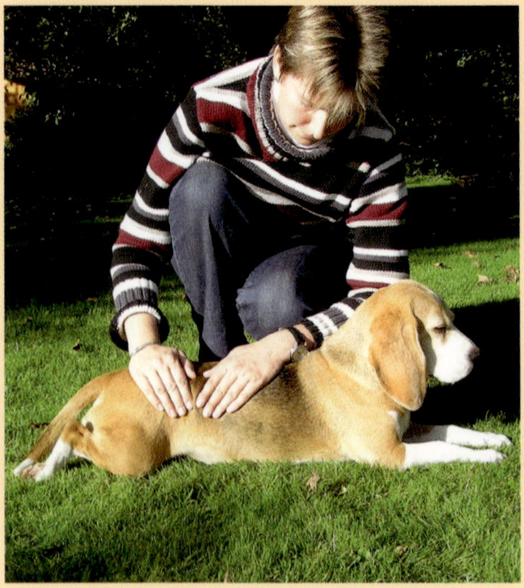

4. Mit kleinen Schrulligkeiten leben – Wenn es zu Verhaltensänderungen kommt

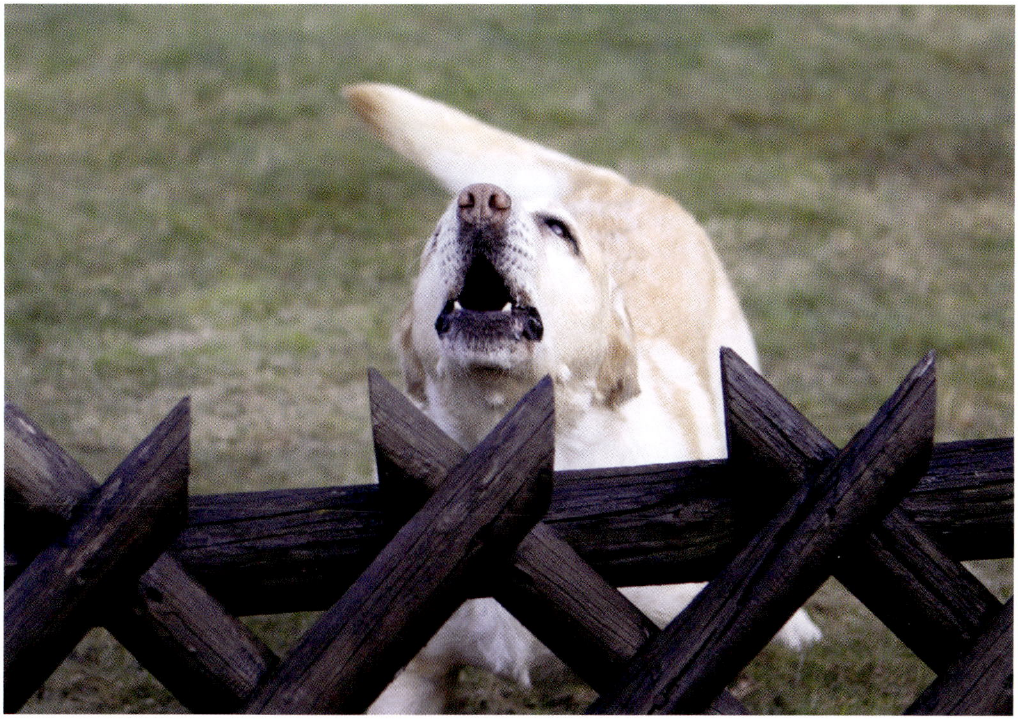

Mit fortschreitendem Alter kann auch der Geist eines Hundes nachlassen. Häufig kommt es dann zu unerwarteten Eigenarten.

Im Alter ist nicht nur mit körperlichen Symptomen zu rechnen. Auch der Geist kann abbauen und Verhaltensänderungen nach sich ziehen. Gründe dafür sind beispielsweise Durchblutungsstörungen oder Verkalkungen im Gehirn. Manchmal kommt es »nur« zu einer Art Altersstarrsinn. Der vierbeinige Senior wird nun eigensinniger und beharrt vehement auf seinem Standpunkt. Manche bereits früher aufgetretene Macken verstärken sich jetzt. Oftmals sind Verhaltensänderungen aber auch die Folge von körperlichen Beschwerden wie Sehschwäche, Schwerhörigkeit, organischen Erkrankungen oder Schmerzen. Gehen Sie unbedingt auch solchen Eventualitäten nach und lassen Sie Ihren Hund regelmäßig gründlich von einem Tierarzt untersuchen. Andere Vierbeiner ändern mit der Zeit ihr Fressverhalten. So können Hunde, die ihr Leben lang unglaublich verfressen waren, plötzlich zu wählerischen Gourmets werden. Was sie heute mögen, ist morgen eventuell schon wieder out.

Manche Oldies legen auf einmal einen riesen Appetit an den Tag, der kaum zu stillen scheint. Hier ist dann Ihre Flexibilität gefragt. Klar, dass dem stets hungrigen Senior nicht so weit nachgegeben werden darf, dass seine Linie und somit seine Gesundheit darunter leiden. Steigen Sie dafür lieber auf kalorienreduzierte Snacks um. Andererseits spricht bei einem extrem heiklen Fresser im Alter nichts dagegen, ab und zu mal ein Auge zuzudrücken und eben das zu servieren, was gerade gefällt. Doch passen Sie auf: Ein graugesichtiger Einstein hat schnell raus, zu welchen Köstlichkeiten er Sie mit viel Charme überreden kann. War Ihr Hund also sein Leben lang ein pfiffiger Clown, ist er oft auch noch im Alter ein begnadeter Schauspieler. Ob und in welchem Maße Sie auf solche »Späßchen« eingehen, bleibt Ihnen natürlich selbst überlassen. Bedenken Sie nur: Wenn Sie sofort mit edlem Carpaccio, verlockender Taubenbrust oder feinen Wachteleiern winken, liegt die Latte gleich sehr hoch. In Hundeaugen haben Sie sich damit zwar bestimmt auf einen Schlag mehrere Michelin-Sterne verdient, eine eventuelle Rückkehr zur gutbürgerlichen Hundehausmannskost sieht der inzwischen verwöhnte Vierbeiner dann jedoch nicht mehr recht ein, und das könnte mit der Zeit etwas teuer für Sie werden. Nähere Informationen zu einer altersangemessenen Ernährung finden Sie im entsprechenden Kapitel dieses Buches.

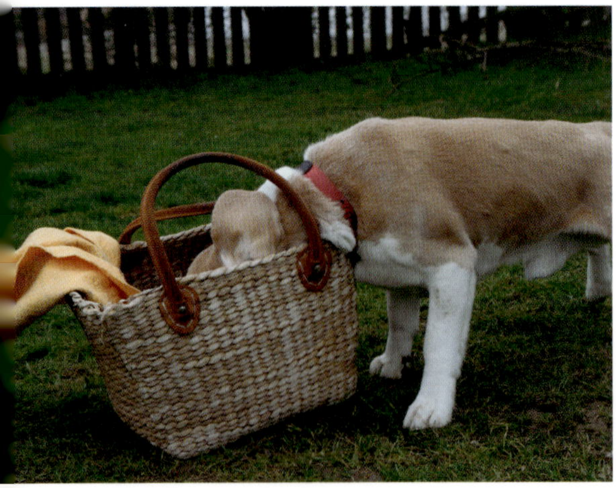

Beagle sind in der Regel ihr Leben lang verfressen und machen auch im Alter vor abgestellten Taschen nicht halt ...

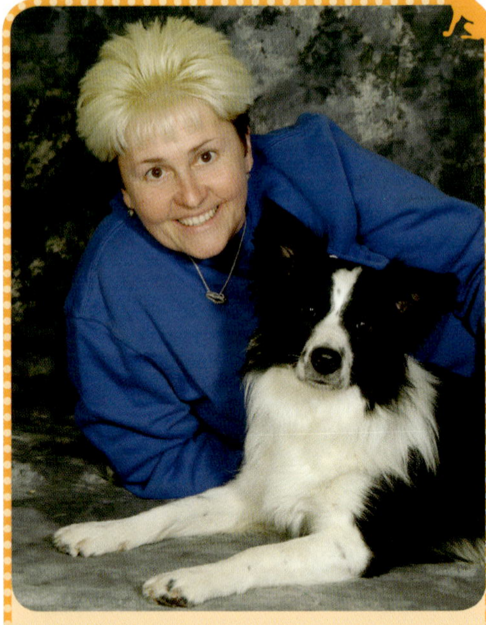

Renate Kalteis, Border-Collie-Zucht »with magic eyes« und Hundetrainerin

Experten-Rat

Ab einem Alter von ca. 12 Jahren sind oft Verschleiß oder Krankheiten Ursachen für Verhaltensänderungen. Die Reaktion auf Kommandos wird langsamer, der Schlaf intensiver. Sollte Ihr Hund mehr bellen als vorher, ihnen manchmal orientierungslos vorkommen, kann es daran liegen, dass er schon schlecht oder gar nichts mehr hört und dadurch auch Gleichgewichtsstörungen hat. Dann sollten Sie Ihren Senior in unwegsamen, unbekannten Gelände, bei Gewitter oder auch im Urlaub am Geschirr mit langer Leine führen. Leucht- oder Reflektorhalsbänder und Geschirre haben sich bestens bewährt. So finden Sie Ihren Hund auch bei Dunkelheit schnell wieder. Sichtzeichen für Herankommen, Hinlegen oder Warten werden für die Kommunikation zwischen Ihnen und Ihren Hund wichtiger.

Wenn der Geist nachlässt

So manch ein Vierbeiner wird im Alter auch vergesslich oder leidet unter dem Kognitiven Dysfunktionssyndrom, das der Altersdemenz beim Menschen entspricht. Andere verlieren zunehmend die Orientierung, kennen sich auf eigentlich bekannten Spazierwegen plötzlich nicht mehr aus und laufen in die falsche Richtung. Oder, sie suchen daheim auf einmal ihren Wassernapf. Manchmal verläuft sich der Senior auch innerhalb der eigenen vier Wände, steht plötzlich fiepend hilflos im Gang, fühlt sich alleingelassen und weiß nicht mehr weiter. In solchen Situationen ist es wichtig, Ruhe zu bewahren und keinesfalls genervt auszurasten. Schimpfen Sie Ihren Hund nicht, sondern gehen Sie mit liebevoller Souveränität über den Hänger Ihres Vierbeiners hinweg, in dem Sie ihn behutsam wieder auf den richtigen Weg führen und ihm somit zeigen, dass alles ok ist. Ein ruhiges Streicheln und Ihre körperliche Nähe beruhigen Ihren Senior, wenn er sich desorientiert und einsam fühlt.

Vielleicht löst sich ihr haariger Freund auch mal unbewusst im Wohnzimmer, weil er vergessen hat, dass er gar nicht im Freien ist. Machen Sie daraus kein Drama, sondern treffen Sie lieber schon im Vorfeld Vorkehrungen wie beispielsweise die Auslage waschbarer Teppiche, die solch ein Missgeschick schnell und hygienisch beseitigen lassen.
Gerade für Hunde mit schwächer werdendem Geist sind feste Rituale immer zur selben Zeit wichtig. Verändern Sie außerdem nichts an Ihrer Wohnungseinrichtung. Belassen Sie bestimmte Fixpunkte Ihres Vierbeiners wie Futter- und Wassernapf, sowie seine Liegeplätze stets an derselben Stelle, ansonsten irrt ein seniler Hund auf der Suche danach verzweifelt ziellos umher. Auch kann es nötig sein, bestimmte Gefahrenstellen wie beispielsweise steile Treppen oder Kellerschächte mittels eines Schutzgitters zu entschärfen. Häufig ist es sinnvoll, nachts ein Licht brennen zu lassen, damit sich Ihr Senior, wenn er sich auf Wanderschaft begibt, besser orientieren kann, vorausgesetzt natürlich er ist noch nicht blind.

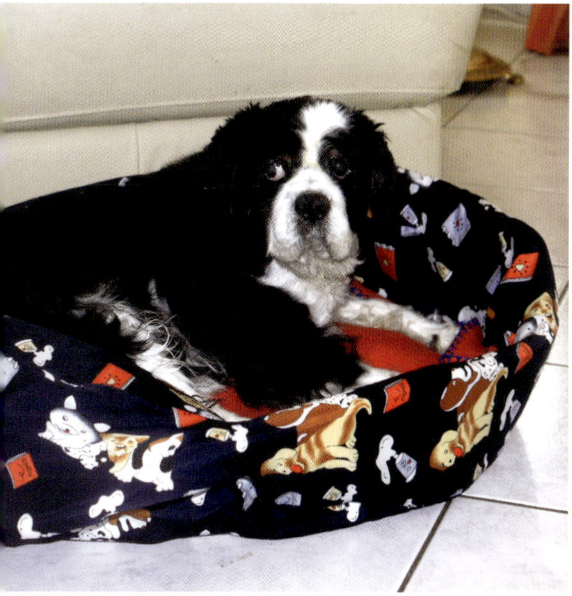

Oldies mit kleinen geistigen Blackouts fühlen sich ganz plötzlich im gewohnten Zuhause alleingelassen.

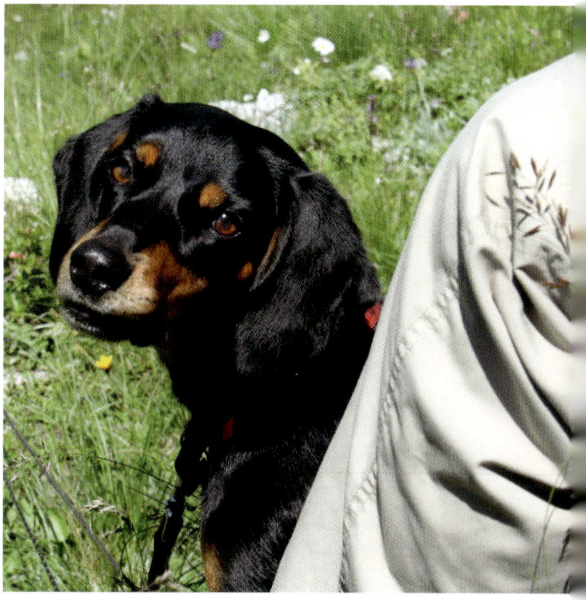

Für einen senilen Hund ist ein souveräner Mensch an seiner Seite, der ihm Sicherheit gibt, enorm wichtig.

Fitness-Tipps für Geist und Seele

- *Fordern Sie Ihren Vierbeiner immer wieder mit kleinen Aufgaben und anregenden Aktivitäten. Auf diese Weise trainieren Sie die Lernfähigkeit und Gedächtnisleistung Ihres Hundes. Außerdem sorgen Sie für Erfolgserlebnisse, die wiederum das Selbstvertrauen stärken und Lebensmut geben.*
- *Lassen Sie Ihren Senior viel nach draußen und gehen Sie regelmäßig mit ihm spazieren, denn eine gute Sauerstoffversorgung ist wichtig für's Gehirn.*
- *Geben Sie Ihrer Grauen Schnauze genügend Zeit und Ruhe, sich auf neue Situationen, fremde Orte und Menschen einzustellen.*
- *Schmusen Sie viel mit Ihrem Rentner und gönnen Sie ihm verwöhnende Streicheleinheiten für die Seele.*
- *Geben Sie einem alten Hund immer wieder mal einen Kauknochen oder andere beliebte Knabbereien, denn Kauen baut Stress ab.*

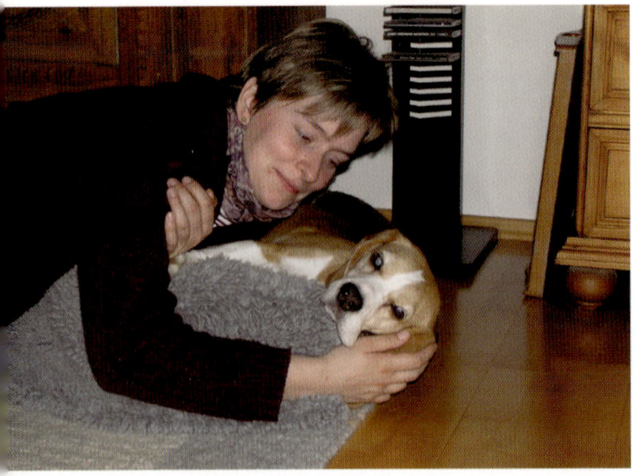

Tägliche Streicheleinheiten sind für betagte Vierbeiner Seelenbalsam.

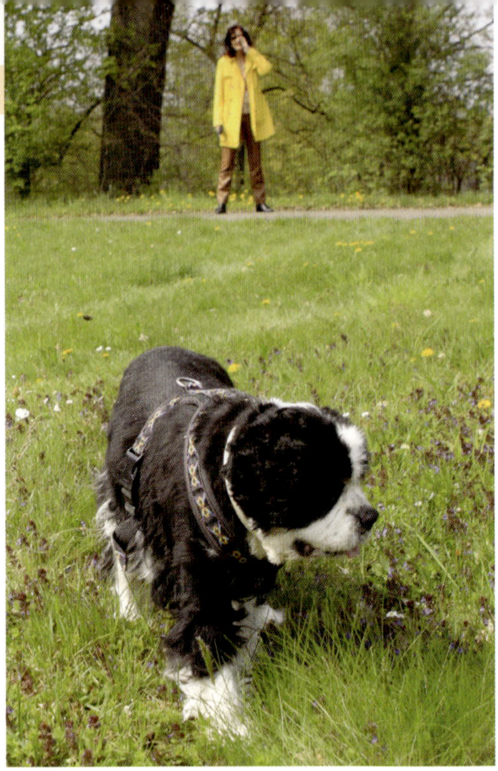

Manche alten Hunde lassen Herrchen oder Frauchen einfach im Regen stehen und gehen lieber eigene Wege.

Die Souveränität lässt nach ...

Manche Graue Schnauzen zeigen grundsätzlich eine verstärkte Unruhe. Sie wechseln oft ihren Liegeplatz, laufen ständig ihrer Bezugsperson hinterher oder rennen immer wieder zur Tür, um dort nach dem Rechten zu sehen. Aber auch eine erhöhte Ängstlichkeit, Schreckhaftigkeit, plötzliche Angst vor dem Alleinsein, Unsicherheit gegenüber fremden Menschen und Situationen, sowie Teilnahmslosigkeit und Desinteresse treten auf. Alte Hunde werden außerdem zu Langschläfern. Sie mutieren zu Morgenmuffeln, die erst eine gewisse Anlaufzeit brauchen, ehe sie in die Gänge kommen, zumal nun auch die Tiefschlafphasen zunehmen.

Einige Graue Schnauzen zeigen mit der Zeit eine verstärkte Bellneigung. Häufig geben Sie in Situationen Laut, in denen sie nicht mehr weiterwissen oder, in denen sie sich einsam fühlen. In einem solchen Fall hilft Ablenkung. Holen Sie Ihren Senior dann zu sich, fordern Sie ihn mit einem kleinen Spielchen oder geben Sie ihm ein Kauröllchen.

Viele Methusalems werden extrem anhänglich, andere gehen lieber ihre eigenen Wege. Nehmen Sie Ihrem Rentner all diese altersbedingten Verhaltensweisen nicht krumm. Auch unser Verhalten kann sich im Alter ohne unser Zutun, völlig unbewusst stark verändern. Diesen ganz normalen Alterungsprozess sollten wir auch unseren Vierbeinern zugestehen.

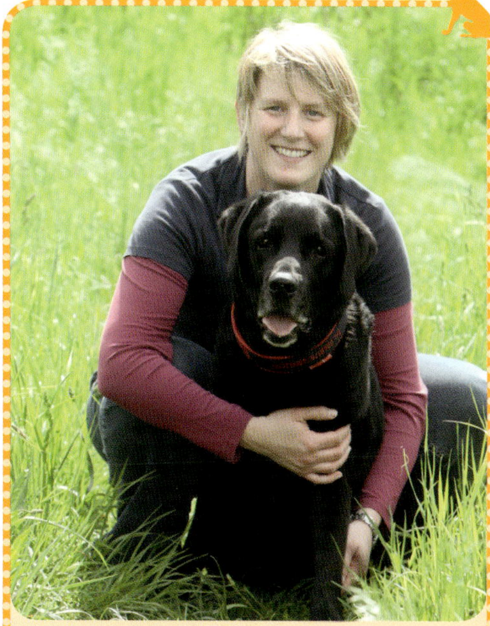

Claudia Halpick mit Labrador »Balu«, 9

Insider

Mit zunehmenden Alter bemerke ich, dass Balu sehr viel sensibler auf bestimmte laute Geräusche oder auf familieninterne Zweibeinerdiskussionen reagiert, die er grundsätzlich auf sich bezieht. Er zieht dann den Schwanz ein und verkriecht sich unter den Tisch. Das ihn schon sein ganzes Leben begleitende Motto, das er sich mit seinem Namensvetter aus dem Dschungelbuch teilt, nämlich »Versuchs mal mit Gemütlichkeit«, bestimmt mit zunehmendem Alter immer mehr sein Handeln.

Rücksichtsvolles Verständnis und Konsequenz sind wichtig

Packen Sie einen vierbeinigen Senior nicht in Watte und zeigen Sie ihm durchaus noch liebevoll, aber konsequent seine Grenzen. So manch ein Hund nützt seinen Rentnerbonus aus und wird in fortgeschrittenem Alter zunehmend aufmüpfig. Es gilt eben mit viel Feingefühl und Beobachtungsgabe das richtige Maß an Verständnis für den Senior und die Tücken des Alters aufzubringen. Je nach Verfassung des Hundes muss man ihm natürlich gewisse Dinge nachsehen. Außerdem kann es nötig sein, ihm Situationen, die ihn überfordern würden, gänzlich zu ersparen. Denken Sie auch daran, einen ängstlichen, schreckhaften Hund nicht zu bemitleiden oder zu trösten, denn damit bestätigen Sie ihn nur in seinem Verhalten und verstärken dieses unbewusst noch. Lenken Sie Ihren Hasenfuss dann lieber mit etwas Schönem ab oder gehen Sie bei vermeintlichen Gefahrenstellen selbst mutigen Schrittes voran. Ihre Gelassenheit und Souveränität gibt einem zaghaften Vierbeiner schnell Sicherheit und Vertrauen.

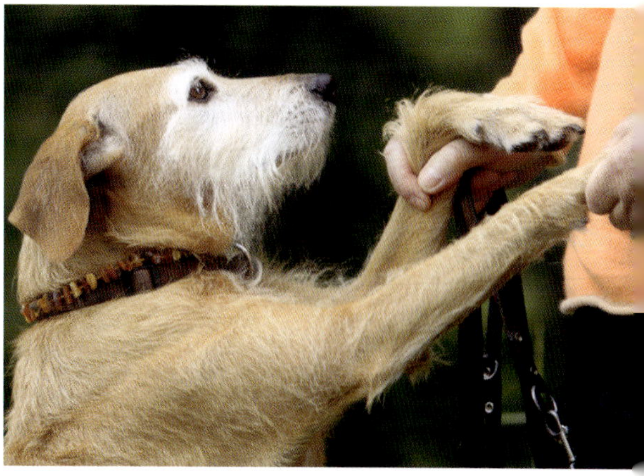

Bemitleiden Sie einen Hasenfuss nicht, sondern gehen Sie souverän mit seiner Angst um.

5. Wie die Ernährung Körper und Geist beeinflusst

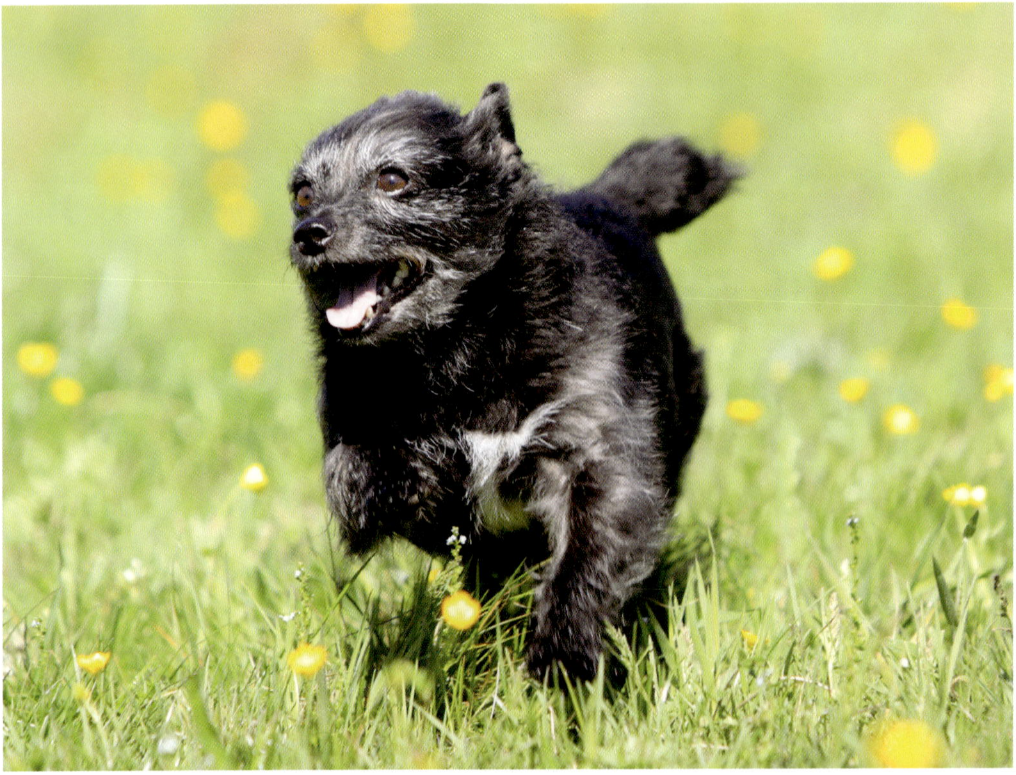

Ihr Hund ist, was er isst. Seine Ernährung hat also einen entscheidenden Einfluss auf seine Gesundheit und Vitalität.

Wird ein Hund sein Leben lang ausgewogen und seinen Bedürfnissen entsprechend ernährt, kann dies bereits einen großen vorbeugenden Einfluss auf den Beginn, das Ausmaß und den Verlauf diverser Alterserscheinungen haben.

Etwa ab dem sechsten bis achten Lebensjahr (je nach Größe/Rasse des Hundes) sinkt durch eine allmähliche Verlangsamung des Stoffwechsels und das verringerte Aktivitätsbedürfnis der Energiebedarf Ihres Hundes um ca. 20%. Dann ist es wichtig, den Senior auf eine leichtere, energieärmere Ernährung umzustellen, ansonsten wird er schnell übergewichtig und dadurch zusätzlich träge. Schlanke Hunde sind nachweislich gesünder und leben länger. Achten Sie daher generell unbedingt auf eine gute Figur Ihres Vierbeiners.

Manche Hunde verlieren im Alter aber auch an Gewicht. In einem solchen Fall ist ein besonders schmackhaftes, energiereiches Futter angebracht. Je besser die Nahrung verdaut (= aufgeschlossen/verwertet) werden kann, desto mehr Energie wird dem Hund zugeführt. Eine optimale Energiezufuhr ist gerade im Alter sehr wichtig, denn bekommt der Vierbeiner zu wenig Energie, verschlechtern sich die Körperfunktionen und der Senior verliert an Gewicht. Zu viel Energie führt hingegen, zu einer vermehrten Fetteinlagerung und somit zu Übergewicht.

Da mehrere kleine Portionen leichter zu verdauen sind als eine Große, empfiehlt es sich nun, den Senior zwei- oder dreimal am Tag zu füttern. Hunden mit Zahn- oder Zahnfleischproblemen muss das Futter möglicherweise püriert werden.

Bedarfsgerechte Ernährung

Grundsätzlich benötigt ein alter Hund qualitativ hochwertiges Eiweiß wie Muskelfleisch vom Rind, Lamm oder Huhn, Fisch, Hüttenkäse, Quark, Eier etc. Diese leicht verdaulichen Proteinquellen belasten den Körper weniger mit mikrobiellen Abbauprodukten. Innereien (incl. Pansen), die mehr Bindegewebsanteile und somit schlechter verdauliches Eiweiß enthalten, sollten möglichst nicht mehr gefüttert werden. Selbst bei einer zusätzlichen Vitamingabe kann einiges schief gehen. Setzen Sie dem Hundefutter daher nicht einfach Nahrungsergänzungsmittel (Vitamine, Mineralstoffe) zu, ohne es vorher mit Ihrem Tierarzt abgesprochen zu haben, denn die Vitamine A und D sowie Mineralien können überdosiert schaden. Bei einer ausgewogenen Hundemahlzeit kommt's also auf die richtige Mischung an. Das Verhältnis von qualitativ hochwertigen Proteinen, Fetten, Ballaststoffen, Kohlenhydraten, Vitaminen, Mineralstoffen und Spurenelementen muss stimmen. In Seniorfertigfutter aus dem Fachhandel ist dies bereits genau berücksichtigt.

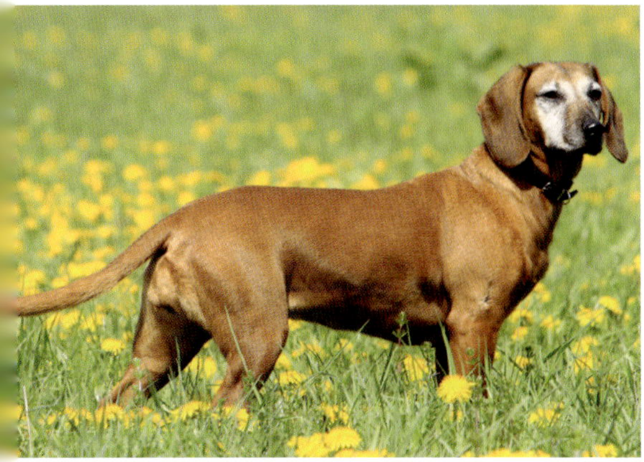

Eine schlanke Linie erhöht die Lebenserwartung.

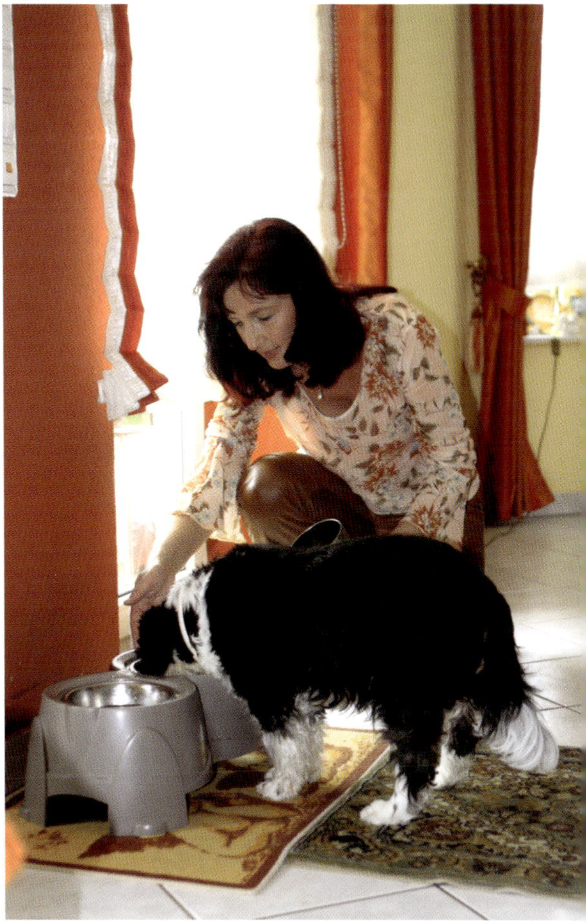

Das Futter eines alten Hundes sollte leicht verdauliche Proteinquellen enthalten.

Es ist in seiner gesamten Zusammensetzung exakt auf die Bedürfnisse und den verlangsamten Stoffwechsel betagter Vierbeiner abgestimmt. Ein Zufüttern von Nahrungsergänzungsmitteln ist hier also in der Regel nicht nötig.

Gesunde Leckerlis wie beispielsweise kleine Apfel-, Möhren- oder Kohlrabistückchen werden meist gern genommen und sind gerade für übergewichtige Hunde beliebte, kalorienarme Snacks.

Bei diversen Erkrankungen können Diätfutter nötig sein. Auch hier gibt es eine große Palette an Fertigprodukten, die ebenfalls im Zoofachgeschäft oder beim Tierarzt erhältlich sind.

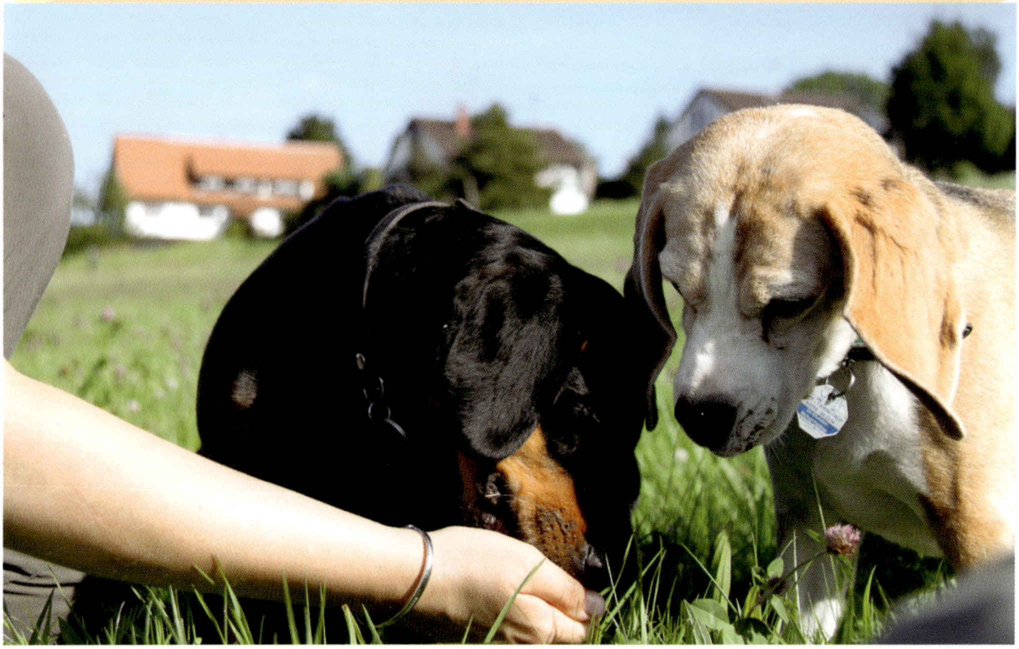

Eine zeitweilige Fütterung aus der Hand kann helfen, einen heiklen Fresser wieder zur Vernunft zu bringen.

Was tun bei Appetitmangel?

Für zunehmenden Appetitverlust im Alter kann ein verminderter Geruchs- und / oder Geschmackssinn verantwortlich sein. Verstärken Sie in einem solchen Fall den Geruch bzw. Geschmack der Hundemahlzeit durch Anwärmen oder Anbraten. Auch ein Aufpeppen mit stark duftenden, schmackhaften Zusätzen wie Joghurt, Quark, ein bisschen Fischöl, stark verdünnter Fleischbrühe, kleinen Mengen Leber, grünem Pansen, Bierhefe oder etwas geriebenem Käse ist Erfolg versprechend. Um einen mäkligen Vierbeiner erst einmal wieder auf den Geschmack zu bringen, kann eine vorübergehende (!) Fütterung aus der Hand helfen.

Ausgewogenes Futter selbst zubereiten

Oftmals ist es aber auch nötig, selbst zum Kochlöffel zu greifen oder zu BARFen (=Biologisch artgerechte Rohfütterung), da manche Vierbeiner Fertigfutter nicht gut vertragen oder einfach nicht mögen. Hundefutter selbst zusammenzustellen, ist nicht ganz einfach, denn die richtige Zusammensetzung einer ausgewogenen Ernährung ist eine echte Wissenschaft für sich. Holen Sie dafür also immer professionellen Rat ein, denn schnell ist ein laienhaft entwickelter Speiseplan für den Hund unausgewogen und führt zu Mangelerscheinungen, die gerade im Alter fatale Folgen haben können. Spezielle Fachtierärzte für Ernährung und Diätetik, die häufig an Universitätstierkliniken oder in privater Praxis Beratungssprechstunden anbieten, sind Ihnen gerne bei der Erstellung einer gesunden Hundemahlzeit, die exakt auf die Bedürfnisse und Ansprüche Ihres Seniors zugeschnitten ist, behilflich. Solche Anlaufstellen beraten Sie außerdem bezüglich eines optimal auf Ihren Vierbeiner abgestimmten

Fertigfutters. Die genauen Analysedaten auf der Packung, sowie eventuell verwendete Zusatzstoffe sind dabei ein wichtiges Indiz. Der Otto-Normal-Hundehalter tut sich hier oft schwer mit dem richtigen Verständnis.

Bei diversen Krankheiten kann eine entsprechend angepasste Ernährung Einfluss auf deren weiteren Verlauf nehmen und ist daher zum Teil sogar Bestandteil der Therapie (z.B. bei Nierenerkrankungen). Achten Sie bei einer Krebserkrankung Ihres Hundes darauf, dass sein Futter möglichst wenige Kohlenhydrate enthält. Eine erhöhte Zufuhr an Vitaminen und Spurenelementen ist in einem solchen Fall empfehlenswert, denn sie stärkt nachhaltig das Immunsystem. Häufig geht eine Tumorerkrankung auch mit einem deutlichen Gewichtsverlust des Patienten einher. Eine energie- und eiweißreiche Ernährung ist dann besonders wichtig. Gerade Krebstherapien können sehr gut durch eine entsprechend angepasste Ernährung unterstützt werden. Bei Arthrose, Hüft- und Ellenbogendysplasie hat sich eine frühzeitige Zufütterung von Grünlippenmuschelextrakt sehr bewährt. Lassen Sie sich in jedem Fall ausführlich von einem Fachtierarzt für Ernährung und Diätetik beraten.

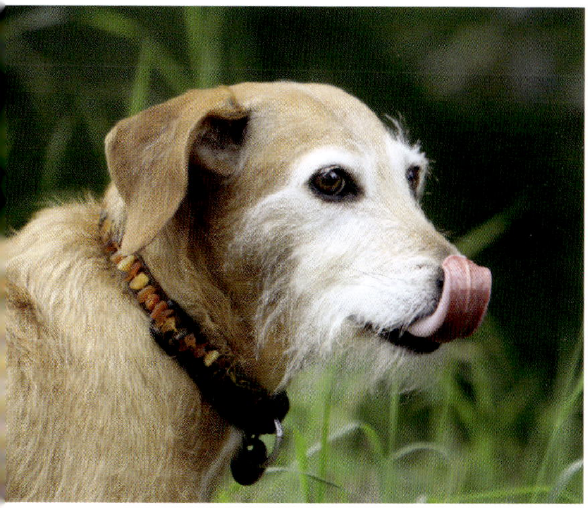

Selbst Gekochtes schmeckt mindestens genauso gut wie Fertigfutter, allerdings muss die Zusammensetzung stimmen.

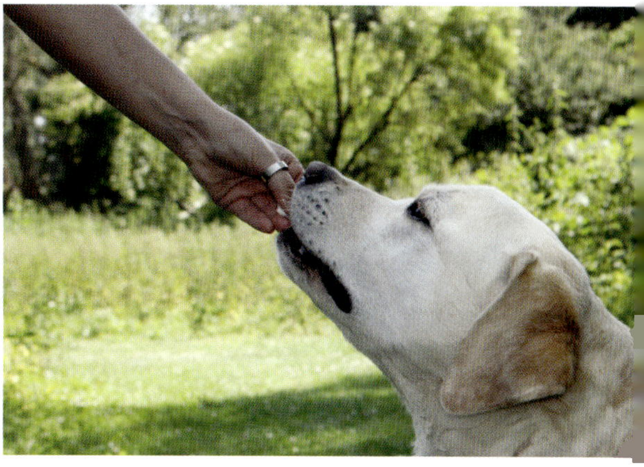

Verwöhnen Sie Ihren Senior nur mit speziellen Hundeleckerlis und nicht mit Ihren eigenen Süßigkeiten.

Falsches Verwöhnen

Geben Sie Ihrem Vierbeiner keine Süßigkeiten und stark gesalzene Essensreste. Diese sind für Seniorhunde besonders schädlich und haben nichts mit »Verwöhnen« zu tun. Belohnen Sie nur mit speziellen Hundeleckerlis. Inzwischen gibt es sogar schon Leckereien in Senior- oder Lightqualität.
Damit Ihr Vierbeiner eine schlanke Linie behält und somit agil und rege bleibt, sollten Belohnungshappen zwischendurch unbedingt von der täglichen Gesamtfutterration abgezogen werden.
Natürlich darf stets frisches Trinkwasser nicht fehlen. Da alte Hunde häufig deutlich weniger Durst haben, ist es eventuell angebracht, dem Futter zusätzlich Wasser unterzumischen oder bei einer bisherigen Fütterung mit Trockenfutter nun auf Nassfutter umzustellen. Eine ausreichende Flüssigkeitszufuhr ist gerade im Alter sehr wichtig, nicht nur für die körperliche Fitness, sondern auch für einen regen Geist. Der genaue Bedarf ist individuell verschieden. Er hängt unter anderem vom Wassergehalt des Hundefutters ab. Tritt plötzlich ein ungewohnt starker Durst auf, könnte eine Erkrankung wie beispielsweise Diabetes oder ein Nierenschaden dahinter stecken. Lassen Sie Ihren Hund dann gründlich von Ihrem Tierarzt untersuchen.

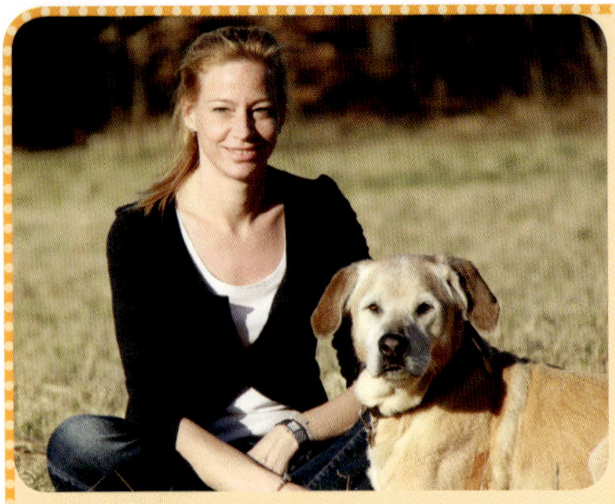

Dr. med. vet. Julia Fritz, Diplomate ECVCN, Fachtierärztin für Tierernährung und Diätetik, Ernährungsberatung (Kleintiere).

Experten-Rat

»Mit fortschreitendem Alter ist der Körper nicht nur zunehmend weniger anpassungsfähig, auch die Aktivität und der Anteil an Muskelmasse nehmen ab. Daher sinkt bei älteren Tieren der Bedarf an Energie, während sich der Bedarf an Nährstoffen im Wesentlichen nicht verändert – vorausgesetzt der Hund hat keine Erkrankung, die eine besondere Diät erfordert (z.B. Niereninsuffizienz). Wenn der Hund plötzlich anfängt zuzunehmen, sollte daher die bisherige Futtermenge um 20 – 30% reduziert werden. Trotzdem braucht der Hund nach wie vor die gleiche Menge an Nährstoffen. Der Wechsel auf ein spezielles Futter für Senioren mit höherer Nährstoffdichte ist daher sinnvoll. Meist haben diese auch einen erhöhten Eiweißgehalt und mehr Ballaststoffe (= »Rohfaser«) bei einem erniedrigten Kaloriengehalt. Auch der Gehalt an Antioxidantien kann höher sein. Mehr Ballaststoffe sind im Alter positiv, da viele ältere Tiere zu Verstopfungen neigen, weil die Darmtätigkeit meist reduziert ist. Der Rohfasergehalt sollte bei Trockenfutter über 1,7% und bei Nassfutter über 7,5% liegen. Alternativ kann man dem Futter auch Flohsamen, Futterzellulose, geraspeltes Gemüse oder Weizenkleie zumischen. Eine erhöhte Zufuhr an Antioxidantien und Zink ist ebenfalls positiv. Antioxidantien (z.B. Vitamin C oder Vitamin E) fangen freie Radikale ab und schützen so vor Zellschädigung. Zink ist Bestandteil von zahlreichen Enzymen, die an Reparaturvorgängen beteiligt und somit wichtig für die Immunabwehr sind. Die empfohlene Menge für Vitamin E und Zink beträgt jeweils 2 mg/kg Körpergewicht/Tag. Vitamin C ist natürlicherweise reichlich in Hagebuttenpulver enthalten. Auch die Zufuhr an B-Vitaminen kann erhöht werden, z.B. durch die Ergänzung von Vitamin B-Komplex-Präparaten oder einfach Bierhefe. Das Futter sollte generell aus hochwertigen Komponenten wie Muskelfleisch, Herz, Eiern oder Milchprodukten zusammengesetzt sein. Bindegewebsreiche Futtermittel (z.B. Lunge, Schlund, Pansen, Schweineohren und ähnliches) sollten möglichst vermieden werden, auch in Form von Leckerlis und Kauprodukten.

Im Alter lässt außerdem die Funktion der Sinnesorgane nach. Was die geistigen Fähigkeiten betrifft, so wird über eine Ergänzung mit Fischöl diskutiert. Fischöl enthält die wertvollen Omega-3-Fettsäuren EPA und DHA, die wichtig für die Funktion der Zellmembranen sind und außerdem entzündungshemmend wirken. Es kann täglich eine Fischölkapsel pro 10 kg Körpergewicht gegeben werden.

Ältere Hunde haben zudem häufig Probleme mit den Gelenken. Hier empfiehlt sich eine Nahrungsergänzung mit speziellen Gelenkspräparaten wie z.B. Chondroitinsulfat, Glukosaminoglukane oder Grünnlippmuschelextrakte. Grünlippmuschelextrakt enthält neben Chondroitin und Glukosamin auch Omega-3-Fettsäuren, Vitamin C und E, Zink, Kupfer und Mangan.

L-Carnitin spielt eine wichtige Rolle im Energiestoffwechsel und kann einem vermehrten Muskelschwund entgegenwirken.

Bei gestörter Darmflora ist der Einsatz von Pro- und Präbiotika sinnvoll. Probiotika sind in der Regel Milchsäurebildner (Lactobacillus, Bifidobacterium, Enterococcus) oder auch bestimmte Hefen (Saccharomyces spp.). Als Präbiotika eigenen sich Pektin, Weizenkleie oder Obsttrester.«

Leckerli-Rezept

Käse-Ecken

Hierfür benötigen Sie:

- *100 g geriebenen Käse (Emmentaler)*
- *3 Scheiben Zwieback*
- *50 g Mehl*
- *1 Ei*
- *2 EL Milch*

Zerbröseln Sie zunächst den Zwieback möglichst fein (mit Küchenmaschine oder in einer Tüte).
Geben Sie dann die restlichen Zutaten dazu und verkneten Sie alles zu einem zähen Teig.
Jetzt noch kleine Dreiecke formen und auf ein mit Backpapier ausgelegtes Backblech gegeben.
Nun backen die Käse-Ecken 20–25 Minuten im vorgeheizten Ofen bei 175°C (mittlere Schiene).
Lassen Sie die Kekse anschließend noch mindestens 1–2 Stunden im abgestellten Ofen aushärten.
In einer Frischhaltedose können Sie das Käsegebäck bei Zimmertemperatur ca. 3 Wochen aufbewahren.

INFO

Hundeleckerli sind nicht nur schnell selbst gemacht, Sie kennen auch genau deren Inhaltstoffe. Im Gegensatz zu manchen Fertigprodukten werden weder Farb- noch Konservierungsstoffe oder andere künstliche Zusätze verwendet. Trotzdem: Schmeckt das Selbstgebackene Ihrem Hund noch so gut, können sich dahinter auch wahre Kalorienbomben verstecken. Die Käsetaler sind beispielsweise recht gehaltvoll. Mehr als 2-4 Kekse täglich (je nach Größe des Hundes) sollte Ihr vierbeiniger Gourmet möglichst nicht davon bekommen; dafür sind sie aber auch eine ganz besonders feine Belohnung.

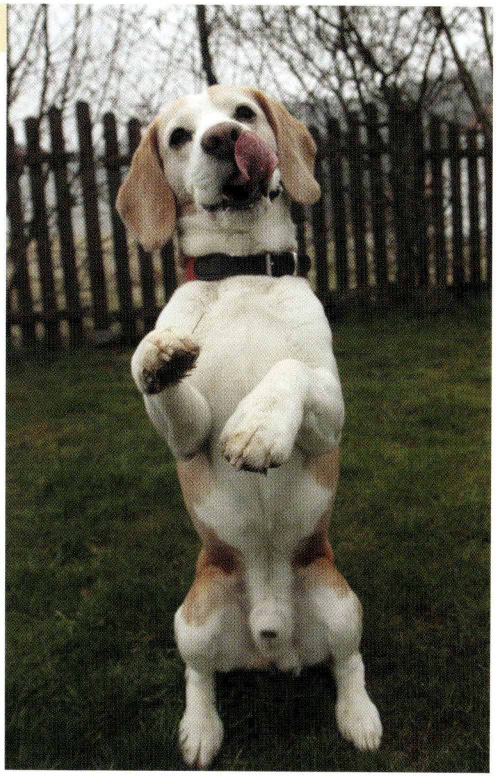

Auch, wenn er noch so niedlich bettelt: Geben Sie gehaltvolle Leckerlis wie die Käse-Ecken in Maßen.

Weitere Fütterungstipps

- Füttern Sie einen alten Hund **zwei bis dreimal am Tag immer zu den selben Zeiten.** Dies gewährleistet eine schonende Verdauung.

- Die genaue **Futtermenge** richtet sich nach dem Alter, der Auslastung, dem Temperament, der Rasse bzw. dem Typ, den Haltungsbedingungen des Hundes, sowie nach der Zusammensetzung des jeweiligen Futters.

- Geben Sie nur **zimmerwarmes Futter**, also keines direkt aus dem Kühlschrank.

- Vermeiden Sie unnötige **Futterumstellungen.** Sollte doch eine Änderung des Speiseplans nötig sein, gewöhnen Sie Ihren Vierbeiner erst nach und nach an die neue Ernährung.

- **Füttern Sie** Ihren Hund im Sommer **nicht in der größten Mittagshitze** und, geben Sie Ihrem Hund **nicht unmittelbar nach einer körperlichen Anstrengung** etwas zu fressen, denn dies wirkt sich sehr kreislaufbelastend aus. Lassen Sie Ihren Senior nach einer auslastenden Aktivität erst einmal mindestens eine halbe Stunde ruhen. Füttern Sie Ihren Vierbeiner außerdem **nicht direkt vor einem Spaziergang**, sondern halten Sie davor eine Futterpause von mindestens einer Stunde ein. Ansonsten kann die Bewegung mit vollem Magen schnell eine lebensgefährliche Magendrehung begünstigen. Vor allem großwüchsige Hunde sind hier gefährdet.

- **Überprüfen Sie regelmäßig das Gewicht** Ihres Hundes und passen Sie die Ernährung bei Bedarf dementsprechend neu an.

- Bedenken Sie bei über- oder untergewichtigen Grauen Schnauzen stets, dass auch eine **Krankheit hinter der Gewichtsveränderung stecken kann** z.B. Diabetes, eine Schilddrüsenfehlfunktion oder Krebserkrankung. In jedem Fall ist eine genaue tiermedizinische Untersuchung wichtig, um dann entsprechend reagieren zu können.

- Übergewichtige Hunde dürfen **nie radikal abspecken**, denn dies belastet den gesamten Organismus sehr stark. Außerdem sollten Sie auf Dauer nicht einfach die Futtermenge kürzen, denn: Übergewichtige Vierbeiner brauchen zwar weniger Kalorien, dafür aber immer noch genauso viele Vitamine und Mineralstoffe wie vorher. Lassen Sie sich im Fall der Fälle am besten von Ihrem Tierarzt beraten. Er wird Ihnen einen entsprechenden Diätplan zusammenstellen und Sie außerdem über ein eventuell erweitertes, aber trotzdem schonendes Bewegungsprogramm informieren.

- Häufig propagierte **Futterständer** sind nicht immer wirklich sinnvoll. Oftmals sind diese so hoch eingestellt, dass der Vierbeiner eine völlig unnatürliche Haltung beim Fressen einnimmt, mit der Folge, dass mit dem Futter gleichzeitig auch sehr viel Luft geschluckt wird. Dies kann zu schlimmen Koliken führen und sogar das Auftreten einer lebensbedrohlichen Magendrehung begünstigen. Verwenden Sie Futterständer also nur bei wirklich sehr großen Rassen und stellen Sie diese dann eher niedriger ein. Für mittelgroße bis große Hunde reicht es ansonsten meist schon aus, eine umgedrehte Obstkiste als kleine Erhöhung unter den Napf zu stellen.

- Achten Sie auf einen **rutschfesten Futternapf** oder eine Unterlage, auf der die Schüssel fest steht, damit Ihr Vierbeiner ohne Probleme fressen kann.

Vergessen Sie nicht, täglich frisches Trinkwasser zur Verfügung zu stellen.

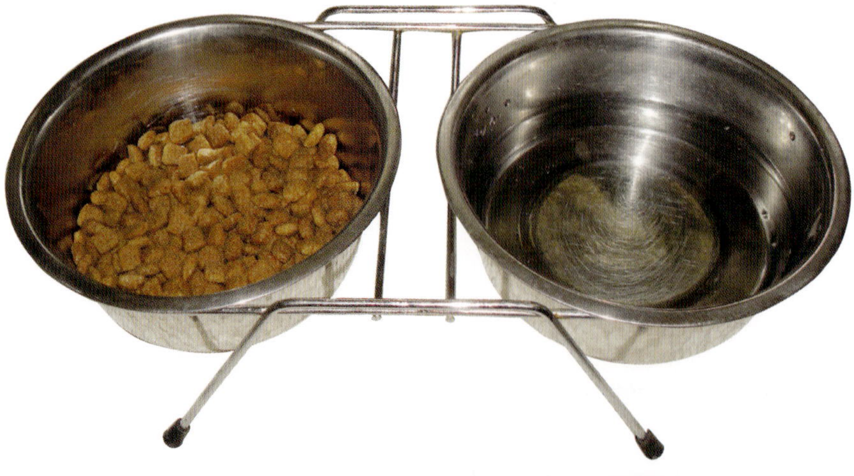

6. Kleines Verwöhnprogramm: Pflege- und Wellnesstipps

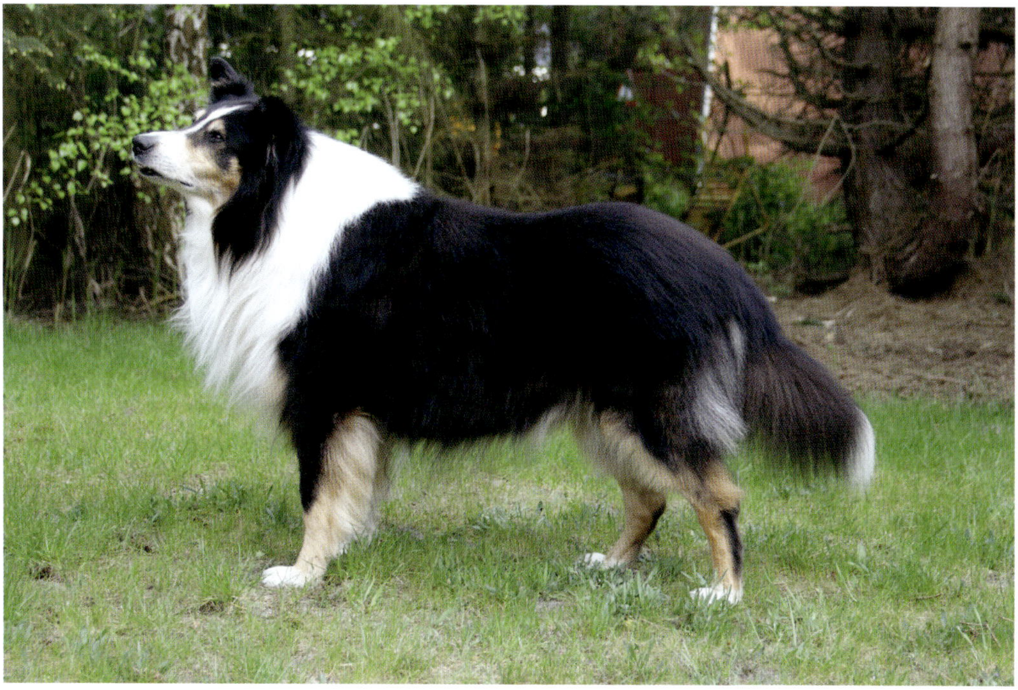

Eine gute Pflege des Seniorhundes ist schon die halbe Miete für seine Gesunderhaltung.

Wenn Sie bei einem alten Hund besonderes Augenmerk auf seine Pflege legen, tragen Sie damit bereits viel zu seiner Gesunderhaltung bei. Durch eine regelmäßige Kontrolle erkennen Sie eventuelle Veränderungen frühzeitig. Somit können Sie rechtzeitig handeln und Probleme sofort beheben, noch ehe es zu ausgeprägten Beschwerden oder gar einer Erkrankung kommt. Grundsätzlich bedürfen ältere Vierbeiner größerer Fürsorge als Jüngere. Gehen Sie bei den diversen Pflegemaßnahmen ganz behutsam vor, nehmen Sie sich hierfür viel Zeit und gestalten Sie die Körperpflege Ihres Hundes als liebevolles Ritual. Ihr Senior erfährt dadurch ein entspannendes Verwöhnprogramm für Leib und Seele.

Fellpflege lieben die meisten Vierbeiner, denn Bürsten sorgt nicht nur für ein gepflegtes Äußeres, sondern auch für eine wohltuende, durchblutungsfördernde Massage. Untersuchen Sie Ihren wedelnden Rentner nebenbei gleich auf einen eventuellen Parasitenbefall, Hautverletzungen oder -veränderungen. Damit das Fell eines langhaarigen Hundes nicht verfilzt, ist regelmäßiges Bürsten und Kämmen nötig. Besonders anfällig für Filzknötchen ist das feine Haar an Ohren, Läufen, der Bauchunterseite und an der Rute. Manche Rassen müssen zudem alle sechs bis acht Wochen geschoren oder getrimmt werden, um abgestorbene Haare zu entfernen. Da viele Vierbeiner im Alter aber eine größere Hautempfindlichkeit zeigen, kann ein Trimmen, also das Herauszupfen abgestorbener Haare, nun auch wehtun. Steigen Sie dann lieber auf Scheren um. Selbst für alte, hitzeempfindliche Langhaarhunde ist ein luftiger Kurzhaarschnitt im Sommer sehr angenehm.

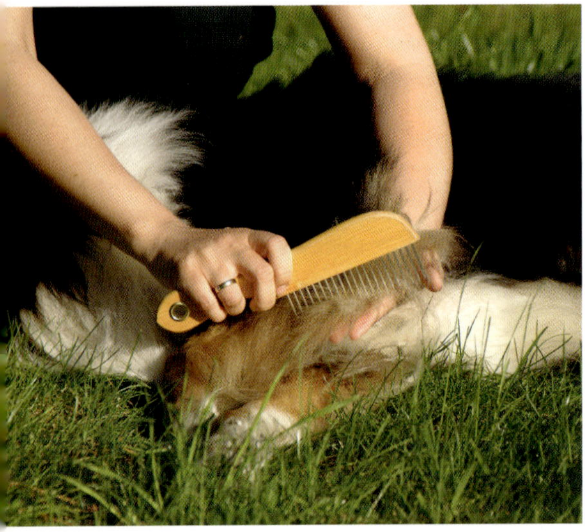

Besonderer Aufmerksamkeit bedürfen die feinen Haare an den Läufen von Langhaarhunden, da diese schnell verfilzen.

Beachten Sie in einem solchen Fall aber, dass Ihr Hund rechtzeitig zum Frisör kommt und das Fell auch nicht zu kurz geschnitten wird, damit es bis zur kalten Jahreszeit wieder entsprechend nachgewachsen ist.

Während des Fellwechsels im Frühjahr und Herbst ist generell vermehrtes Bürsten angesagt, damit der Vierbeiner das abgestorbene Haar schneller verliert und Neues nachbilden kann. Da ältere Hunde häufig aufgrund von Hormonstörungen Probleme mit dem halbjährlichen Haarwechsel haben, unterstützen Sie diesen am besten zusätzlich von innen mit einer über das Futter gestreuten Kräutermischung aus Löwenzahn, Birkenblättern, Brennnesseln und Ackerschachtelhalm. Petersilie, Kerbel und Spitzwegerich helfen aufgrund ihres hohen Vitamingehalts, das Immunsystem anzuregen. Entsprechende Fertigpräparate gibt es inzwischen im Fachhandel zu kaufen.

Nicht oft baden

Baden ist wie in jungen Jahren nur im Notfall angebracht, denn zu häufiges Baden zerstört die Schmutz abweisende und wetterfeste Schutzschicht des Felles. Außerdem reguliert sich die Talgproduktion der Haut im Alter nicht mehr so gut. Muss Ihr Vierbeiner doch einmal gebadet werden, legen Sie dafür zunächst ein Handtuch oder eine rutschfeste Gummimatte in die Wanne, damit er darin nicht ausrutscht. Rubbeln Sie den Senior nach dem Abspülen eines milden Hundeshampoos gut mit einem Handtuch trocken oder föhnen sie ihn, sofern er keine Angst davor hat. Lassen Sie einen frisch gebadeten Vierbeiner an kalten Tagen nicht sofort ins Freie, zu leicht könnte er sich sonst erkälten. Stellen Sie den Hundekorb stattdessen lieber in die Nähe der wärmenden Heizung. Hunde mit Haut- und Haarproblemen brauchen eventuell ein spezielles Pflegeprogramm. Richten Sie sich hier genau nach den Anweisungen Ihres Tierarztes.

Bei großen, schweren Rassen entstehen mit der Zeit durch eine erhöhte Druckbelastung häufig Liegeschwielen. Damit sich in der verhornten Haut nun keine Risse oder Entzündungen bilden, reiben Sie die betroffenen Stellen am besten regelmäßig mit Ringelblumensalbe oder Melkfett ein. Außerdem ist ein weicher, genügend großer Liegeplatz wichtig.

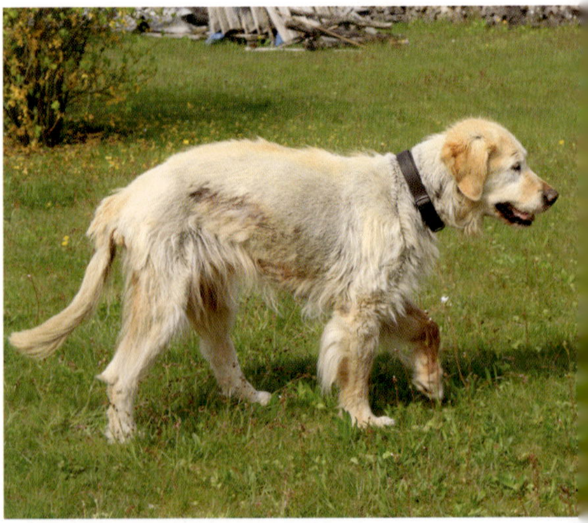

Für Hunde mit Haut- und Fellproblemen kann ein besonderes Pflegeprogramm nötig sein.

Auch Warzen und gutartige Fettgeschwulste (Lipome) treten im Alter oft auf. Zeigen Sie solche Veränderungen in jedem Fall Ihrem Tierarzt. In der Regel wird ein Entfernen jedoch nicht nötig sein, es sei denn der Hund wird dadurch in irgendeiner Form in seinem Wohlbefinden beeinträchtigt. Trotzdem ist ein genaues Beobachten der veränderten Bezirke wichtig.

Kontrollieren Sie bei Rassen mit vielen Hautfalten (z.B. Mops, Englische Bulldogge, Shar Pei, Bordeauxdogge etc.) regelmäßig die Haut in den Falten. Diese sollte stets sauber und trocken sein, damit sich keine Entzündungen bilden.

Untersuchen Sie außerdem immer wieder After, Scham und Gesäugeleiste der Hündin, sowie Penis und Hoden (wenn unkastriert) des Rüden auf eventuelle Veränderungen hin. Im Alter bilden sich häufig behandlungsbedürftige Tumore oder Geschwüre in der Analregion.

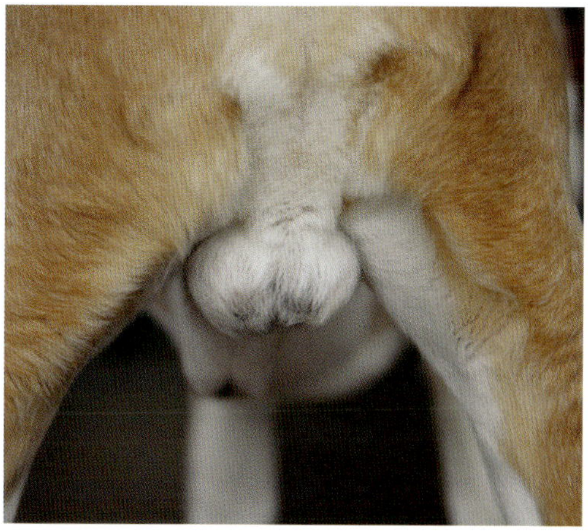

Kontrollieren Sie regelmäßig die Hoden unkastrierter Rüden auf mögliche Veränderungen.

Außerdem haben Seniorhunde oft Probleme mit den Analdrüsen. Suchen Sie daher einen Tierarzt auf, wenn Ihr Vierbeiner »Schlitten fährt«, also mit seinem Hinterteil über den Boden rutscht, wenn er beim Kotabsatz jammert oder, wenn er sich vermehrt am After leckt. Dann könnte eine schmerzhafte Entzündung der Analdrüsen vorliegen.

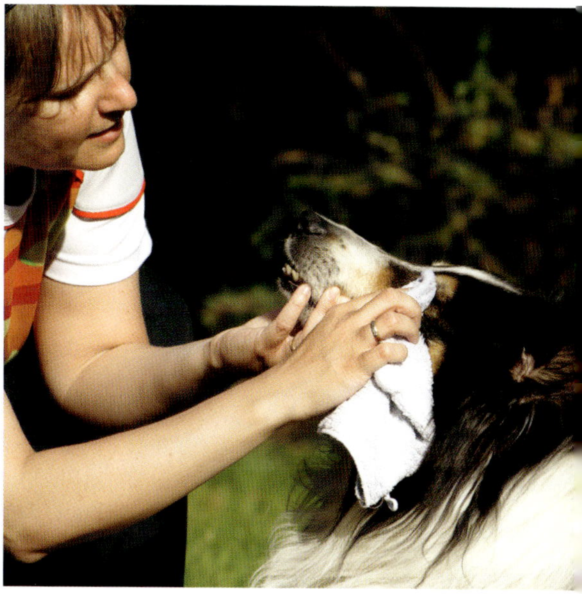

Bei der Augenpflege ist besondere Behutsamkeit angebracht.

Pflegemaßnahmen an Augen und Ohren

Besondere Sorgfalt ist bei der Augenpflege nötig. Beseitigen Sie Verkrustungen oder Sekret in den Augenwinkeln mit einem sauberen, weichen, feuchten Tuch. Hierfür sind im Zoofachhandel spezielle Pflegetücher erhältlich. Vor allem alte Hunde sind anfällig für Infektionen der Augen. Gründe dafür können zu trockene oder aber ständig tränende Augen sein. Gehen Sie in jedem Fall sofort zum Tierarzt, wenn ein vermehrter Tränenausfluss auftritt, Ihr Senior sich am Auge kratzt, Augen oder Bindehäute gerötet sind, Ihr Hund blinzelt, plötzlich lichtempfindlich ist, ein oder beide Augen zukneift oder, wenn Sie andere Veränderungen an den Augen bemerken. Schneiden Sie Hunden mit langen Haaren einen kurzen Pony oder binden Sie die, über die Augen fallenden, Haare zu einem Schopf hoch, damit das Fell nicht an den Augen reibt und diese somit ständig reizt.

Auch die Ohren bedürfen einer regelmäßigen Kontrolle. Vor allem Hunde mit Schlappohren sind anfällig für Entzündungen, weil deren Behänge nicht so gut belüftet werden wie Stehohren. Geben Sie Acht, dass keine Haare in den Gehörgang wachsen. Außerdem sollten sich keine Fremdkörper oder Krusten im Ohr befinden. Lästige Parasiten müssen schnell mit entsprechenden Mitteln beseitigt werden. Ein sauberes Hundeohr ist wichtig, denn es bietet Pilzen oder Bakterien keinen Nährboden für schmerzhafte Entzündungen. Benützen Sie für die Säuberung des Gehörgangs nur spezielle Flüssigreiniger vom Tierarzt und keine Wattestäbchen. Schüttelt Ihr Senior häufig den Kopf oder hält er ihn immer wieder schief, kratzt sich Ihr Hund an den Ohren, entdecken Sie Rötungen, Ausfluss, viel Ohrenschmalz oder einen unangenehmen Geruch, gehen Sie zur genaueren Abklärung mit Ihrem Vierbeiner zum Tierarzt.

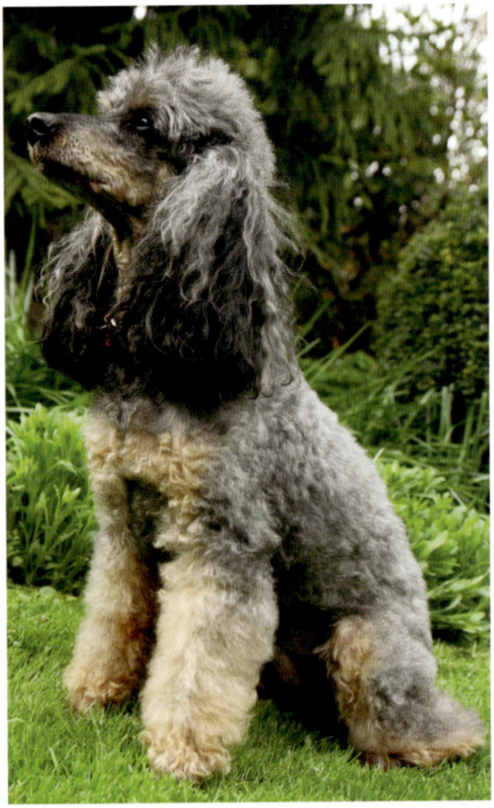

Vor allem Hunde mit lang behaarten, schweren Hängeohren sind empfänglich für Ohrprobleme.

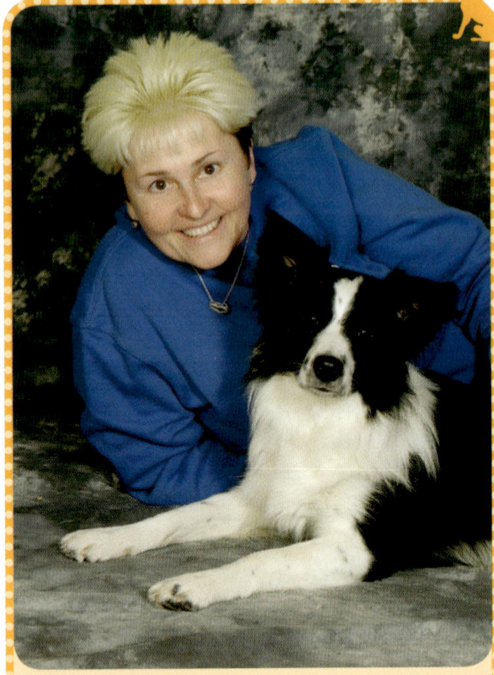

Renate Kalteis, Border-Collie-Zucht »with magic eyes« und Hundetrainerin

Experten-Rat

» Je älter Ihr Hund wird, desto intensiver wird sein Verlangen nach körperlichen Kontakt zu Ihnen. Gleichzeitig werden Übungen wie Kämmen, Ohren- oder Zahnreinigung, Krallen schneiden, Zecken entfernen, auf Kommando hinlegen und überall Anfassen lassen schwieriger. Dies kann an Schmerzen in Gelenken, Rücken oder Ohren liegen. Nur konsequentes, positives Training, so früh wie möglich, hilft. Dabei spielt früh erlerntes Vertrauen zum Menschen eine wichtige Rolle. Tägliche Streicheleinheiten wird der Seniorhund über alles genießen. «

Immer wieder auf den Zahn fühlen...

Eine regelmäßige Zahnkontrolle ist gerade bei alten Hunden unerlässlich, denn chronische Schäden an Zähnen oder Zahnfleisch, sowie Zahnstein führen nicht nur zu schmerzhaften Entzündungen im Maul, sondern können auf Dauer sogar organische Erkrankungen hervorrufen. Geben Sie Ihrem Vierbeiner also stets genügend Kaumaterial, das bereits auf ganz natürliche Weise schädliche Beläge entfernt. Für eine beständige Gesunderhaltung von Zähnen und Zahnfleisch ist regelmäßiges Zähneputzen empfehlenswert. Hierfür halten Tierarztpraxen und Zoofachgeschäfte spezielle Hundezahnbürsten und -pasten bereit. Außerdem sind zahnpflegende Kaustrips Erfolg versprechend. Allerdings mag diese nicht jeder Vierbeiner. Reagieren Sie sofort und gehen Sie zu einem Tierarzt, wenn Sie bei Ihrem Senior Zahnstein feststellen, dunkle Rötungen am Zahnfleisch auftreten, wenn Ihr Senior stark aus dem Maul riecht, er plötzlich nichts mehr frisst, ein Zahn beschädigt ist, wenn Ihr Hund speichelt oder Sie generell Veränderungen an Zähnen und Zahnfleisch bemerken.

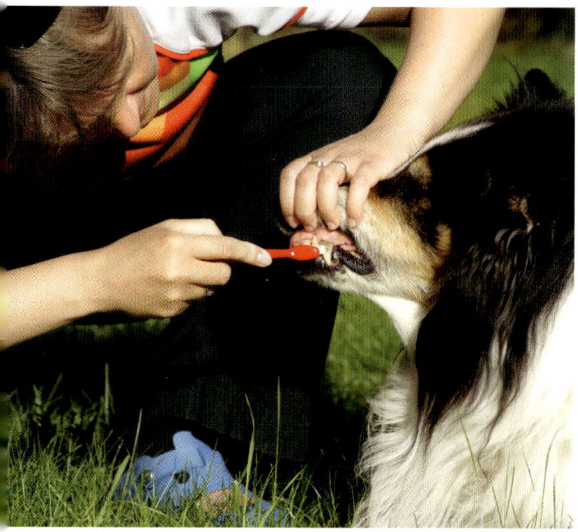

Lebenslanges Zähneputzen erhält Zähne und Zahnfleisch gesund.

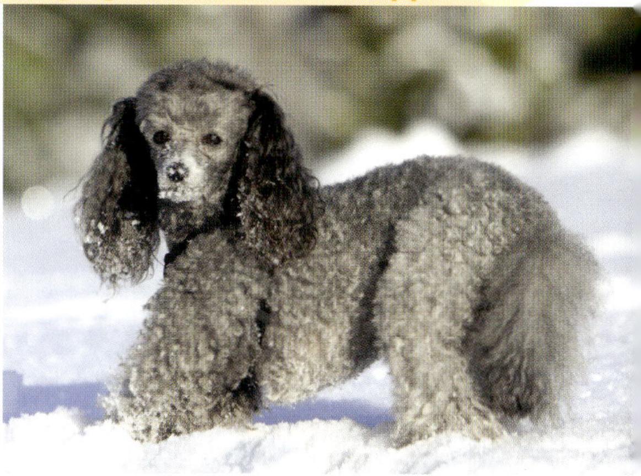

Im lockigen Pudelfell bilden sich gerne kleine Schneebällchen, die sich am besten mit lauwarmem Wasser wieder entfernen lassen.

Untersuchen Sie außerdem regelmäßig die Pfoten Ihres Vierbeiners. Entfernen Sie Fremdkörper zwischen den Ballen und behandeln Sie kleine Verletzungen sofort, denn schnell bilden sich schmerzhafte Entzündungen, die durch die ständige Reizung beim Laufen nur schwer wieder heilen. Im Winter ist eine zusätzliche Ballenkontrolle ratsam, denn durch das Streusalz auf den Gehwegen wird die Pfotenunterseite leicht trocken oder rissig. Für Abhilfe sorgen Einreibungen mit Ringelblumensalbe, Vaseline, Melkfett oder Hirschtalg. Lassen Sie Ihren Hund jedoch nicht mit frisch eingecremten Pfoten nach draußen, denn dann bleiben vermehrt Sand und Schmutz daran hängen, wodurch die Pfoten erst richtig wund werden. Waschen Sie Streusalz nicht nur wegen Hautreizungen des Ballens ab, auch das Ablecken ist ungesund und löst unter Umständen Brechreiz und Durchfall aus.

Für langhaarige Vierbeiner können Erde und Schnee zur Plage werden, denn an den Beinen, Pfoten und der Bauchunterseite bilden sich rasch kleinere und später immer größere Klumpen, die den Hund mit der Zeit beim Laufen behindern. Kürzen Sie daher am besten in diesen Bereichen die Haare. Sind bereits Schneebällchen im Fell entstanden, beenden Sie Ihren Spaziergang lieber. Lösen Sie die Klümpchen zuhause vorsichtig mit lauwarmem Wasser auf.

Laufen sich die Krallen Ihres Seniors nicht auf natürliche Weise ab, müssen sie ab und zu geschnitten werden, damit sie nicht abbrechen. Verwenden Sie hierfür eine spezielle Zange aus dem Fachhandel. Damit Sie keine Blutgefäße verletzen, lassen Sie sich die richtige Technik am besten erst einmal von Ihrem Tierarzt zeigen.

Weitere Pflege-Tipps

- Schützen Sie Hunde mit dünnem Haar oder auch kahlen Stellen im Sommer mit einer Sonnenschutzcreme (LSF 30) gegen übermäßige UV-Strahlung und Sonnenbrand.

- Tasten Sie Ihren Senior wöchentlich nach eventuellen Veränderungen ab.

- Statten Sie empfindliche Hunde bei nasskaltem Wetter mit einem schützenden Mäntelchen aus. Beachten Sie dabei auch, dass ältere Hunde generell schneller frieren.

- Beachten Sie bei eingeschneiten Hunden, dass durch den getauten Schnee das Fell nass wird und sich der Vierbeiner dann leicht erkälten kann. Halten Sie daher im Winter immer ein trockenes Handtuch parat.

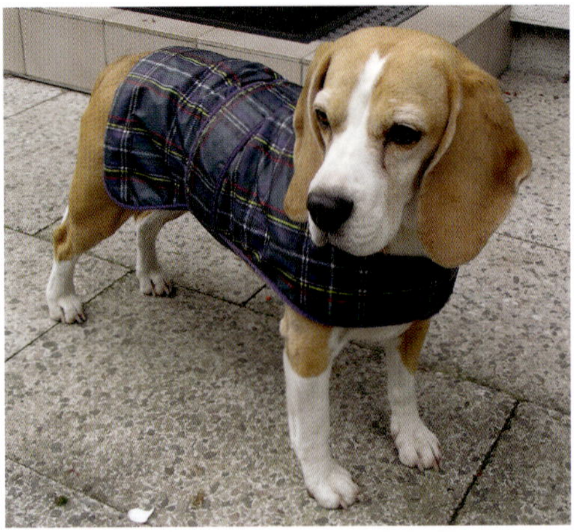

Ein warmer Hundemantel bewährt sich im Winter für empfindliche Vierbeiner.

- Achten Sie auf einen weichen, warmen, hygienischen Schlafplatz Ihres Seniors. Alle Decken und Polster sollten maschinenwaschbar sein und regelmäßig gereinigt werden.

- Gehen Sie mit Ihrem Vierbeiner auf möglichst abwechslungsreichem Boden spazieren. Dies härtet Pfoten und Ballen ab und macht sie unempfindlicher gegen Risse.

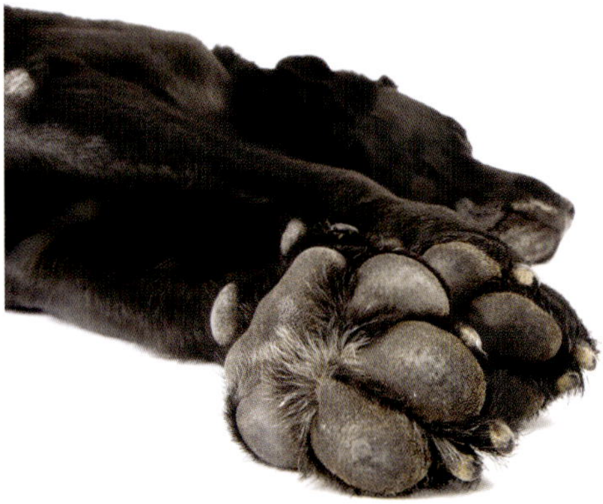

Abgehärtete Pfoten und Ballen sind weniger empfindlich gegen Risse und Versprödung.

- Hat Ihr haariger Kamerad bereits wunde Ballen oder eine offene Pfotenverletzung, schützen Sie seinen Fuß mit einem speziellen Hundeschuh aus dem Zoofachhandel oder vom Tierarzt. Achten Sie darauf, dass der Bootie gut sitzt und für den Spaziergang im Freien wasserdicht ist. Nehmen Sie ihn in der Wohnung jedoch wieder ab oder tauschen Sie ihn gegen einen luftdurchlässigen Schuh aus, ansonsten schwitzt Ihr Hund darin und verursacht so ein zusätzlich reizendes, salzig-feuchtes Milieu.

- Kürzen Sie bei langhaarigen Seniorhunden das Fell in der Aftergegend. Leicht bleibt hier Kot oder Schmutz hängen, der schnell zu Reizungen oder Entzündungen von Haut und After führt.

- Gehen Sie ein- bis zweimal im Jahr zur Altersvorsorgeuntersuchung zu Ihrem Tierarzt. Lassen Sie ab dem siebten Lebensjahr Ihres Hundes einmal jährlich routinemäßig eine Blutuntersuchung machen.

Wellness für Graue Schnauzen

Wohltuende Berührungen

Gerade ältere Hunde lieben es, sich so richtig von Herrchen oder Frauchen verwöhnen zu lassen. Gönnen Sie Ihrem Senior also mindestens einmal in der Woche ein Wellnessprogramm für Körper und Seele. Beginnen Sie mit einer entspannenden Bürstenmassage. Dabei wird nicht nur abgestorbenes Haar herausgekämmt, sondern auch die vermehrte Durchblutung der Haut angeregt. Mit Hilfe eines Igelballs oder eines Noppenhandschuhs verschaffen Sie Ihrem Vierbeiner ein Wohlgefühl am ganzen Körper. Ausgiebiges Streicheln wirkt ebenfalls wie eine angenehme Massage. Bestrahlen Sie außerdem noch mit einer Rotlichtlampe, löst dies auf wohltuende Art und Weise Verspannungen in Nacken, Rücken und Muskulatur. Massieren Sie stets ganz sanft mit kreisförmigen Bewegungen. Ein leichtes Kneten und Rollen von Haut und Muskeln wirkt lockernd. Ebenfalls entspannend ist ein Kreisen Ihrer Handflächen. Streichen Sie am Ende einer Massage immer den ganzen Körper des Hundes noch einmal sanft aus. Die Dauer einer Massage sollte 15 Minuten nicht überschreiten. Behandeln Sie Ihren Senior in einer ruhigen Atmosphäre ohne Hektik und Stress.

Ebenfalls mit den Händen arbeitet man beim TTouch. Diese Methode hat sich vor allem bei seelischen Störungen, sowie zur allgemeinen Beruhigung und zum Stressabbau bewährt. Selbst zur Schmerzlinderung wird sie erfolgreich eingesetzt. Beim TTouch führt man unterschiedliche Bewegungen und Handpositionen in verschiedenen Druckstärken im Uhrzeigersinn auf der Haut des Hundes aus.

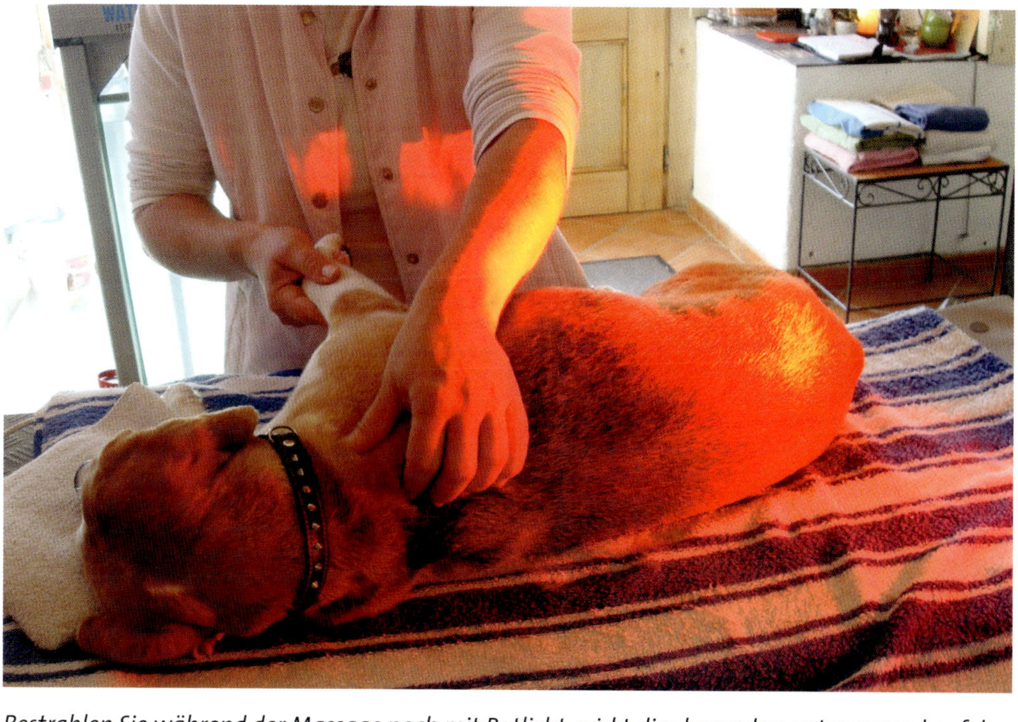

Bestrahlen Sie während der Massage noch mit Rotlicht, wirkt dies besonders entspannend auf den Vierbeiner.

Auch die Akupressur hat eine positive, entspannende Wirkung auf Körper und Geist. Die Nadeln der Akupunktur werden bei der Akupressur durch Druckreize der Finger ersetzt.

Alle drei Therapieformen lassen sich gut durch den Einsatz von farbigem Licht, sowie entspannender Musik ergänzen. Die Farbe Orange kommt beispielsweise bei Immunschwäche zum Einsatz, während sich Rot besonders bei Erschöpfungszuständen und Appetitlosigkeit bewährt. Grün wirkt ausgleichend und Blau beruhigend. Violett wird bei Nervosität, Ängstlichkeit, Hysterie und zur Verarbeitung von Traumata eingesetzt. Bei schwachen Nerven und Schockzuständen hilft Gelb. An Musik eignen sich langsame Barockstücke sehr gut, aber auch meditative Sphärenklänge entspannen.

Inzwischen bieten einige Tierphysiotherapeuten oder auch Hundeschulen Massage-, Akupressur- und TTouch-Kurse für den Eigengebrauch an.

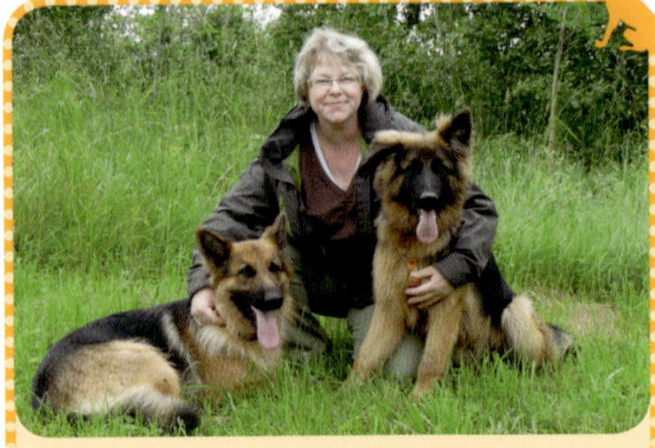

Christina Landmann, Tierheilpraktikerin

Experten-Rat

» Massage und Reiki ist für den alternden Hund sehr entspannend. In der Regel genießt er die zusätzlichen » Streicheleinheiten« und es können so Verspannungen aufgelöst werden. Einen guten zusätzlichen Nebeneffekt hat die Massage: Durch sie werden auch die Innenorgane angeregt. «

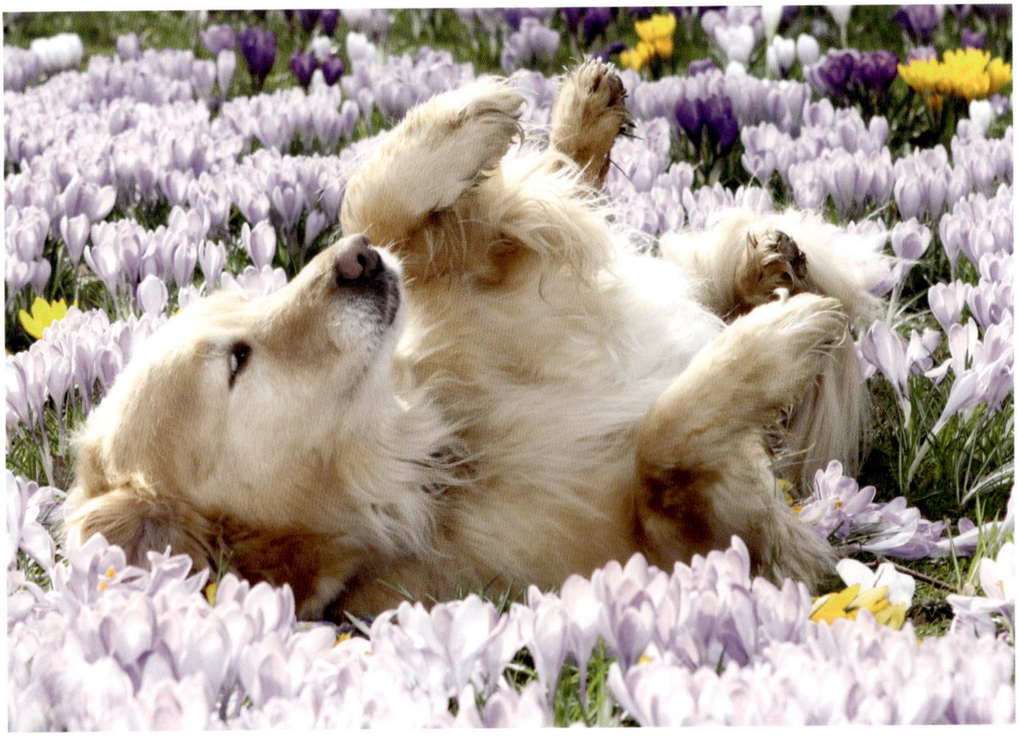

Violettes Krokusblüten-Bad: Wellness á la Hund ...

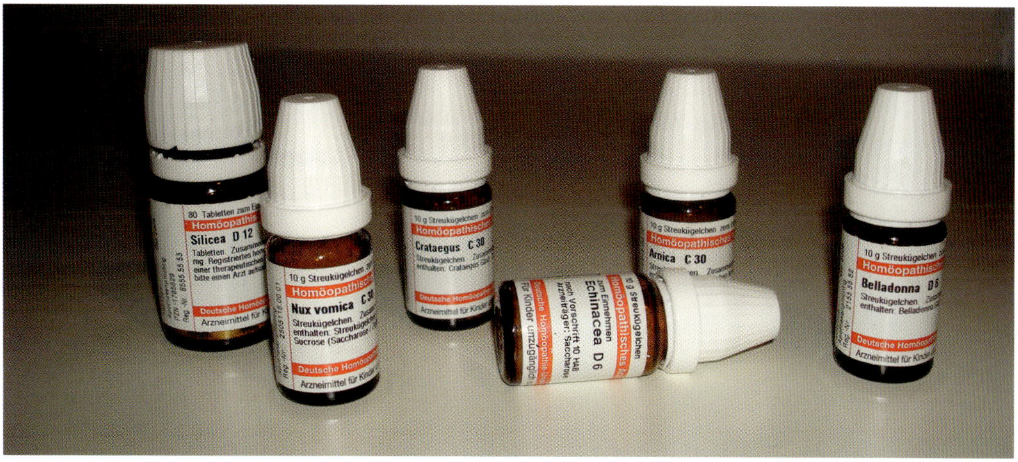

Verschiedene homöopathische Mittel können das Verwöhnprogramm für Ihren Senior sinnvoll ergänzen.

Hilfreiches aus der Natur

Diverse Bachblüten und homöopathische Mittel machen das Verwöhnprogramm für Ihren Hund komplett. Crap Apple hat beispielsweise eine sehr positive, ausgleichende Wirkung auf den gesamten Stoffwechsel, sowie das Immunsystem. Clematis und Chicory wirken reinigend und entschlackend. Centaury erfrischt zudem und vitalisiert. Ignatia- und China-Globuli können sich bei Erschöpfungszuständen und Stress als hilfreich erweisen. Bei Verspannungen hilft Belladonna. Gegen körperliche Erschöpfung, Muskelkater oder Überanstrengung kommt Rhus toxicodendron zum Einsatz.

Hat Ihr Senior ein ganz spezielles Problem, ist vor der Eigenmedikation ein Gespräch mit einem alternativmedizinisch arbeitenden Tierarzt angeraten. Auch, wenn Sie tiefer in die Materie einsteigen möchten, lassen Sie sich am besten von einem erfahrenen Therapeuten beraten.

Eine sanft dosierte Aromatherapie erfrischt und verhilft so manchem Hundesenior zu neuer Energie. Sie kann die seelische Ausgeglichenheit fördern, sowie die Abwehrkräfte und den Kreislauf aktivieren. Aufgrund ihrer stärkenden Wirkung auf den gesamten Organismus sind gerade für ältere Vierbeiner Muskatellersalbei, Grapefruit, Geranium, Lavendel, Orange und Zitrone zu empfehlen. Verwenden Sie die ätherischen Öle entweder in einer Duftlampe oder legen Sie Ihrem Hund einfach ein Säckchen mit getrockneten Kräutern in seinen Schlafkorb. Damit die sensible Hundenase den Geruch jedoch nicht als unangenehm empfindet, achten Sie unbedingt auf eine sehr sparsame Dosierung. Beobachten Sie Ihren Vierbeiner also ganz genau. Bemerken Sie, dass solche Düfte Ihrem Senior eher stinken, sehen Sie lieber von einer Aromatherapie ab.

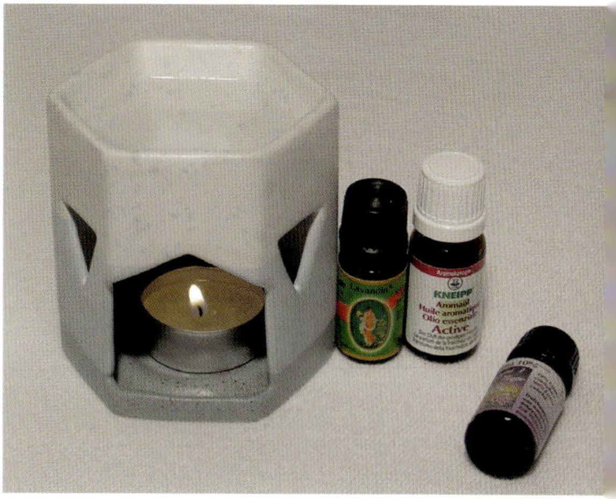

Nicht jeder Hund verträgt die Düfte einer Aromatherapie, manchen Vierbeinern tut sie jedoch sichtlich gut.

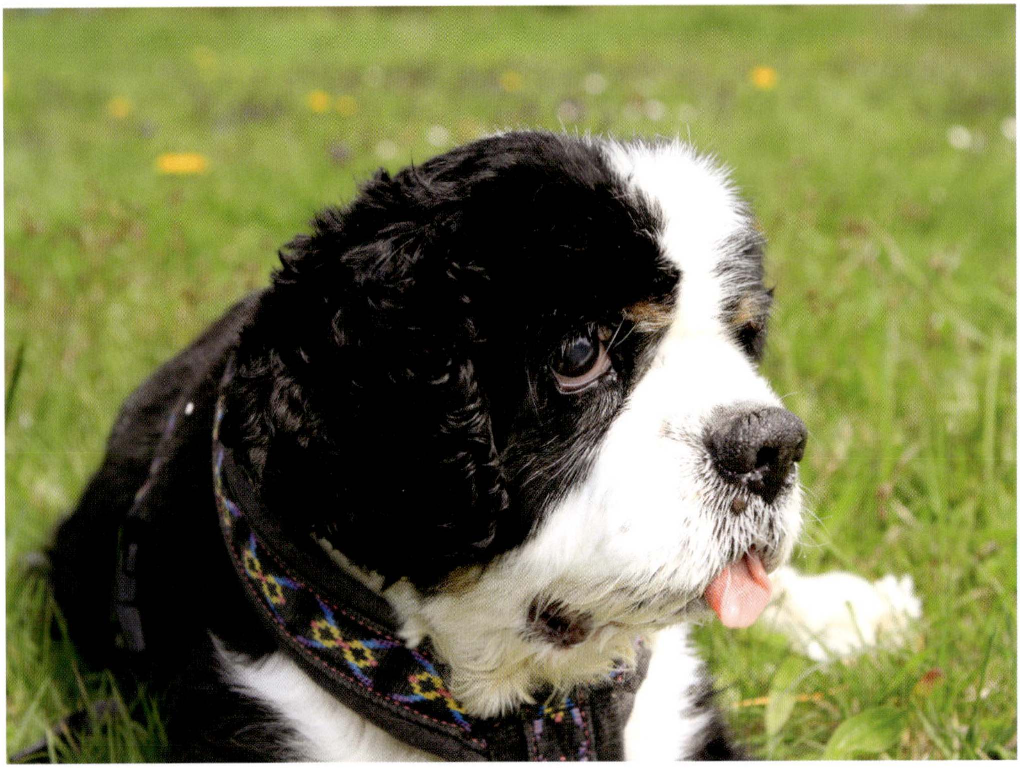

Das Altern bringt auch eine zunehmende Anfälligkeit für diverse Krankheiten mit sich.

7. Gesundheitliche Schwachstellen im Alter

Mit zunehmendem Alter steigt das Erkrankungsrisiko unserer Hunde. Gründe hierfür sind unter anderem der verlangsamte Stoffwechsel, eine schlechtere Durchblutung und die verringerte Zellerneuerung. Außerdem sinkt die Anpassungsfähigkeit auf äußere Einflüsse. Auch im Gehirn laufen Alterungsprozesse ab, durch die das Tier wesentlich anfälliger auf Störungen des gewohnten Tagesablaufes reagiert und dadurch wiederum schneller erkranken kann. Um dem Senior trotzdem noch einen schönen Lebensabend zu ermöglichen, ist es wichtig, schon frühzeitig entsprechende Vorsorgemaßnahmen zu treffen, um gesundheitliche Einschränkungen klein zu halten. Gegen etliche, bereits bestehende Altersleiden haben sich diverse Hausmittel und naturheilkundliche Methoden bewährt. Häufig lässt sich damit auch die Schulmedizin sinnvoll ergänzen, gerade bei Erkrankungen, die ganz typischerweise altersbedingt auftreten oder bereits chronisch sind. In jedem Fall ist die Tiermedizin heutzutage soweit fortgeschritten, dass eine Fülle von Erfolg versprechenden Therapieformen und Behandlungsfachrichtungen den meisten Vierbeinern ihre Lebensqualität im Alter erhalten können. Lassen auch Sie Ihren Senior davon profitieren. Wichtig ist es außerdem, rechtzeitig zu reagieren und schon bei den ersten Anzeichen einer Erkrankung einen Tierarzt aufzusuchen, denn je früher Sie eine Krankheit bei Ihrem Hund erkennen, umso besser sind seine Heilungs- und Therapiechancen.

Gesundheitlichen Einschränkungen vorbeugen

Vorbeugen ist besser als heilen. Dies gilt auch und gerade für den alten Hund. Eine der wichtigsten Prophylaxemaßnahmen gegen spätere Erkrankungen ist, dem Vierbeiner bereits in jungen Jahren eine optimale Pflege, ein hygienisches, aber auch entspanntes, stressfreies Umfeld und eine ausgewogene, seinen Bedürfnissen entsprechende Ernährung zukommen zu lassen. Außerdem ist eine dauerhaft schlanke Linie für Ihren Hund unerlässlich, um lange fit und gesund zu bleiben.

Die Ernährung des Welpen hat bereits einen entscheidenden Einfluss auf die weitere Entwicklung des gesamten Bewegungsapparates. Daher ist schon für den jungen Hund eine gesunde Kost mit einem Proteinanteil von höchstens 22% wichtig, ansonsten wächst der Kleine zu schnell, was eine ungünstige Instabilität des Bewegungsapparates nach sich zieht. Auch die Gelenke sollten nur mäßig beansprucht werden, solange sich der Junghund noch im Wachstum befindet, das heißt, möglichst wenig Treppen steigen und nur kurze Spaziergänge. Diese Prophylaxe ist gerade bei Hunden mit einer Veranlagung zur Hüftgelenks- oder Ellenbogendysplasie (HD/ED) empfehlenswert. Als Vorbeugemaßnahme oder zur begleitenden Behandlung von bereits bestehender HD, ED oder Arthrose hat sich Grünlippenmuschelextrakt als Futterzusatz bewährt. Eine professionelle Physiotherapie mit gezieltem Muskelaufbau wirkt einer häufig anzutreffenden, altersbedingten Hinterhandschwäche entgegen. Auch hier gilt: Wehret den Anfängen, ein frühzeitiger Behandlungsbeginn ist also in jedem Fall ratsam.

Vorbeugend gegen Muskelkater hilft gleich nach der Anstrengung eine Tablette Rhus toxicodendron D30.

Gegen schädlichen Zahnstein, Zahnbelag, Zahnfleischentzündungen und kranke Zähne hilft eine regelmäßige Zahnpflege. Genügend hartes Kaumaterial, sowie Zähneputzen und häufige Zahnkontrolle beugen diesbezüglich zuverlässig vor und sorgen dafür, Zähne und Zahnfleisch so lange wie möglich gesund zu erhalten.

Macht Ihr Senior einen kranken Eindruck, warten Sie nicht lange, sondern lassen Sie ihn rasch von einem Tierarzt untersuchen.

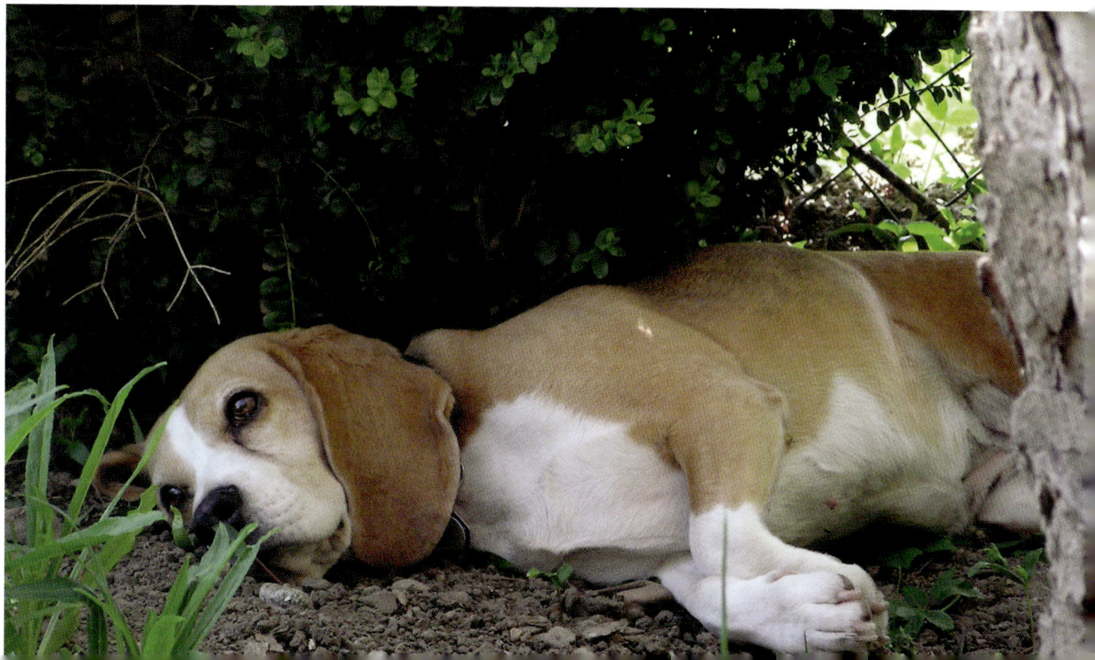

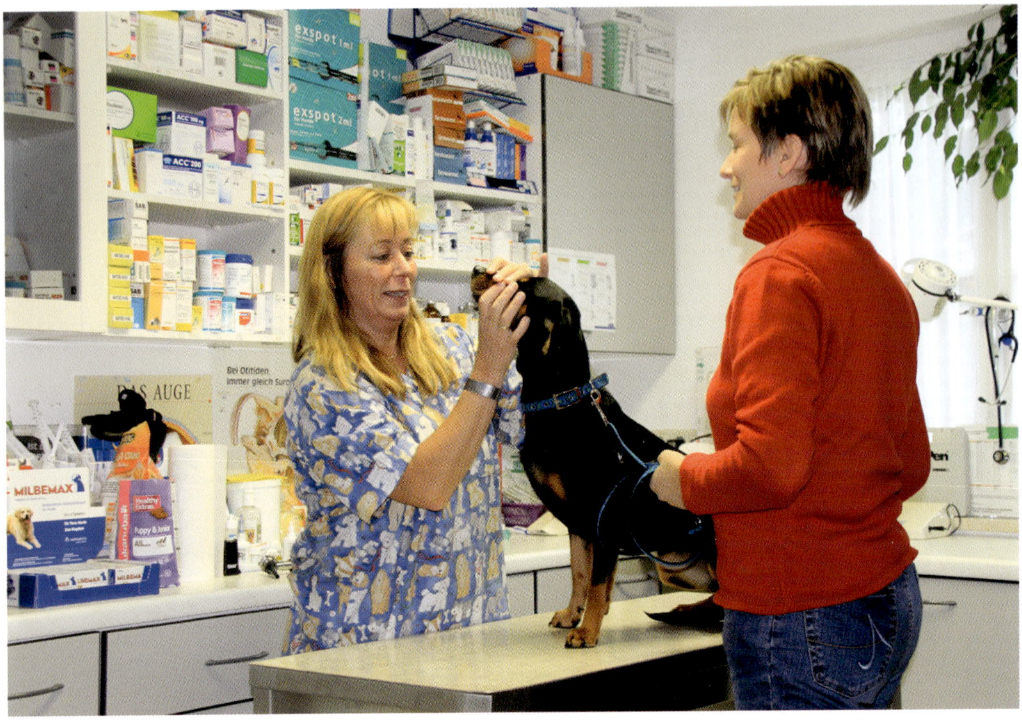

Vorsorgemaßnahmen sind wichtig, denn damit kann schon in vielen Fällen gesundheitlichen Einschränkungen wirksam vorgebeugt werden.

Für eine starke Abwehr sorgen

Das Immunsystem wird nachhaltig gestärkt durch viel Bewegung an der frischen Luft bei jedem Wetter. Achten Sie in Ihrer Wohnung auf ausreichend Luftfeuchtigkeit, da die trockene Heizungsluft sowohl für uns Menschen, als auch für unsere Vierbeiner erkältungsfördernd ist. Echinacea und Ginseng wirken prophylaktisch gegen Infekte. Allgemein geschwächte, anfällige, alte Tiere erfahren durch Zufütterung von Vitamin-C-reichem Hagebutten- oder Holunderbeerenmus neue Vitalität. Weitere Kräuter sind gerade für betagte Hunde kurmäßig zu empfehlen: So kurbeln Brennnessel, Brunnenkresse und Löwenzahn den Stoffwechsel an und reinigen das Blut von Giftstoffen, während Rosmarin insgesamt stärkend wirkt. Ab und zu einen Spritzer Apfelessig ins Futter bewährt sich zur Entschlackung, allgemeinen Vitalisierung und zur Stärkung des Immunsystems. Außerdem verhilft es stumpfem Fell zu neuem Glanz. Eine tägliche, kleine Gabe kalt gepressten Pflanzenöls stärkt ebenfalls die Abwehr und den gesamten Organismus. Neben Weizenkeim- oder Distelöl, sind besonders gut Fischöle, Lein- und Nachtkerzenöl geeignet, da diese sehr reich an gesunden Omega-3-Fettsäuren sind. Geben Sie jedoch nicht zu viel Öl, denn Fette machen natürlich auch schnell dick.

Die Leber kann als Hauptentgiftungsorgan mit Mariendistel-Präparaten, Löwenzahngaben oder den Schüssler-Salzen Nr. 6 Kalium sulfuricum und Nr. 10 Natrium sulfuricum in gelegentlichen Anwendungskuren unterstützt werden.

Gegen den Befall von Ektoparasiten wie Zecken, Flöhe, Milben oder Haarlige, die durchaus auch gefährliche Krankheiten und Bandwürmer übertragen, sowie Allergien und Hautprobleme auslösen können, schützen

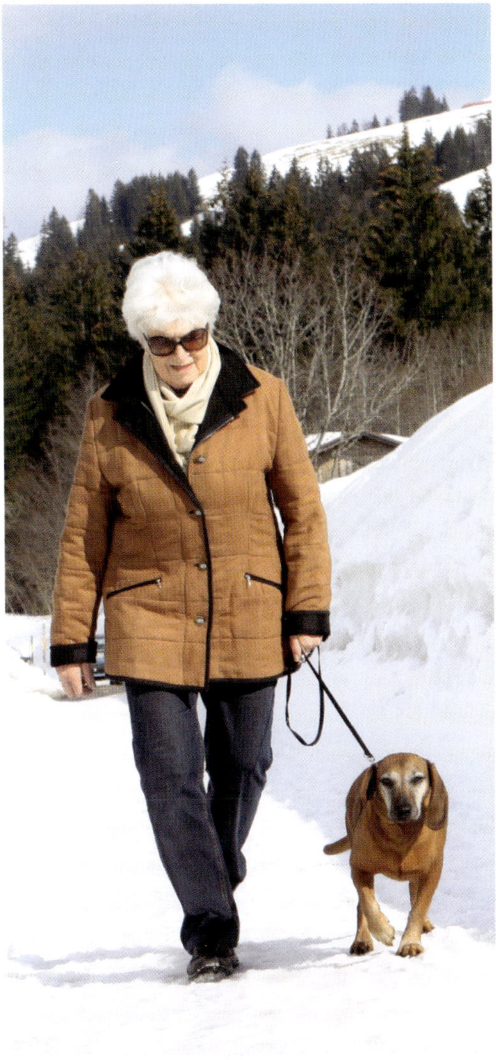

Regelmäßige Spaziergänge bei jedem Wetter stärken die Abwehrkräfte von Mensch und Hund.

spezielle Spot-On-Präparate vom Tierarzt. Gerade bei alten Hunden ist deren Anwendung allerdings umstritten, da die verwendeten Mittel oftmals starke Nebenwirkungen zeigen. Im Zweifelsfall ist es am sichersten, den Senior vor allem von Frühjahr bis Herbst täglich nach Parasiten abzusuchen und diese im Fall der Fälle entweder, soweit möglich, sofort selbst zu entfernen oder, Ihren Hund in Absprache mit einem Tierarzt schonend dagegen zu behandeln.

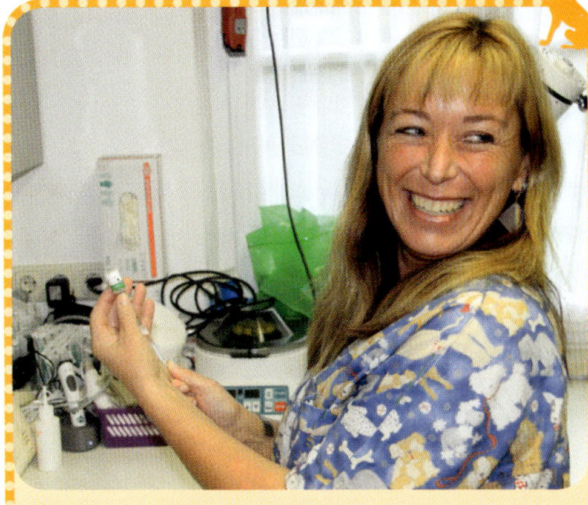

Dr. med. vet. Susanne Winhart, Tierärztin

Experten-Rat

»Früherkennung ist bei einem alten Hund extrem wichtig! Das Tier sollte altersgemäß gefüttert und bewegt werden. Ab einem Alter von ca. 8 Jahren ist mindestens einmal im Jahr ein Gesundheitscheck mit Blutabnahme und Laboruntersuchung beim Tierarzt angeraten und, je nach Erkrankungsschwere in regelmäßigen Abständen eine Kontrolluntersuchung. Außerdem ist eine Unterstützung durch geriatrische Medikamente (= Medikamente, die dem Alterungsprozess entgegenwirken) für alternde Tiere sehr hilfreich. Je nach Erkrankung existieren auch spezielle Diäten, die sich bei Leber-, Nieren-, Haut-, Zucker-, Gelenkerkrankungen oder Übergewicht eignen. Physiotherapeutische Übungen, Magnetfeld und Schmerztherapie stellen bei arthritischen Beschwerden eine deutliche Unterstützung dar. Da man dieses Schema jedem Hund individuell anpassen muss, ist die Rücksprache mit dem Tierarzt unbedingt erforderlich.«

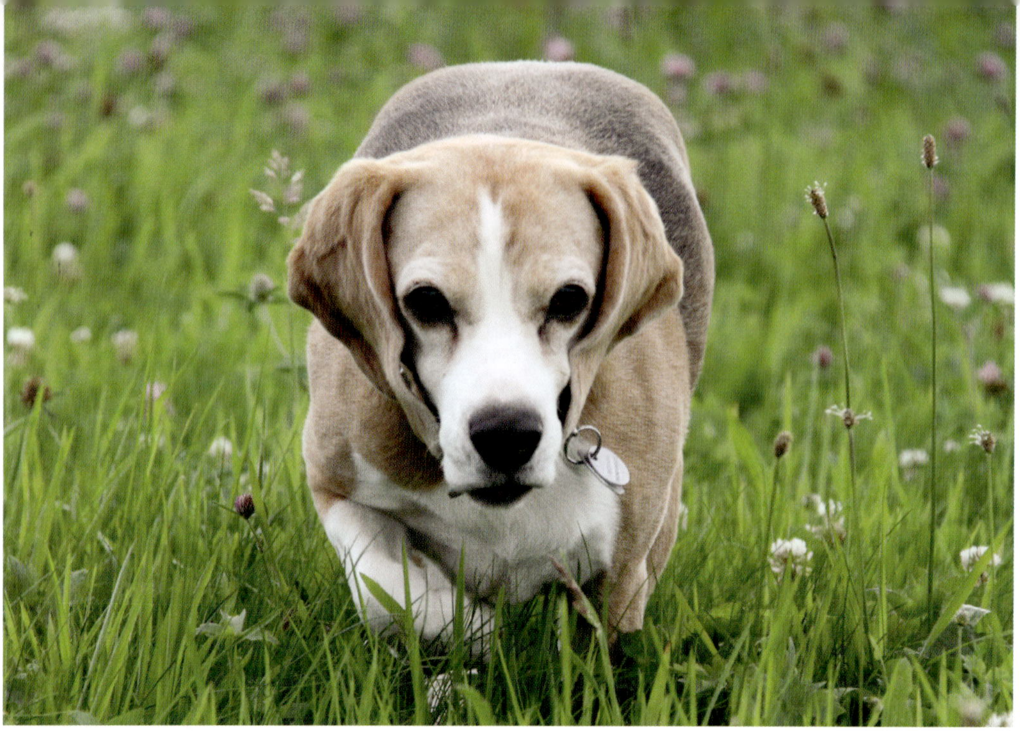

Vierbeiner, die gerne durch Wald und Wiesen streifen, sind für einen Wurmbefall empfänglich. Daher ist eine Kotuntersuchung alle drei Monate ratsam.

Entwurmung und Impfung

Lassen Sie etwa vier Mal im Jahr eine Kotprobe von Ihrem Hund auf Wurmbefall untersuchen. Eine routinemäßige, vorbeugende Entwurmung ist gerade bei einem alten Vierbeiner nicht unbedingt empfehlenswert, da die Wurmkur selbst eine ziemliche Belastung für den gesamten Organismus des Seniors darstellt.

Impfungen sind wichtig, damit Ihr Hund vor bestimmten Infektionskrankheiten geschützt ist, die ihm sonst (ohne Impfschutz) sehr gefährlich werden könnten. Natürlich ist auch noch eine Erkrankung beim geimpften Hund möglich, der Krankheitsverlauf ist dann aber harmlos, denn das Immunsystem hatte durch die Impfung vorher bereits die Möglichkeit, sich auf die Erregerbekämpfung mit entsprechenden Antikörpern vorzubereiten.

Heutzutage ist bewiesen, dass die gängigen Impfstoffe unsere Vierbeiner deutlich länger schützen als nur ein Jahr. Manche bewirken sogar schon nach der Grundimmunisierung des Welpen eine lebenslange Immunität. Die Impfstoffherstellerfirmen selbst propagieren eine Schutzdauer von zwei bis drei Jahren. Grundsätzlich sollten einem alten Organismus nicht mehr Impfungen als nötig zugeführt werden. Lassen Sie sich diesbezüglich am besten von Ihrem Tierarzt beraten.

Hausmittel gegen Alterswehwehchen

Die sanfte, aber dennoch effektive Wirkungsweise diverser naturheilkundlicher Mittel bewährt sich immer wieder bei verschiedenen Alterszipperlein unserer Hunde. Etliche wirksame Rezepte hält beispielsweise die Kräutermedizin parat. So sorgt Gingko für eine verbesserte Durchblutung des Gehirns. Außerdem steigert es die geistige Leistungsfähigkeit bei dement wirkenden Vierbeinern. Johanniskraut kann als pflanzliches Beruhigungsmittel bei nächtlicher Unruhe helfen.

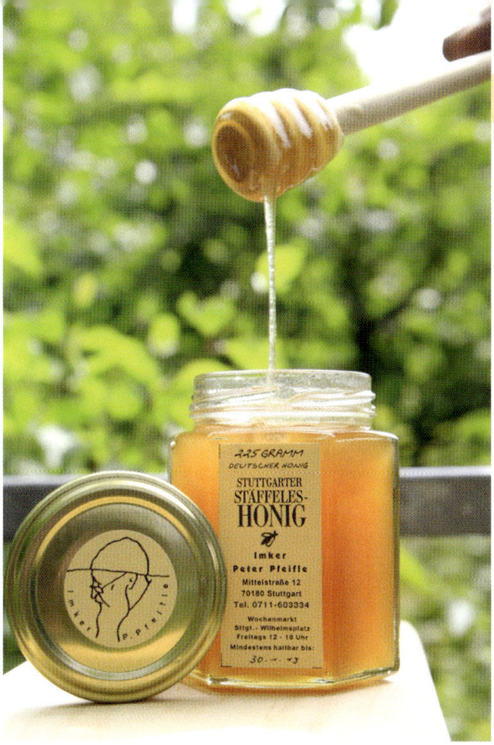

Etwas Honig im Futter tut Ihrem Senior bei Erkältungskrankheiten gut.

Auch gegen Erkältungskrankheiten sind mehrere Kräuter gewachsen. Salbei-Tee und -Honig tun Ihrem Hund bei Husten gut, ebenso Löwenzahn- und Spitzwegerich-Honig. Zusätzlich können Sie Ihrem Senior einen Prießnitz-Wickel umlegen. Verwenden Sie dafür ein kalt-nasses, dünnes Baumwoll- oder Leinentuch (allerdings ausgewrungen, also nicht tropfnass), wickeln Sie dieses Ihrem Hund um den Hals und legen Sie anschließend einen warmen Wollschal darüber. Nehmen Sie das Ganze nach ein bis zwei Stunden wieder ab, reiben Sie Ihren Vierbeiner am Hals gut trocken und wiederholen Sie die Prozedur später noch einmal. Auch Kamillendampfbäder helfen bei Erkältungskrankheiten. Achten Sie jedoch darauf, dass das Wasser nicht zu heiß ist, damit es Ihrem Hund nicht unangenehm wird. Am besten inhalieren Sie gemeinsam mit Ihrem Senior.
Bei Zahnfleischentzündungen haben sich Honig, Apfelessig und Kamillen-Tee bewährt.

Sollte Ihr Vierbeiner durch Schneefressen an einer Magenreizung leiden, wirkt Kamillen-Tee beruhigend auf die Schleimhaut. Legen Sie Ihrem Hund gegen Bauchschmerzen warme Kamillen-Umschläge auf den Bauch: sie entspannen und beruhigen.

Bitte beachten Sie

Wirkt Ihr Hund schwer krank, gehen Sie unbedingt mit ihm zum Tierarzt, denn hier reicht die Behandlung mit Hausmitteln sicherlich nicht aus. Lassen Sie Ihren Vierbeiner ebenfalls von einer Fachperson untersuchen, wenn sich seine Beschwerden verschlimmern. Trotzdem können in schwereren Fällen naturheilkundliche Hausmittel eine erfolgreiche Begleittherapie darstellen.

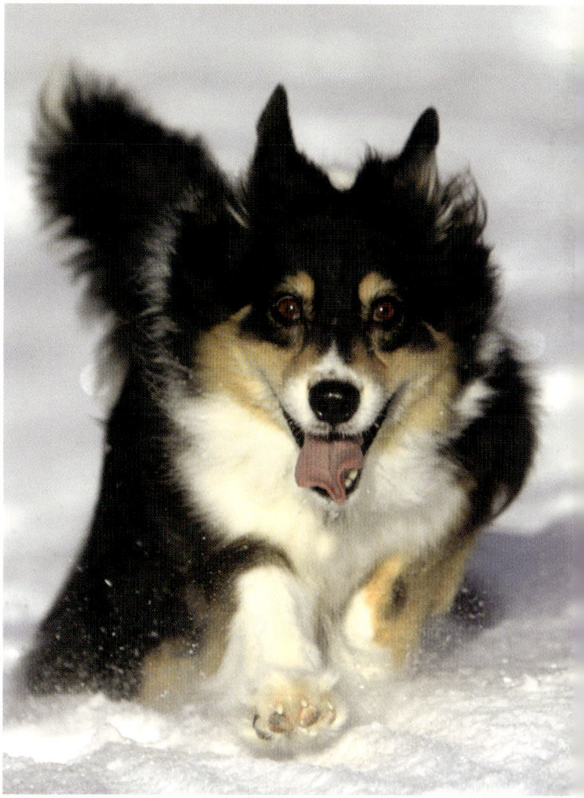

Im Winter fressen Hunde aus Durst gerne Schnee. Dies kann eine unangenehme Magenreizung zur Folge haben, die sich meist gut mit Kamillen-Tee behandeln lässt.

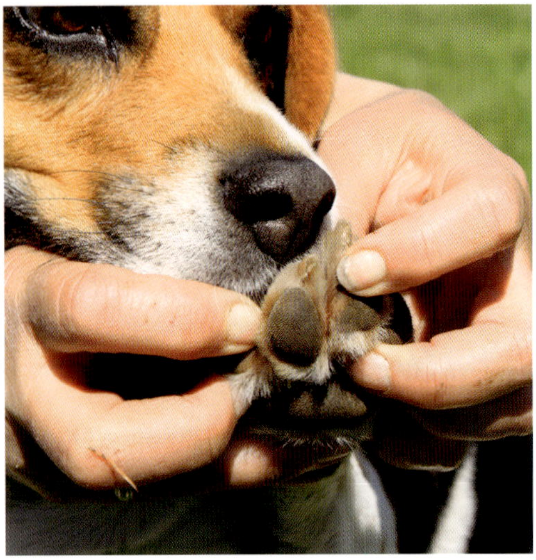

Raue, angegriffene Ballen werden mit Ringelblumensalbe wieder weich.

Wirksames aus der Natur

Entzündete oder gereizte Ballen (z.B. im Winter durch Streusalz) heilen besser, wenn Sie eine, mit desinfizierendem Salbei-Tee getränkte, Kompresse auflegen. Auch Kamillenumschläge wirken entzündungshemmend. Massieren Sie rissige Ballen mit Ringelblumen- oder Kamillensalbe. Ebenso bewährt haben sich Johanniskraut- und Lavendelöl.

Gegen Liegeschwielen sind Wickel mit Apfelessig und Mandelöl, sowie Einreibungen mit Johanniskrautöl und Honig zu empfehlen. Zur Behandlung von Warzen eignen sich Apfelessig und Rizinusöl, außerdem die Milch von Schöllkraut und Löwenzahn. Besondere Vorsicht gilt jedoch bei Warzen am Auge, denn die erwähnten Mittel sollen nicht direkt in die Augen gelangen.

Kleinere Verletzungen lassen sich gut mit Spitzwegerich, Ringelblumensalbe oder Aloe Vera kurieren.

Bei schmerzenden Gelenken sorgen Quark-, Kohl- oder Apfelessigwickel für Linderung.

Nicht selten kommt es auch zu einer Blasenentzündung. Hier unterstützen Tees aus Brennnessel, Rosmarin, Hirtentäschel, Goldrute und Kamille, sowie zweimal täglich eine Gabe Holunder- oder Hagebuttenmus gemischt mit Honig den Heilungsprozess. Als sehr wohltuend für den Senior erweist sich außerdem ein erwärmtes Dinkel- oder Kirschkernkissen im Hundekorb. Dies wirkt sich auch bei Vierbeinern mit Rheuma oder Gelenkproblemen sehr positiv aus. Bei Gelenkerkrankungen, Prellungen und Verstauchungen helfen Gaze-Auflagen mit Heilerde, die vorher mit kaltem Wasser zu einem Brei angerührt wird. Innerlich kommt Heilerde bei Durchfall und Blähungen erfolgreich zum Einsatz.

Hat Ihr Senior nach einem längeren Spaziergang Muskelkater, schaffen Einreibungen oder Umschläge mit Arnikasalbe oder verdünnter -tinktur Erleichterung. Diese Behandlung bewährt sich auch bei rheumatischen Muskel- oder Gelenkbeschwerden. Zusätzlich hilft zweimal täglich eine Tablette Rhus toxicodendron D 30.

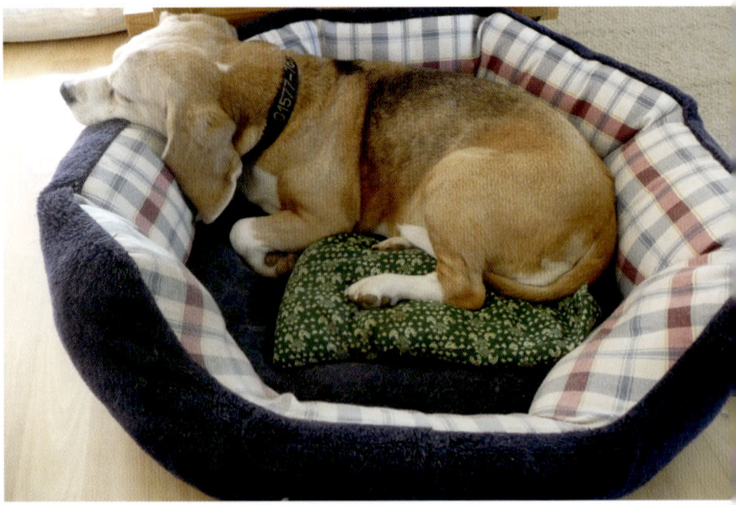

Ein warmes Körnerkissen im Körbchen wird von den meisten Seniorhunden mit Gelenkproblemen als sehr angenehm empfunden.

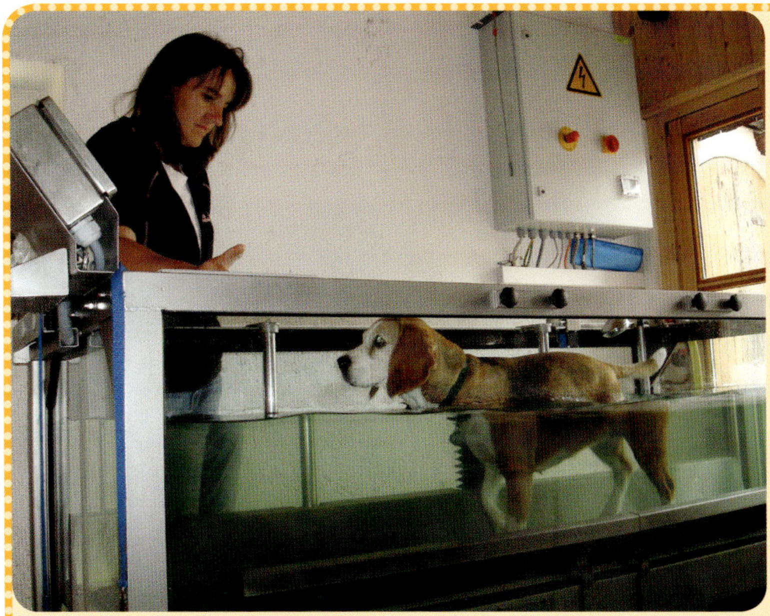

Ingrid Heindl, Physiotherapeutin für Kleintiere

Experten-Rat

»Häufig machen Arthrose und Gelenkverschleiß unseren Vierbeinern das Leben schwer. Hierfür leistet die Behandlung im Unterwasserlaufband mit anschließender Massage gute Dienste. Im Laufband wird der Hund vom Wasser getragen, somit ist es ihm möglich, seine meist schon steifen Beine wieder aktiv zu bewegen. Das warme Wasser trägt zur Entspannung der Muskulatur bei. Schon nach einigen wenigen Therapie-Einheiten ist eine deutliche Besserung zu sehen. Eine sinnvolle Alternative oder auch Ergänzung zur Behandlung von Gelenkverschleiß und Schmerzen im Bewegungsapparat ist die Blutegeltherapie. Die besondere Wirkung dieser Therapieform kommt durch einen »Cocktail« an Wirkstoffen (u.a. Hyaluron, Heparin, Hirudin) zustande, die der Egel durch seinen Biss in den Körper des Patienten einbringt. Diese Substanzen sind nicht nur entzündungs- und gerinnungshemmend, sondern auch schmerzstillend und abschwellend. Dadurch werden Stauungsgebiete abgebaut und Schlackenstoffe ausgeleitet. Die Selbstheilung und die Regeneration des Körpers wird sanft und effektiv in Gang gesetzt.«

Homöopathisch helfen

Die **Homöopathie** kann einen älteren Hund generell sehr vielfältig unterstützen. So leisten neben einer Vielzahl anderer Wirkstoffe Echinacea und China zur Stärkung der Abwehrkräfte, Crataegus zur Anregung und Stabilisierung der Herztätigkeit, sowie Verminculite gegen Zahnstein und Zahnfleischentzündungen dem Vierbeiner gute Dienste. Lockern sich bei Ihrem Hund die Zähne und sind diese noch gesund, können sie durch eine Kur mit Argentum nitricum wieder stabilisiert werden. Ist Ihr Senior bereits erkältet, verschaffen Bryonia, Eupatorium oder Gelsemium Linderung. Das Allgemeinbefinden wird mit China und Mucosa verbessert. Causticum Hahnemanni erweist sich bei einer Schwäche der Hinterhand häufig als hilfreich. Ein schwaches Herz oder ein im Alter aufge-

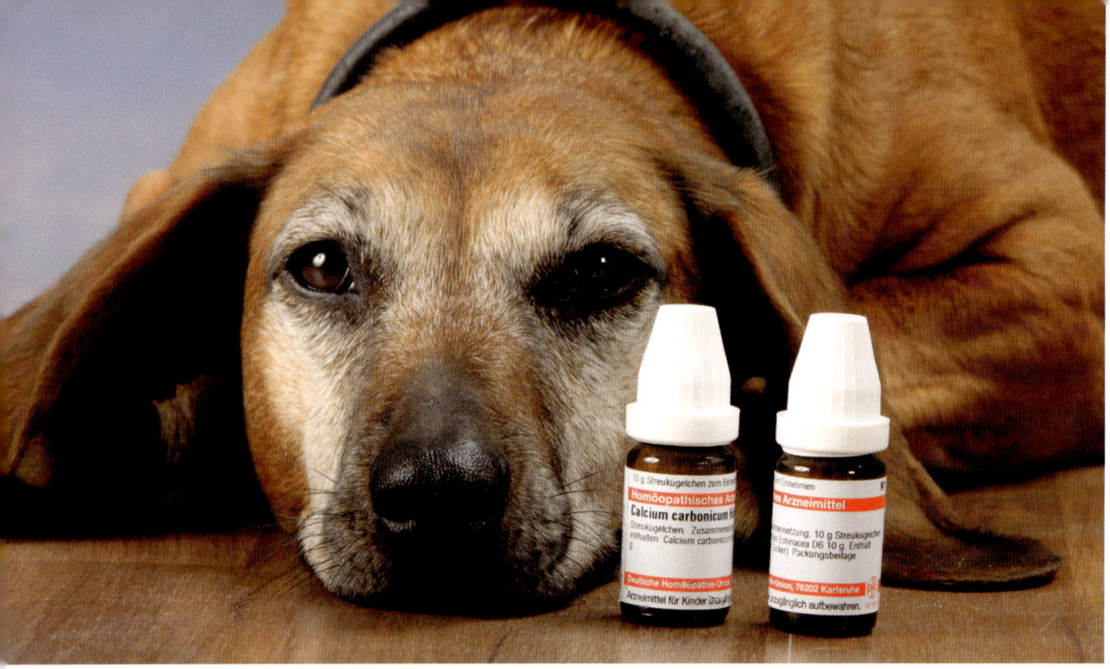

Gerade alte Vierbeiner können von einer Vielzahl an homöopathischen Mitteln profitieren.

tretener Herzfehler wird oftmals erfolgreich mit einer Crataegus-Cactus-Kur behandelt. Hunde mit allgemeinen Alterserscheinungen wie Schwindel, Altersherz, Verkalkung oder Demenz sprechen gut auf eine Behandlung mit Barium carbonicum an. Fragen Sie im Einzelfall am besten einen homöopathisch versierten Tierarzt, damit Sie gemeinsam mit ihm ganz individuell das richtige Mittel für Ihren Hund auswählen und die genaue Dosierung bestimmen, denn nur, wenn das Präparat auch wirklich zu Ihrem Senior und seinen Beschwerden passt, hilft es.

Homöopathische Hausapotheke

- **Apis mellifica D12** Globuli (bei Insektenstichen)
- **Euphrasia Augentropfen** (Lid-Bindehautentzündung, Hornhaut- und Tränenkanalentzündung)
- **Echinacea angustifolia D12** Globuli (Anregung des Immunsystems, Infektionen, Wunden, Septikämie)
- **Calendula Salbe** (Verbrennungen, Biss-, Quetsch- und Kratzwunden, eitrige Entzündungen, die schlecht heilen)
- **Calendula D12** Globuli (Biss- und Kratzwunden, Entzündungen)
- **Belladonna D12** Globuli (Entzündungen)
- **Crataegus D12** Globuli (Herz-/Kreislaufschwäche)
- **Ledum D12** Globuli (Stichwunden)
- **Nux Vomica D12** Globuli (Magen-/Darmprobleme)
- **Pulsatilla D12** Globuli (Übelkeit, Erbrechen)
- **Aconitum napellus D12** Globuli (Erkältungskrankheiten, Fieber, Hitzschlag)
- **Hypericum D12** Globuli (Quetschungen/Nervenschmerzen)
- **Arnica montana D12** Globuli (Zerrungen/Verrenkungen / Verstauchung; vor und nach Operationen)
- **Rhus toxicodendron D12** (Verstauchung, Verdrehungen, Muskelkater; Entzündung von Sehnen, Bändern und Gelenken)
- **China D 12** Globuli (Schwäche nach Blutverlust, Durchfall oder Erbrechen; Anämie)

Mit Bachblüten unterstützen

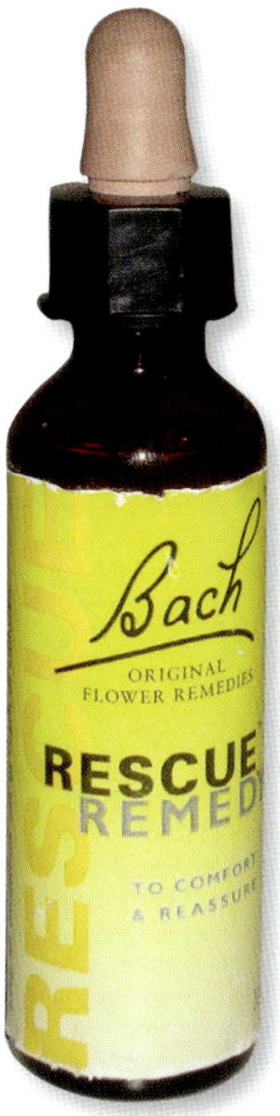

Die Notfalltropfen von Bach sollten immer griffbereit sein.

Bachblüten kommen nicht nur bei seelischen Leiden zum Einsatz, sondern bewähren sich auch bei körperlichen Beschweren. Eine wirksame Hilfe bei der Umstellung auf kühlere Temperaturen bieten beispielsweise ausgleichende Blüten wie Vervain, Cerato und Gentian. Um Giftstoffe und Krankheitserreger aus dem Körper abzutransportieren, setzen Therapeuten Crap Apple ein. Bei Rheuma und Muskelverspannungen kann Hornbeam innerlich und äußerlich als Umschlag helfen. Ist Ihr Senior aufgrund einer altersbedingten, eingeschränkten Teilnahme am aktiven Leben missmutig, schafft möglicherweise Willow Abhilfe. Generell sollten in keinem Hundehaushalt die Bach-Notfalltropfen (Rescue Remedy) fehlen. Sie stellen in allen Notfallsituationen eine wertvolle Hilfe dar, um das Tier physisch und psychisch zu stabilisieren. Außerdem tragen sie dazu bei, einen Schock zu verhindern und helfen, einen bestehenden möglichst schnell zu verarbeiten. Auch in Stresssituationen beispielsweise nach einer Rauferei mit einem Artgenossen, vor einer Operation oder einer allgemeinen, Angst einflößenden Untersuchung beim Tierarzt haben sich die Tropfen bewährt. Die ebenfalls erhältliche Notfallcreme erweist sich bei Verletzungen an Gelenken, Verstauchungen, bei Milchstau und Geschwüren als sehr nützlich. Ihre Wirkung verstärkt sich noch, wenn sie mit den Notfalltropfen kombiniert wird.

Gesundes im Hundenapf

Auch **Obst** und **Gemüse** lässt sich gut gesundheitsfördernd einsetzen. So sind Äpfel beispielsweise nicht nur reich an Vitaminen und Mineralstoffen, sondern wirken auch, durch die enthaltenen Pektine, entgiftend. Zur täglichen Zahnreinigung empfiehlt sich ein Stück Apfel oder Möhre nach dem Fressen. Ein gekochter Brei aus pürierten Äpfeln hilft bei Verstopfung, während man bei Durchfall Apfelmus aus rohen Äpfeln verfüttern kann. Bei Krebserkrankungen hat sich unter anderem eine unterstützende Fütterung von Äpfeln, Birnen, Himbeeren, Heidelbeeren oder Brombeeren bewährt. Geben Sie Gemüse im Gegensatz zu Obst grundsätzlich püriert, sonst kann der Hundemagen die darin enthaltenen Vitamine nicht aufschließen. Gemüse ist nicht nur gesund, es beeinflusst auch den Säure-Base-Haushalt des Hundes positiv und fördert mit seinen Ballaststoffen die Verdauung. Sehr vielseitig einsetzbar sind Möhren. Sie enthalten viel Karotin, die Vorstufe von Vitamin A, außerdem Mineralstoffe und Spurenelemente. Verfüttern Sie zusätzlich immer etwas Öl, denn das hilft bei der Verwertung des fettlöslichen Vitamin A. Karotten stärken die Abwehrkräfte nachhaltig und regen die Blutbildung an. Zudem erweisen Sie sich bei Verdauungsbeschwerden und Appetitlosigkeit als sehr nützlich. Reiner Möhrensaft hat sich bei leichtem Durchfall bewährt. Außerdem kräftigt er den gesamten Organismus. Ebenfalls sehr gesund sind grüne Gemüsesorten wie gekochter Broccoli, Spinat, Zucchini und Blattsalate. Sie wirken krebsvorbeugend und -hemmend, sowie entgiftend. Wurzelgemüse kann bei sehr weichem Kotabsatz helfen, Kürbis-, Kohl-, Stengel- und Blattgemüse hingegen bei Verstopfung. Beachten Sie bei Kohlgemüse allerdings, dies nur in Maßen zu verfüttern, da dessen blähende Wirkung nicht zu unterschätzen ist.

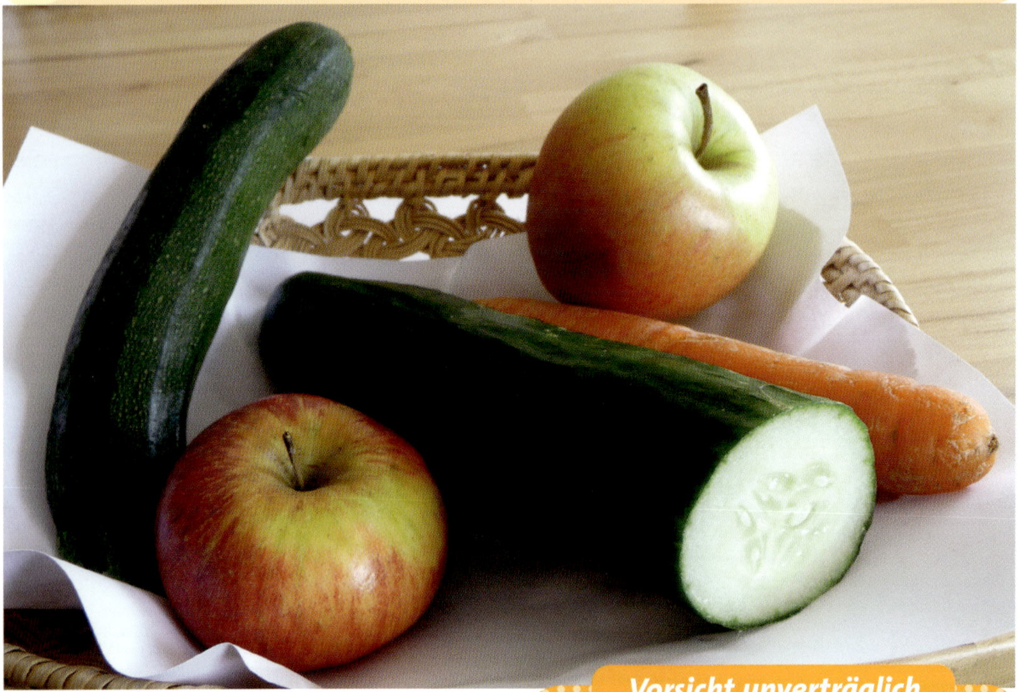

Etliche Obst- und Gemüsesorten wirken sich bei Zufütterung positiv auf die Gesundheit des Hundes aus.

Selbstverständlich gibt es viele, viele weitere Hausmittel und natürliche Behandlungsmethoden gegen diverse gesundheitliche Einschränkungen. Diese alle aufzuzählen, würde hier jedoch den Rahmen sprengen. Entsprechend ausführliche Literatur zum Thema finden Sie im gut sortierten Buchfachhandel.

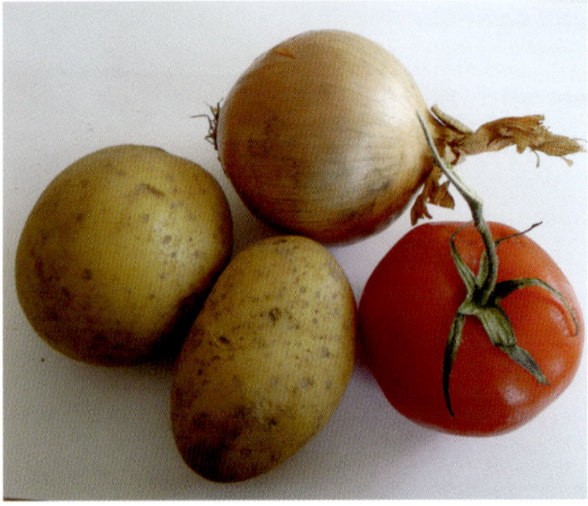

Füttern Sie keine rohen Kartoffeln und Zwiebeln und, geben Sie reife Tomaten nur äußerst sparsam.

Vorsicht unverträglich

Füttern Sie nicht

- *Auberginen*
- *Avocados*
- *Rohe Bohnen*
- *Hülsenfrüchte*
- *Quitten*
- *Rohe Kartoffeln*
- *Rohe Holunderbeeren*
- *Rettich*
- *Zwiebeln*
- *Rosinen*
- *Trauben*

Geben Sie höchstens (!) in Kleinstmengen:

- *Artischocken*
- *Erbsen*
- *Reife Tomaten*
- *Knoblauch*
- *Bärlauch*
- *Stark ätherische Küchenkräuter*

Gängige Krankheiten im Alter

Wie bei uns Menschen so gibt es auch bei unseren Vierbeinern Erkrankungen, die typischerweise in fortgeschrittenem Alter auftreten können, meist durch Verschleiß, also Abnutzung von Gelenken oder Organen. Einige der häufigsten altersbedingten gesundheitlichen Einschränkungen bei Hunden stellen wir Ihnen in diesem Kapitel vor.

Bitte beachten Sie grundsätzlich: Sollte Ihr Hund bereits erkrankt sein, ist es wichtig, den Fokus im Alltag nicht nur auf die Krankheit des Vierbeiners zu richten. Zu leicht stellt sich sonst ein Tunnelblick ein, durch den man schnell die trotzdem noch vorhandenen, vielen, kleinen, schönen Augenblicke schlichtweg verpasst. Selbstverständlich muss einem kranken oder gebrechlichen Senior viel Verständnis, Geduld und Liebe entgegengebracht werden, nehmen Sie jedoch Abstand von übertriebenem Mitleid, Bedauern, Verhätscheln und In-Watte-Packen. Diese menschlichen Gefühle versteht ein Hund nicht, andererseits verunsichern sie ihn sehr, weil Sie sich in Hundeaugen dabei seltsam auffällig und anders als sonst verhalten. Versuchen Sie stattdessen jeden Tag positiv gestimmt und so normal wie möglich anzugehen, überträgt sich Ihre Lebensfreude so lange es geht auch auf Ihren betagten Vierbeiner. Eine freundlich-heitere, ruhige und gelassene Atmosphäre kann sich also im Gegensatz zu einer ständig düster-traurigen oder auch aufgeregten Umgebung durchaus lebensverlängernd bei Ihrem Senior auswirken.

Alterstypische Krankheiten im Überblick

Katarakt (Grauer Star) und weitere Augenprobleme

Als Katarakt wird eine fortschreitende Trübung der Linse im Auge bezeichnet. Die Ent-

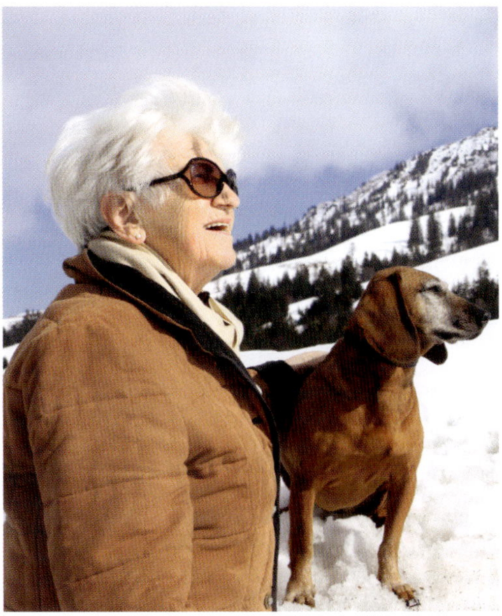

Verbreiten Sie eine entspannte, freundliche Stimmung, wird auch Ihr Hund besser von eventuellen Altersbeschwerden abgelenkt.

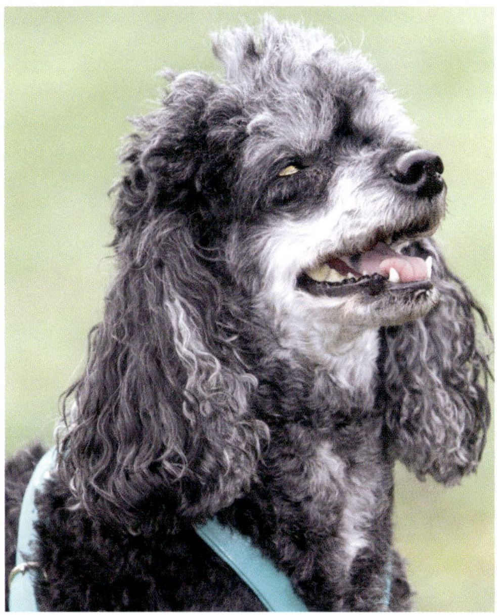

Nicht nur die Sehkraft kann im Alter nachlassen, auch ein gänzliches Erblinden kommt häufig vor.

wicklung des Grauen Stars ist in den meisten Fällen genetisch veranlagt und nicht unbedingt altersabhängig, trotzdem kommt der Katarakt vermehrt im Alter vor. Manchmal ist die Ausprägung der Trübung nur klein und unbedeutend, häufig ist aber auch stark das Sehvermögen des Hundes beeinträchtigt. Eine Operation, bei der die alte Linse zertrümmert und abgesaugt und anschließend eine Kunstlinse eingesetzt wird, schafft Abhilfe, um die Sehkraft wieder herzustellen. Die Erfolgsaussichten liegen bei 90%.

Außer einem Katarakt kann im Alter eine harmlose Trübung/Verfärbung der Linse durch eine Linsenverhärtung (Nukleosklerose) auftreten, die das Sehvermögen des Hundes nicht oder nur minimal einschränkt und daher auch nicht behandlungsbedürftig ist. Ebenfalls kommen schmerzhafte Bindehautentzündungen als Folge von zu trockenen Augen vor. Beim Grünen Star (Glaukom) erhöht sich der Augeninnendruck krankhaft. Wird hier nicht mit entsprechenden Mitteln therapiert, droht ein Erblinden.

Zahnstein und Zahnprobleme

Vermehrte Zahnsteinbildung und Zahnprobleme sind ein ganz typisches Altersphänomen. Bei Zwerghunden tritt Zahnstein auch schon oft in jungen Jahren durch Gebissfehlstellungen auf. Eine regelmäßige Zahnpflege ist daher das ganze Hundeleben lang wichtig, entweder schon vorbeugend gegen Zahnbelag mit hartem Futter (Trockenfutter, harte Leckerlis, Kauröllchen, Zahnpflege-Strips) oder aber durch regelmäßiges Zähneputzen mit einer speziellen Zahnbürste- und -pasta. Lassen Sie schweren Zahnstein bei Ihrem Hund regelmäßig vom Tierarzt entfernen, da die daraus resultierende, vermehrte Bakterienansiedlung an den Zähnen nicht nur Zahnfleischentzündungen, Zahnfäule und Zahnausfall, sondern auch Schädigungen im gesamten Organismus auslösen kann.

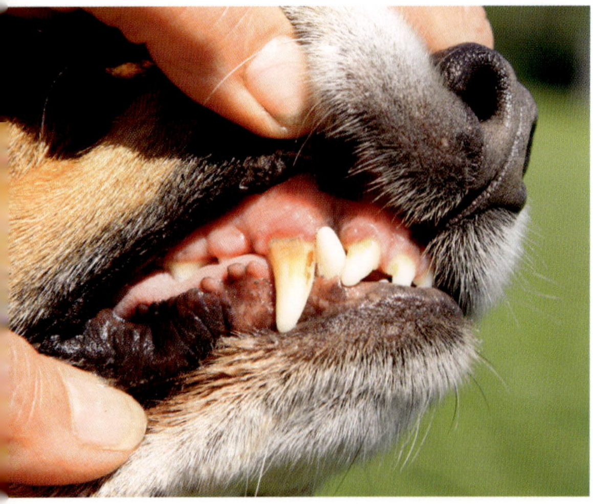

Zahnstein muss unbedingt entfernt werden, da er in schlimmen Fällen den gesamten Organismus schädigen kann.

Inkontinenz

Manche Hunde werden im Alter inkontinent, dass heißt, sie können die Entleerung ihrer Blase nicht mehr richtig kontrollieren. Es kommt zu mehr oder weniger stark ausgeprägtem Harnträufeln. Die Ursachen hierfür sind ganz vielfältig. Bei Hündinnen ist möglicherweise ein Östrogenmangel dafür verantwortlich. Vielleicht steckt aber auch eine Nierenerkrankung dahinter. In jedem Fall ist eine genaue Abklärung und Behandlung durch einen Tierarzt angeraten.

Unkontrollierter Kotabsatz

Verliert ein betagter Hund unkontrolliert Kot, kann dies entweder darauf zurückzuführen sein, dass der Schließmuskel im Alter an Kraft und Elastizität verloren hat, der Vierbeiner den Kot also einfach nicht mehr lange zurückhalten kann. Eventuell steckt aber auch ein Bandscheibenproblem, ein Cauda-equina-Syndrom oder das Kognitive Dysfunktionssyndrom dahinter. Suchen Sie bei vermehrtem unkontrolliertem Kotabsatz auf jeden Fall zur genaueren Abklärung einen Tierarzt auf.

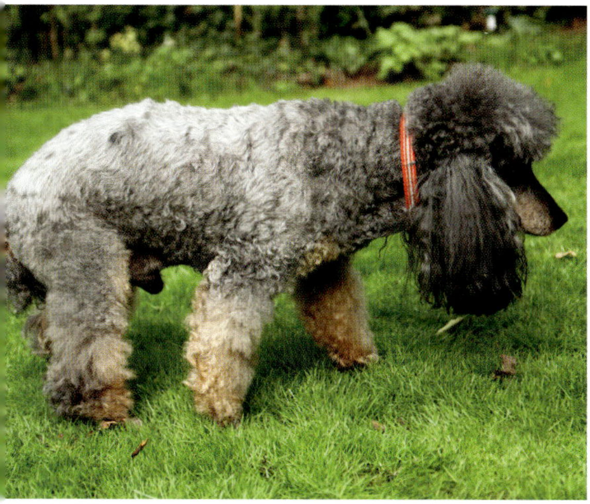

Hunden mit Arthrose fällt das Aufstehen oft schwer. Eine gezielte Physiotherapie kann helfen.

Arthrose

Die Arthrose ist eine typische degenerative Erkrankung. Sie beruht auf einem Gelenkverschleiß und kann nicht geheilt, sondern nur in ihren Symptomen gelindert werden. Ursache ist der allmähliche Rückgang von Gelenkschmiere, in deren Folge sich durch das fehlende Gleitmittel der Knorpel abbaut, sich durch die ständige Reibung von Knorpel auf Knorpel schließlich die Gelenkhaut entzündet und die Knochenmasse zunimmt. Dies ist für den Hund außerordentlich schmerzhaft und beeinträchtigt ihn stark in seinen Bewegungen. Im Frühstadium können Nahrungsergänzungsmittel mit Grünlippenmuschelextrakt helfen. Ansonsten sind schmerzstillende und entzündungshemmende Medikamente angebracht. Alternativmedizinisch verzeichnet die Akupunktur auf diesem Gebiet sehr gute Erfolge bezüglich der Schmerzlinderung. Aber auch eine gezielte Physiotherapie bessert die Beschwerden nachhaltig, schließlich ist es bei dieser Erkrankung enorm wichtig, stützende Muskulatur aufzubauen und zu erhalten. Eine ebenfalls Erfolg versprechende Schmerztherapie ist der Einsatz von Blutegeln.

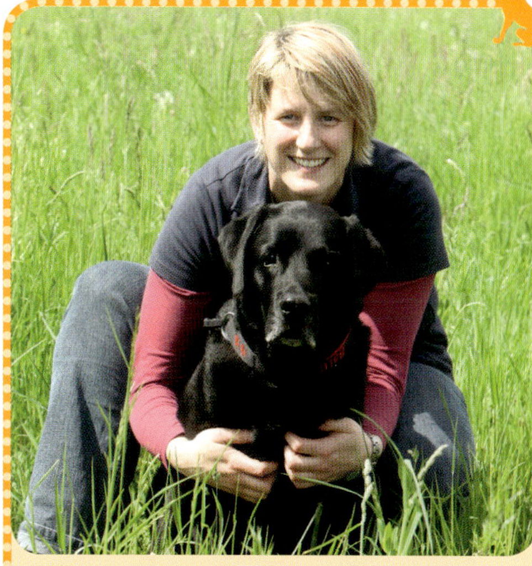

Claudia Halpick mit Labrador »Balu«, 9

Insider

» Mit acht Wochen zog unser schwarzer Labrador-Rüde bei uns ein. Von Klein an waren Balu und ich ein Team in einer Rettungshundestaffel, bis bei Balu mit ungefähr sechs Jahren Arthrose in der Schulter festgestellt wurde. Ein Anzeichen dafür, dass Balu älter wird. Mit der Arthrose kommt Balu noch gut zurecht. Er spielt immer noch gerne mit anderen Hunden oder geht seinem Job als Apportierhund nach. Inzwischen allerdings alles etwas ruhiger als in seiner Jugend, damit die Arthrose nicht allzu schmerzhaft wird. Hin und wieder kommt es zu einem Arthroseschub, was sich durch deutliches Humpeln bei Balu bemerkbar macht. In diesen Phasen muss man den Alterserscheinungen auch schon mal bei der Planung der Freizeitgestaltung Rechnung tragen. Zum Beispiel werden längere Wanderungen verschoben oder gekürzt. Auch ein gemütlicher Couchtag für das vierbeinige Familienmitglied kommt dann mal in Frage. Gegen die Arthrose bekommt Balu regelmäßig Teufelskralle als pflanzliche Unterstützung. «

Spondylose

Unter Spondylose versteht man eine zunehmende Versteifung der Wirbelsäule durch Kalkeinlagerungen an den Wirbelkörpern. Es kommt zur Brückenbildung zwischen den Wirbelkörpern bis hin zur Bambusstabwirbelsäule. Auch bei dieser Erkrankung ist der Hund je nach Schweregrad mehr oder weniger stark in seinen Bewegungen eingeschränkt und von Schmerzen geplagt. Eine Heilung ist nicht möglich, sondern nur eine Verlangsamung des Verlaufs und eine Abmilderung der Symptome. Zum Einsatz kommen schmerzstillende und entzündungshemmende Medikamente. Außerdem können Homöopathie, Akupunktur, Blutegeltherapie, Physiotherapie und Osteopathie helfen.

Hautprobleme

Gerade im Alter stellen sich oft Hautprobleme ein, die häufig hormonell bedingt sind. So können beispielsweise Schilddrüsen- oder Nebennierenerkrankungen Schuld an sehr dünnem Haar, haarlosen Stellen oder einer übermäßigen Schuppenbildung sein. Aber auch verstopfte Talgdrüsen, Warzen, Fettgeschwülste (= Lipome) oder andere gutartige Hautwucherungen treten bei betagten Vierbeinern zunehmend auf.

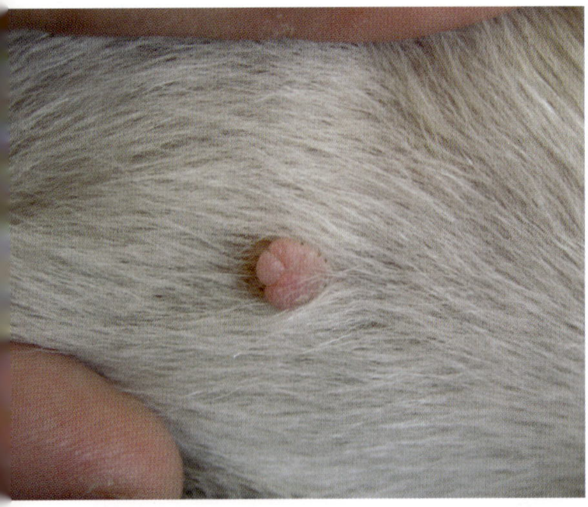

Warzen oder andere gutartige Hautwucherungen kommen bei betagten Fellnasen oft vor.

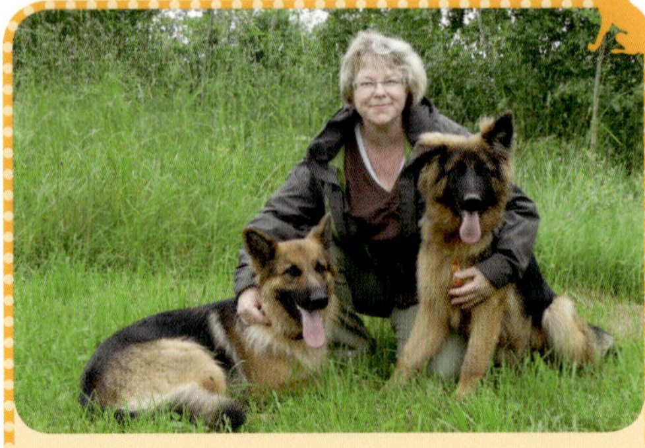

Christina Landmann, Tierheilpraktikerin

Experten-Rat

»Die meisten alten Hunde leiden unter Athrose und Einschränkungen der Beweglichkeit. In diesen Fällen hilft Akupunktur. Eine Physiotherapie ist ebenfalls empfehlenswert. Nach meiner Erfahrung ist eine Kombination aus beidem oft sehr hilfreich. Außerdem hält die Homöopathie einige wirksame Mittel parat, zum Beispiel:

- ***Rhus toxicodendron D12** ist ein Mittel, das für Muskeln, periphere Nerven, Schleimhäute und das zentrale Nervensystem gegeben wird. Es hilft bei rheumatischen Schmerzen und Steifheit der Hüftgelenke vor Beginn der Bewegung, wenn der Hund geruht hat.*
- ***Ruta graveolens D12** betrifft Muskeln, Gelenke, Schmerzen nach Quetschungen, Prellungen und Sehnenverletzungen. Ruta ist angesagt, wenn die Bewegung den Schmerz bessert, der Hund sich also einläuft.*
- ***Traumeel®** ist ein Kompositum, das sich bei allgemeinen Bewegungsproblemen bewährt hat.*
- ***Zeel®** ist ebenfalls ein homöopathisches Kombinationspräparat, das zum Schmieren der Gelenke gegeben wird.«*

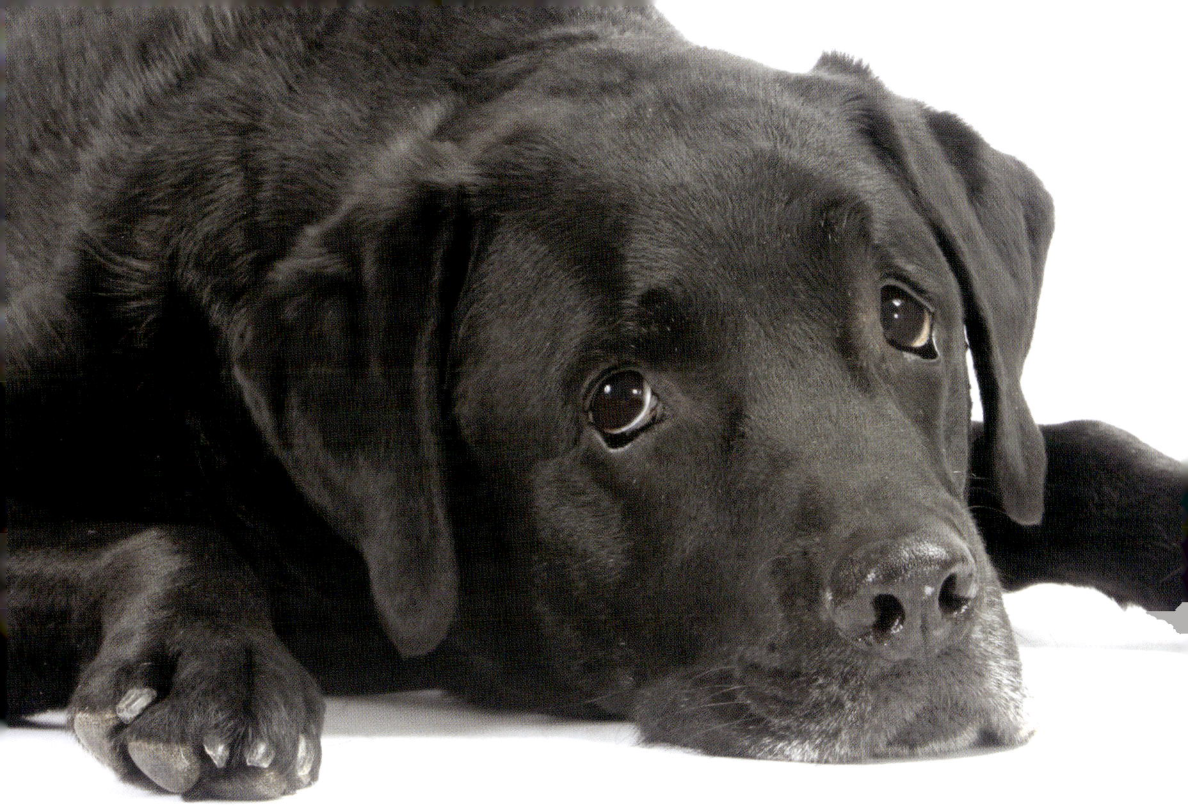

Ernstzunehmende Anzeichen einer eventuellen Herzerkrankung sind ein plötzlicher Leistungsabfall und zunehmende Schwäche.

Herzerkrankungen

Ältere, kleine Hunde leiden häufig unter einem Herzklappenfehler, in dessen Folge es wiederum zu einer Herzinsuffizienz (= Unterfunktion des Herzens) kommt. Die betroffene Klappe schließt nicht mehr richtig, wodurch das Herz unterversorgt wird und somit nicht mehr seine volle Leistung bringen kann. Zudem sind Flüssigkeitsansammlungen in Lunge, Brust- und Bauchraum möglich. Auch eine Schwächung des Herzmuskels (Dilatative Kardiomyopathie), die vorwiegend bei großen Hunden auftritt, kann zu einer Herzinsuffizienz führen. Erste Anzeichen sind Atemnot, laute Atemgeräusche (Röcheln), Leistungsabfall, starkes Hecheln, Schwäche, Husten und/oder bläulich verfärbte Schleimhäute. Abhilfe schaffen spezielle Medikamente, welche die Erkrankung zwar nicht heilen, aber die Belastungsfähigkeit des Herzens und somit des Hundes noch über Jahre hinweg deutlich verbessern können. Auch eine entsprechend angepasste Ernährung hilft unterstützend.

Diabetes mellitus

Bei der Zuckerkrankheit liegt ein Insulinmangel oder eine Insulinresistenz vor. Dadurch kann der mit der Nahrung aufgenommene Zucker nicht als Energielieferant genutzt werden. Somit verbleibt dieser im Blut und führt zu einem erhöhten Blutzuckerspiegel. Da die Körperzellen bei Diabetes mellitus nicht ausreichend versorgt werden, kommt es in der Folge häufig zu schlimmen Schädigungen des gesamten Organismus wie z.B. Durchblutungsstörungen, Blasenentzündungen, Nierenschäden, Hautentzündungen oder auch Erblinden. Die Behandlung erfolgt durch Insulingaben, je nach Schweregrad der Erkrankung in Form von Tabletten oder mittels Spritzen. Außerdem ist eine Ernährungsumstellung, sowie ein Splitten der Tagesration auf mehrere kleine Portionen wichtig. Auslöser der Zuckerkrankheit im Alter sind häufig Übergewicht, aber auch eine genetische Disposition, Infektionen oder Tumore der Bauchspeicheldrüse.

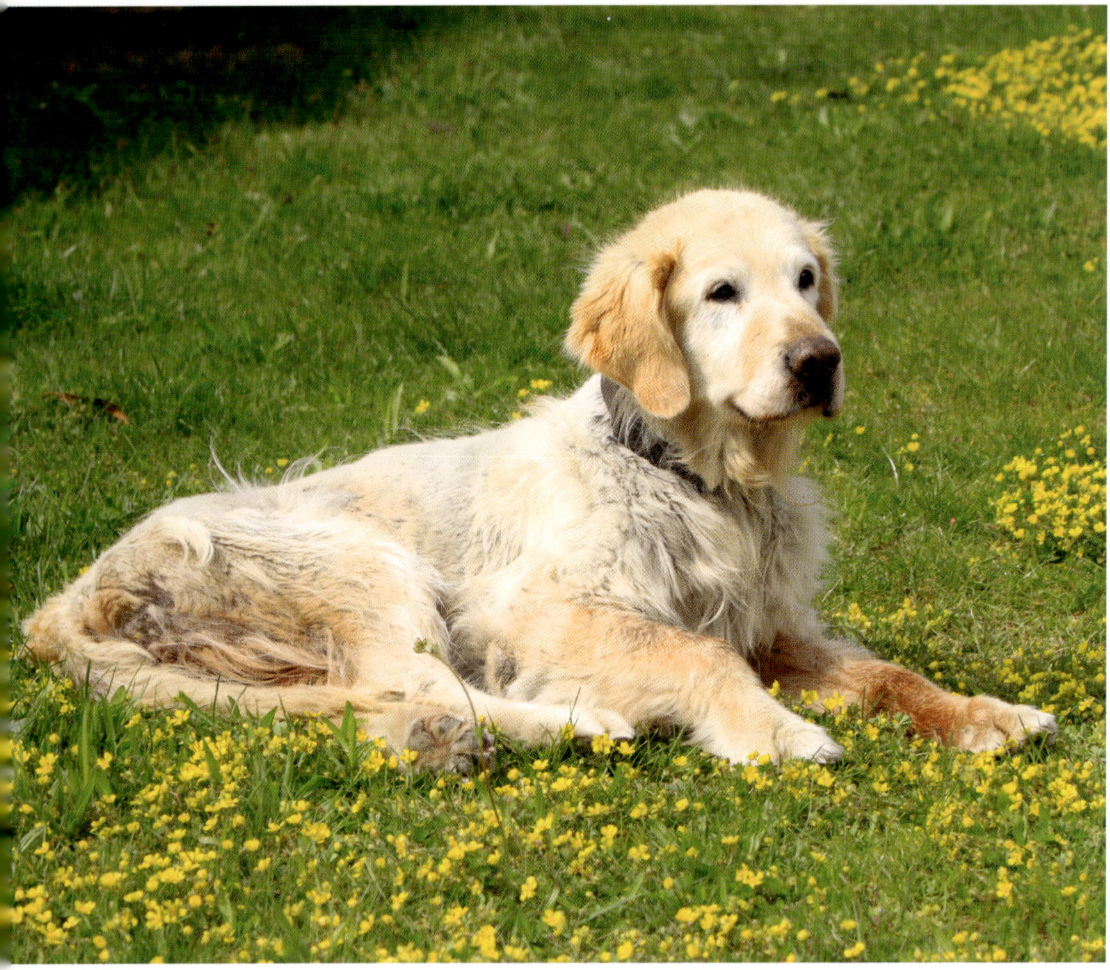

Schilddrüsenerkrankungen gehen häufig mit Haut- und Fellproblemen einher.

Schilddrüsenfunktionsstörungen

Im Alter tritt bei Hunden vermehrt eine Schilddrüsenunterfunktion (Hypothyreose) auf. Meist besteht eine genetische Veranlagung für diese Erkrankung. Durch den Mangel an Schilddrüsenhormon wird der Hund lethargisch und weniger belastbar. Außerdem nimmt er an Gewicht zu, und es kommt zu Hautproblemen. Eine genaue Abklärung erfolgt mittels Blutuntersuchung. Im Fall der Fälle wird das fehlende Schilddrüsenhormon schließlich in Form eines Medikaments ersetzt.

Alternative Therapieformen

Diverse Altersleiden lassen sich hervorragend mit alternativmedizinischen Behandlungsmethoden wie Homöopathie, Akupunktur, Osteopathie, Physio-, Magnetfeld- und Blutegeltherapie etc. behandeln. Gerade in der Schmerztherapie kommen diese Methoden erfolgreich zum Einsatz. Reicht der alleinige Einsatz einer alternativmedizinischen Therapie nicht aus, stellt sie dennoch eine sinnvolle Ergänzung zur Schulmedizin dar.

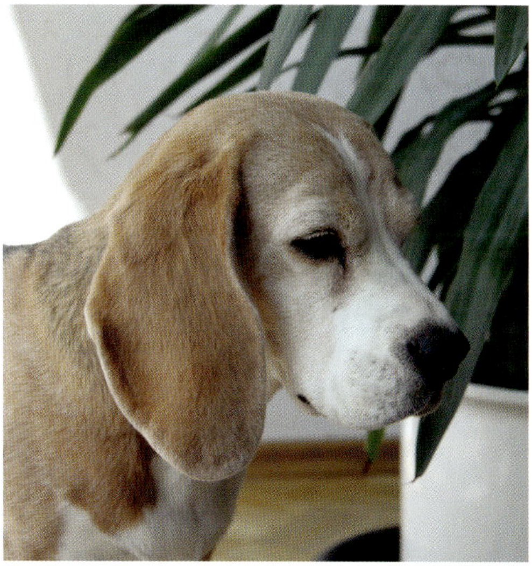

Vierbeiner, die unter dem Kognitiven Dysfunktions-Syndrom leiden, wirken oftmals etwas abwesend.

Kognitives Dysfunktions-Syndrom

Diese Erkrankung entspricht der Altersdemenz beim Menschen. Der Hund zeigt sich zunehmend verwirrt und vergesslich, sowie überfordert mit sich und der Umwelt. Grund für diese Erkrankung sind Zellveränderungen, die wiederum das Gewebe im Gehirn schädigen. Die Behandlung erfolgt medikamentös und mit Hilfe spezieller Futtermittel. Wird ein Hund sein Leben lang geistig gefordert, kann dies einem Kognitiven Dysfunktions-Syndrom vorbeugen.

Lebererkrankungen

Erkrankungen der Leber können sich in Erbrechen, Durchfall, Appetitlosigkeit, Gelbfärbung der Schleimhäute, Fieber, Schwäche und Apathie äußern. Da die Leber das wichtigste Entgiftungsorgan des Körpers ist, besteht die Therapie chronischer Leberschäden vorwiegend in einer Entlastung des Organs. Hierzu gehört vor allem eine spezielle Diät, aber auch homöopathische und phytotherapeutische Mittel haben sich bewährt. Bei einer akuten Lebererkrankung werden meist Antibiotika oder entzündungshemmende Medikamente eingesetzt.

Nierenerkrankungen

Erkrankungen der Niere verlaufen anfangs meist symptomlos und werden deshalb häufig erst sehr spät erkannt. Meist ist dann schon viel Nierengewebe unwiederbringlich zerstört. Ein frühzeitiges Erkennen ist daher gerade bei Nierenerkrankungen sehr wichtig. Regelmäßige Blutuntersuchungen sind also absolut empfehlenswert. Erste Anzeichen einer Erkrankung können sein: großer Durst, großer Harndrang, Mundgeruch, Appetitlosigkeit, Erbrechen, Durchfall und Schwäche. Eine Therapie kann die Zerstörung des Gewebes höchstens aufhalten, nicht jedoch zerstörtes Gewebe wiederherstellen. Spezielle Arzneimittel und eine strikte Diät sind bei Nierenerkrankungen unerlässlich.

Nierenerkrankungen äußern sich unter anderem durch vermehrten Harndrang.

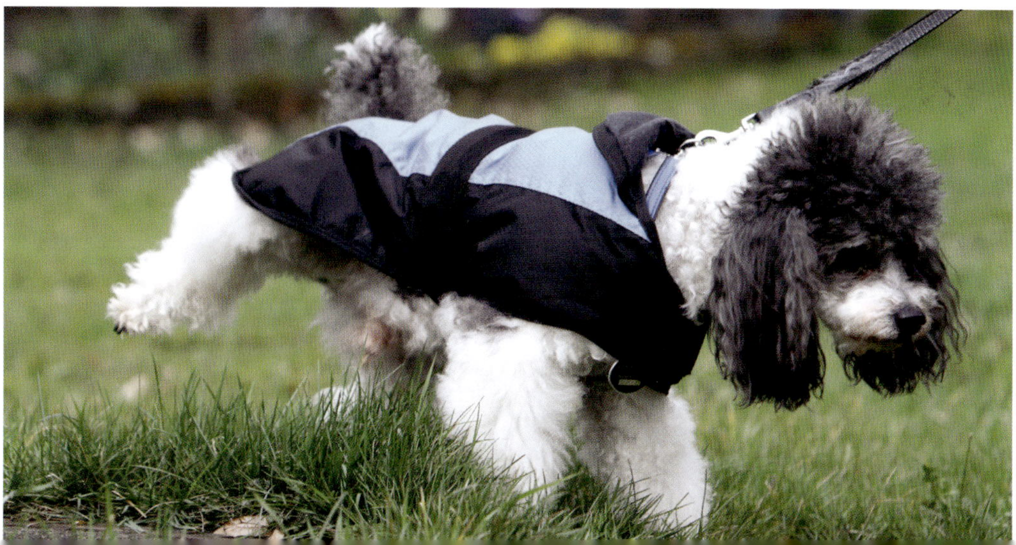

Cushing

Cushing liegt vor, wenn die Nebennierenrinde zu viel Cortisol produziert. Auslöser ist in der Regel ein Tumor in der Nebennierenrinde oder in der Hirnanhangsdrüse (Hypophyse). Durch die hohe Cortisolbildung kommt es in der Folge zu Schäden an Leber, Niere und/ oder Bauchspeicheldrüse. Symptome sind: Haarausfall, Hängebauch, vermehrter Durst und Harndrang, Hautveränderungen, Zittern (vor allem in der Hinterhand) und Lebervergrößerung. Die Diagnose erfolgt mittels Blutuntersuchung, Ultraschall, Röntgenbild und Harnuntersuchung. Zur Behandlung gibt es diverse schulmedizinische Medikamente, aber auch die Homöopathie hält unterstützend wirksame Mittel parat.

Geriatrisches Vestibularsyndrom

Hierbei handelt es sich um eine Erkrankung des Innenohrs, die den Gleichgewichtssinn des alten Hundes massiv beeinträchtigt. Die Ursache dieser sehr unangenehmen, aber im Grunde harmlosen Erkrankung ist nicht wirklich geklärt. Oft heilt das Vestibularsyndrom von selbst wieder ab, ansonsten helfen entsprechende Medikamente und Infusionen.

Krebserkrankungen

Bösartige Tumore sind die häufigste Todesursache bei Hunden. Zellen entarten plötzlich und lassen Gewebe zunehmend unkontrolliert wachsen. Der gesamte Körper kann davon betroffen sein. Bei unkastrierten Rüden treten im Alter gehäuft Hoden- oder Prostata-Tumore auf, während unkastrierte Hündinnen zu Gesäuge- und Gebärmutterkrebs neigen. Aber auch Leber, Niere, Milz, Magen, Darm, Bauchspeicheldrüse, Lymphsystem oder Haut können betroffen sein. Klassische Therapieformen sind eine operative Entfernung des Tumors und eventueller Metastasen, Bestrahlungen und Chemotherapie. Außerdem helfen alternativmedizinische Verfahren. So erzielt beispielsweise die Homöopathie beachtliche Erfolge, wenn die Erkrankung noch nicht zu weit fortgeschritten ist. Wichtig ist hier, einen homöopathisch erfahrenen Tierarzt aufzusuchen. Auch die Traditionelle Chinesische Medizin (TCM) bewährt sich unterstützend.

Viele Krebserkrankungen kommen schleichend. Im Anfangsstadium stehen die Heilungschancen dann noch gut.

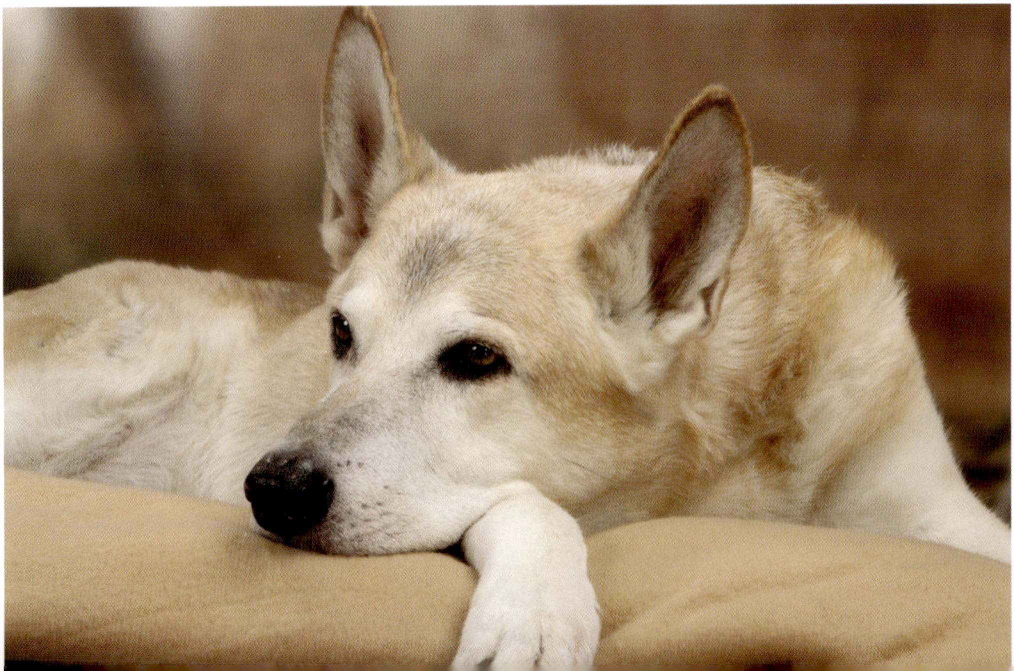

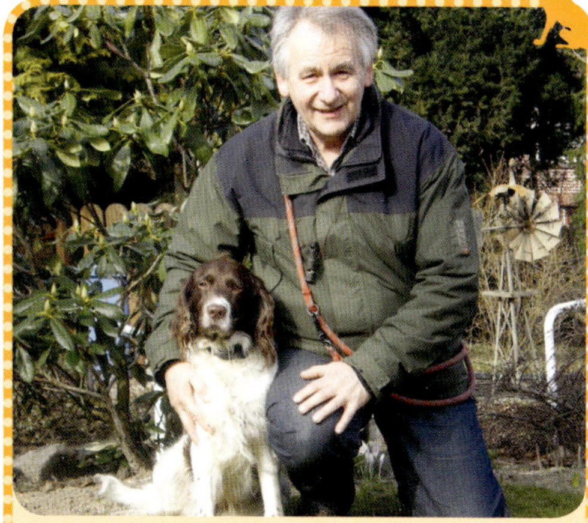

Bernd Eigenbrodt mit dem Kleinen Münsterländerrüden »Dustin«, 11

Insider

Fast hätte Dustins Leben mit 9 Jahren ein jähes Ende genommen – Diagnose Milztumor. Er brach einfach eines Tages zusammen, war kurzatmig, apathisch und bekam Fieber. Gehen und Stehen war kaum noch möglich, also was machen? 9 Jahre ist nicht mehr jung und die Chancen standen schlecht – trotzdem befürworteten wir eine Operation. Die OP verlief sehr gut und wir erlebten eine Überraschung: Der nun fast 10jährige Hund benahm sich wie neu geboren. Von dem Eingriff sichtlich desinteressiert, entdeckte er nicht nur seine Nase neu, nein, sein gesamtes Umfeld – ob drinnen oder draußen – alles wurde neu beschnuppert. Unsere vorher so hochgelobte Erziehung war wie weggeblasen. Sein Lieblingsaufenthalt wurde die Küche, bei der Jagd interessierte er sich plötzlich für den Aufbruch, jede Leckerei wird erstöbert und auch die Wildspuren im Wald erkannt. Einen Nachteil gibt es jedoch dabei: Auch läufige Hündinnen riecht er jetzt meilenweit!

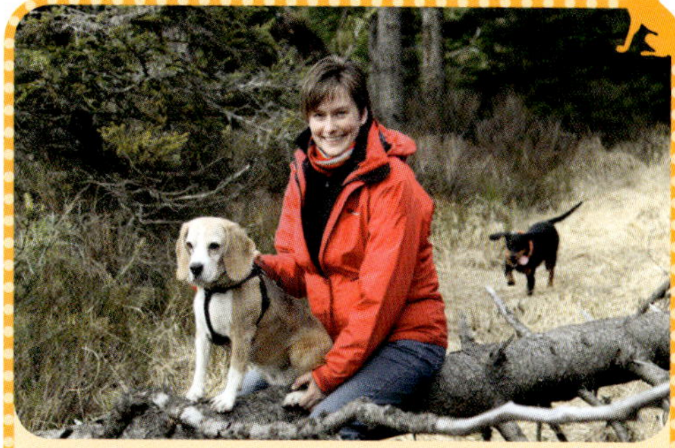

Annette Schmitt mit Beaglehündin »Luzie«, 14

Insider

Bei Luzie wurde im Alter von 12 Jahren aufgrund einer akuten Unterzuckerung ein Insulinom diagnostiziert. Die Tierklinik verordnete ihr daraufhin für den Rest ihres Lebens Cortison, das Luzie allerdings überhaupt nicht vertrug. Sie bekam schlimme Nebenwirkungen und war völlig verändert. Luzie schien sich in ihrer eigenen Haut nicht mehr wohl zu fühlen. Für mich war klar: So konnte es nicht weitergehen, da Luzie sichtlich litt. Daraufhin stellte ich mit Hilfe einer Fachtierärztin für Ernährung und Diätethik Luzies Ernährung komplett um. Außerdem wandte ich mich an eine Tierärztin, die schwerpunktmäßig klassisch homöopathisch behandelt und sich auf Krebserkrankungen spezialisiert hat. Mit ihr zusammen schlichen wir nach und nach das Cortison aus zugunsten einer rein homöopathischen Behandlung. Heute, knapp 2 Jahre später geht es Luzie wieder blendend. Die von der Tierklinik damals prognostizierte restliche Lebenserwartung von einem Jahr hat sie längst überschritten. Sie ist lustig und fidel und sprüht vor Lebensfreude. Ich bin sehr froh, dass ich mich damals für einen alternativmedizinischen Weg entschieden habe, denn ich bin mir nicht sicher, ob Luzie sonst noch leben würde. Anderen Hundehaltern kann ich also nur Mut machen, auch in aussichtslos erscheinenden Fällen eingefahrene Straßen zu verlassen und Neues zu wagen.

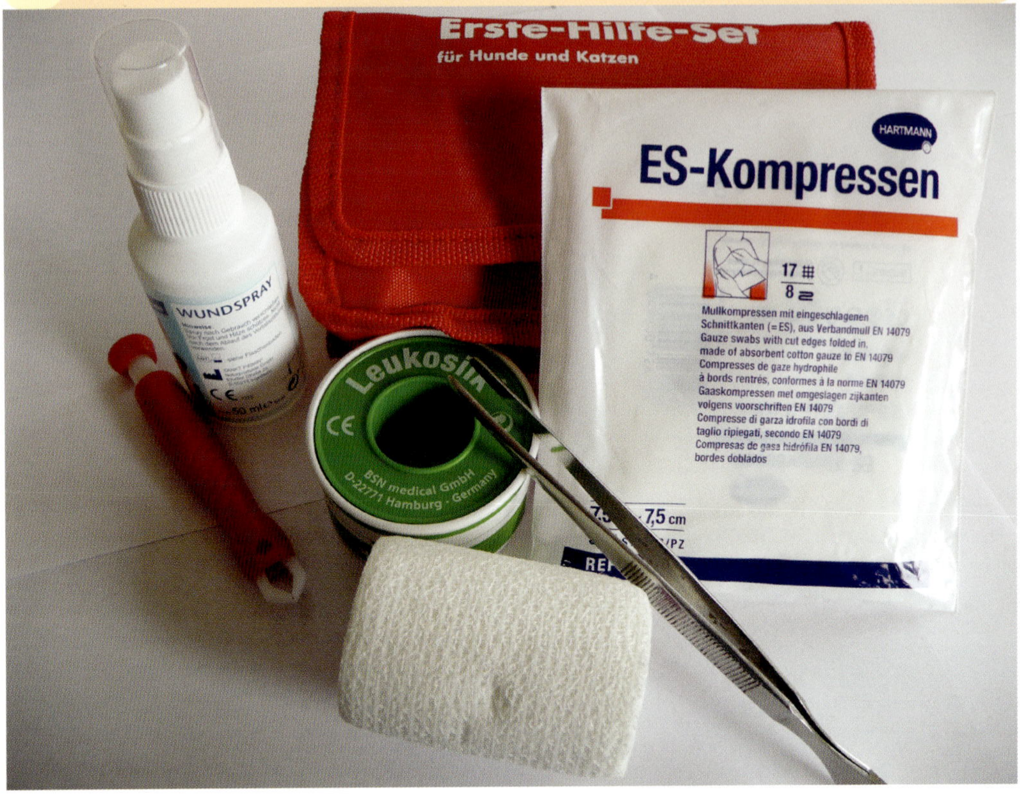

Eine individuell auf Ihren Senior abgestimmte Hausapotheke bekommen Sie bei Ihrem Tierarzt.

Hausapotheke

- *eventuell nötige Dauermedikamente*
- *Mittel gegen Reisekrankheit/Beruhigungsmittel*
- *Mittel gegen Durchfall*
- *Wundspray/Desinfektionsmittel*
- *Kreislauftropfen*
- *Augen- und Ohrentropfen*
- *Floh- und Zeckenmittel*
- *Zeckenzange/Zeckenhaken*
- *Schere*
- *Pinzette*
- *Kunststoffspritzen*
- *Einmalhandschuhe*
- *Digitales Fieberthermometer*
- *Gaze und Verbandsmaterial*
- *Pflasterrolle*
- *Cold-Pack*
- *Wärmefolie*
- *Pfotenschutzschuhe*
- *Vaseline gegen rissige Ballen*
- *Maulkorb*
- *Rescue-Tropfen von Bach*

Zeigt ihr Hund bereits gewisse gesundheitliche Schwachstellen (ist er beispielsweise allergisch auf bestimmte Dinge (auch Medikamente) oder leidet er an einer chronischen Erkrankung), lassen Sie sich bei der genauen Zusammenstellung einer Hausapotheke von Ihrem Tierarzt beraten, damit Sie im Fall der Fälle ganz gezielt handeln können.

8. Abschied von einem Freund...

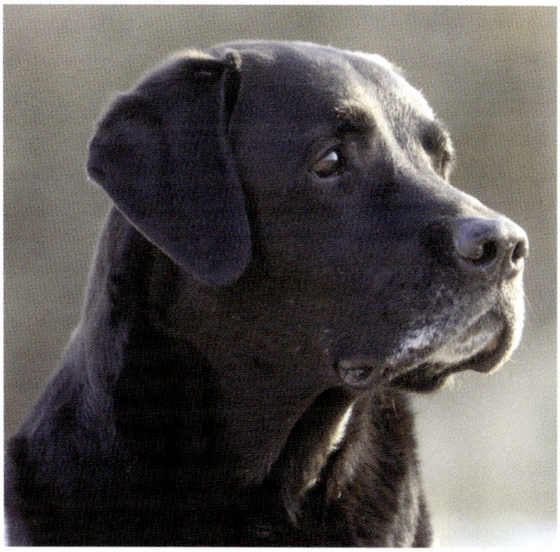

Leider ist irgendwann nach vielen, glücklichen Jahren des Zusammenlebens die Zeit des Abschieds gekommen.

Loslassen und Abschiednehmen ist schwer, aber leider gehört dies zum steten Kreislauf des Lebens dazu. Nachdem uns unser Vierbeiner über Jahre hinweg in guten wie in schlechten Zeiten treu zur Seite stand, ist es am Ende seines Lebens an uns, ihn würdevoll in den Tod zu begleiten. Dies ist nicht einfach und erfordert jede Menge Mut, dem Tod direkt ins Angesicht zu sehen. Gefühle übermannen uns, Tränen fließen, wir fühlen uns leer, aber auch von einem riesengroßen Schmerz durchzogen. Es ist wichtig, solche Emotionen zuzulassen, denn sie gehören zum ganz normalen Trauerprozess, der uns hilft, den kommenden oder bereits eingetretenen Verlust zu verarbeiten. Da bei einem alten Hund plötzlich alles ganz schnell gehen kann, ist es empfehlenswert, sich frühzeitig mit dem Abschied auseinanderzusetzen und das Unvermeidbare nicht völlig zu verdrängen. Schließlich muss man am Ende trotz aller Trauer und allem Schmerz einen halbwegs klaren Kopf bewahren, um einen bereits leidenden Hund durch die eigene Aufregung nicht noch zusätzlich unnötig zu stressen. Auch den richtigen Zeitpunkt für ein eventuelles Einschläfern zu finden, ist nicht leicht und bedarf schon einer vorbereitenden Beschäftigung mit dem Loslassen eines Freundes, aber auch einer intensiven Absprache und Beratung mit dem Tierarzt. Kann Ihrem Senior aus tiermedizinischer Sicht nicht mehr geholfen werden, hat er Schmerzen, keine Lebensqualität und auch keinen Lebenswillen mehr, ist es an der Zeit, ihn von seinem Leiden zu erlösen. Am besten geschieht dies bei Ihnen zuhause, also in der gewohnten Umgebung des Hundes in aller Ruhe. Bitten Sie daher Ihren Tierarzt, zu Ihnen zu kommen. Bleiben Sie als Bezugsperson Ihres Vierbeiners unbedingt bis zum Schluss an seiner Seite, selbst, wenn es Ihnen noch so schwer fällt, ja fast unmöglich erscheint. Sie sind es Ihrem treuen Gefährten schuldig! Scheuen Sie sich nicht, andere Familienmitglieder oder gute Freunde um Beistand zu bitten, schließlich ist die Situation für Sie unendlich schmerzhaft und traurig. Das Wissen in dieser Phase nicht alleine zu sein, ist ein wichtiger Halt und Trost.

Machen Sie sich außerdem bereits im Vorfeld Gedanken darüber, was mit dem toten Körper Ihres Hundes passieren soll. Vielleicht möchten Sie ihn im eigenen Garten begraben. Eventuell kommt Ihnen aber auch eine Beerdigung auf einem Tierfriedhof mehr entgegen.

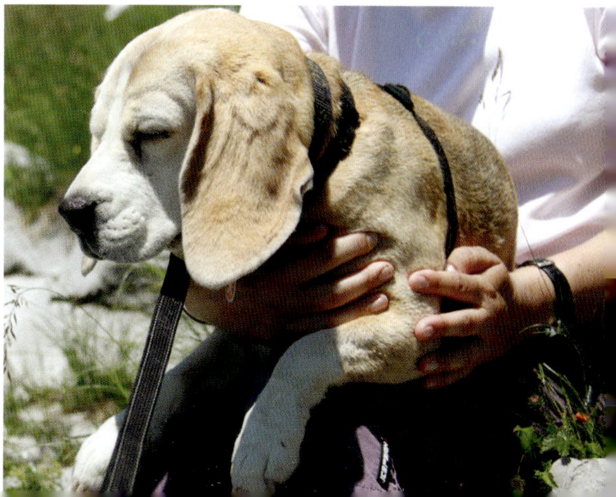

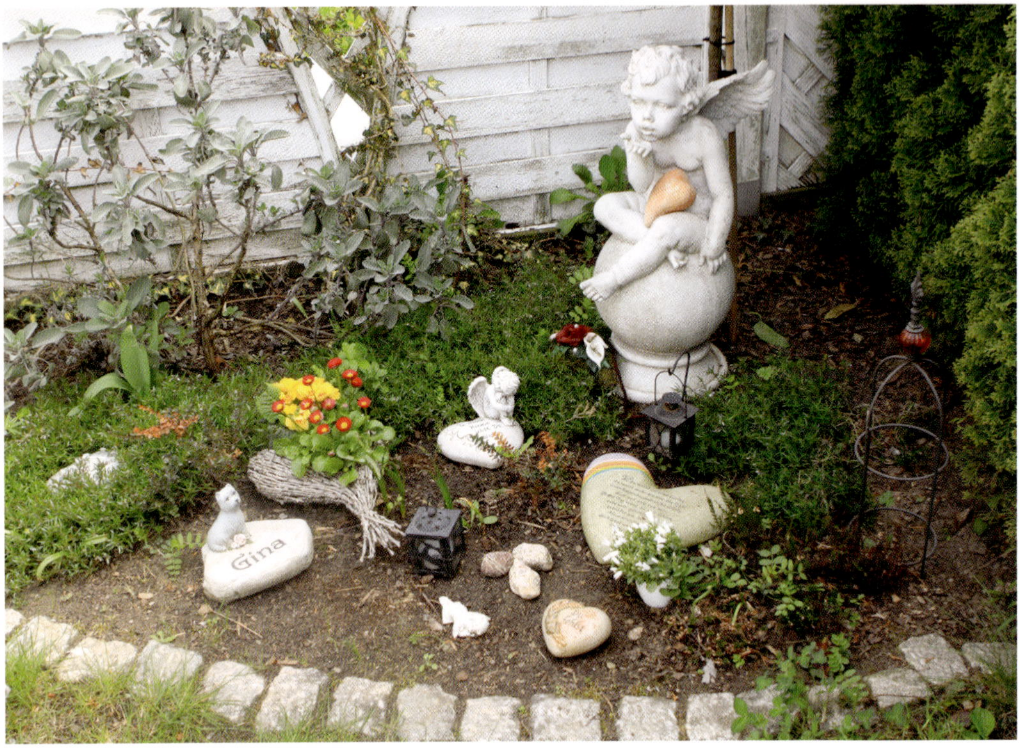

Eine ganz bewusste Bestattung des geliebten Vierbeiners in einem Grab kann ein wichtiger Bestandteil der Trauerarbeit sein.

Der letzte Weg ...

Möchten Sie Ihren Hund im eigenen Garten begraben, erkundigen Sie sich über die genauen Vorschriften bei Ihrer Gemeindeverwaltung. In der Regel ist eine Mindesttiefe von 50 cm vorgeschrieben, sofern das Grundstück nicht in einem Wasserschutzgebiet liegt, denn dort ist eine Tierbestattung gänzlich verboten.
Adressen von Tierfriedhöfen und -Tierkrematorien bekommen Sie bei Ihrem Tierarzt oder über den Bundesverband der Tierbestatter e.V.: www.tierbestatter-bundesverband.de

Rituale helfen

Andere Hundehalter können mit einer Tierbestattung gar nichts anfangen und geben den leblosen Körper lieber dem Tierarzt zur Entsorgung mit. Trotzdem bewahren sie ihren Vierbeiner ganz tief in ihrem Herzen. Der Umgang mit dem Tod ist eben sehr unterschiedlich und hält durchaus viele Verarbeitungsmöglichkeiten bereit. Nur eines sollten Sie nie tun: Ihren Schmerz um den gegangenen Vierbeiner verdrängen. Daher ist es für viele Menschen auch wichtig, nach dem Tod ihres Hundes einen festen Ort der Trauer zu haben, an den sie jederzeit gehen können. Deshalb hilft oftmals schon eine kleine Gedenkstätte im Garten oder in der Natur, an der man vielleicht das Halsband des geliebten Vierbeiners vergraben hat, zu der man Blumen bringt oder sich einfach in aller Stille an seinen haarigen Freund erinnert. Auch eine Erinnerungsecke

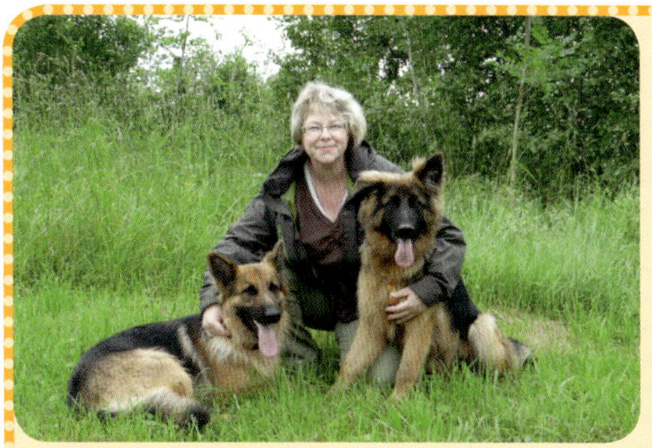

Christina Landmann, Tierheilpraktikerin

Experten-Rat

*„Wenn Sie Ihren langjährigen vierbeinigen Gefährten loslassen müssen, und er über die Regenbogenbrücke geht, können Sie mit **homöopathischen Mitteln** diesen Weg sehr sanft einleiten. Das wichtigste ist dabei, den Hund zu beruhigen, ihm die Angst zu nehmen und Schmerzen zu lindern. Daher sollte man als erstes etwas gegen die Schmerzen verabreichen, z.B. Aurum (Gold) und Symphytum (Beinwell) bei Schmerzen in den Knochen oder Tarantula cubensis bei Schmerzen durch Geschwüre. Carbo vegetabilis, Cactus, Naja und Phosphorus sind hilfreiche Arzneien bei Atemproblemen. Schockzustände können gut mit Veratrum album, Arsenicum album, Opium oder Carbo vegetabilis behandelt werden. Auch Entscheidungsmittel wie Arsenicum album und Phosphorus haben sich bewährt. Arsenicum album verwendet man bei Angst vor dem Tod. Die Todesangst ist bei einem Tier ebenfalls vorhanden. Der Hund ist ruhelos, meistens in der Zeit von Mitternacht bis 3 Uhr morgens. Außerdem hat er Angst vor dem Alleinsein. Phosphorus gibt man, wenn der Hund das große Bedürfnis nach Zuwendung und Aufmerksamkeit hat. Er will nicht allein gelassen werden und hat Angst vor Dunkelheit.*

*Ebenfalls können **Bachblüten** helfen. Als erstes wären die Notfalltropfen zu nennen. Außerdem Agrimony, das auch in auswegslosen Situationen fröhlich stimmt. Clematis weckt das Interesse am Leben neu, selbst, wenn der Patient ständig krank ist. Gentian gibt Vertrauen und Zuversicht. Zudem kann das Tier damit aus einer Depression herausgeholt werden. Olive versorgt den Körper mit Frische und Kraft. Rock Water löst eine innere Starre und hilft das Leben noch zu genießen. Star of Bethlehem wirkt versöhnlich und gilt als Seelentröster.*

Ein guter Tierheilpraktiker wird gemeinsam mit Ihnen das richtige Mittel für Ihren Gefährten aussuchen.“

in der Wohnung mit einem Foto von Ihrem Hund und dem darunter gelegten Halsband erleichtert unter Umständen Ihren Schmerz, da ein Teil Ihres Vierbeiners nach wie vor in Ihrem Alltag präsent ist. Zusätzlich kann der Gedanke helfen, dass Sie alles Erdenkliche für Ihren Senior getan und ihm ein erfülltes Leben voller Zuneigung, Liebe und Freude geschenkt haben. Und natürlich darf auch die Erinnerung an die vielen lustigen Erlebnisse mit Ihrem bellenden Clown nicht fehlen, die Ihnen dann ganz bestimmt bei aller Trauer noch ein Lächeln auf die Lippen zaubert, und das würde Ihrem Hund bestimmt gefallen ...

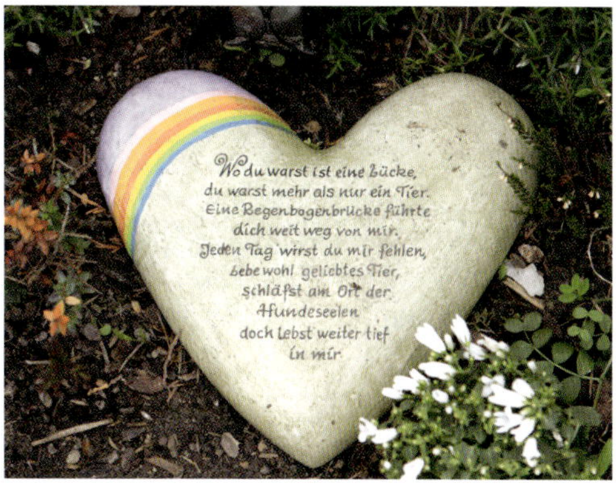
Wo du warst ist eine Lücke,
du warst mehr als nur ein Tier.
Eine Regenbogenbrücke führte
dich weit weg von mir.
Jeden Tag wirst du mir fehlen,
Lebe wohl geliebtes Tier,
schläfst am Ort der
Hundeseelen
doch lebst weiter tief
in mir.

Eine Gedenkstätte setzt ein Zeichen der Erinnerung an einen unvergessenen Freund ...

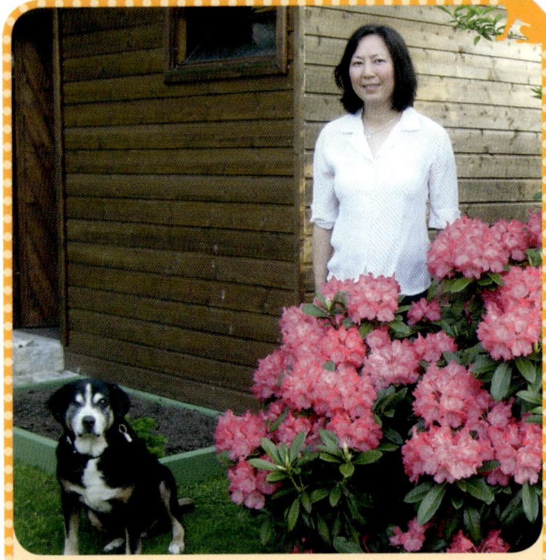

Pauline Ptak mit Bernie, 14

Insider

»Bernie ist 14 Jahre und drei Monate alt geworden. Als er zwölfeinhalb war, musste ein Auge entfernt werden, wegen schmerzhaften Augenüberdrucks. Zum Schluss taub und erblindet, da auch sein verbliebenes Auge erkrankte, dürfte sein Leben nicht mehr angenehm gewesen sein. Als schließlich auch das zweite Auge entfernt werden sollte, haben wir ihn einschläfern lassen, um ihm weitere Schmerzen zu ersparen. Ich denke, man sollte nicht mit aller Gewalt das Leben von unheilbar kranken Tieren verlängern und schon gar nicht aus Egoismus, etwa, weil man meint, ohne das Tier nicht auskommen zu können. Tiere tragen ihr schweres Schicksal ohne Jammern und Groll. Das habe ich bei Bernie sehr bewundert.«

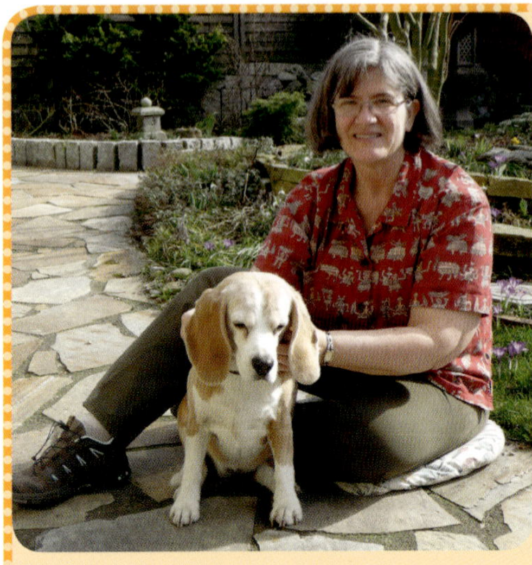

Susan Voight, Psychologin

Experten-Rat

»Der Tag, an dem wir Abschied von unseren Vierbeinern nehmen müssen, ist immer herzzerreißend. Psychologen haben herausgefunden, dass für Viele der Tod eines Haustieres genauso belastend ist wie der Abschied von einem geliebten Menschen. Und das ist verständlich, denn ein Hund schenkt seinem Halter bedingungslose Liebe. Mensch und Hund sind über viele Jahre hinweg Lebensgefährten und beste Freunde geworden. Deshalb sollte man verstehen, dass die Trauer über den Verlust eines Vierbeiners ganz normal ist. Es braucht einfach Zeit, um diesen Abschied zu überwinden. Trauer ist ein Prozess mit ganz bestimmten Phasen. Es gibt keine Möglichkeit, diesen Verlauf zu umgehen, aber man kann Vieles tun, um den Schmerz zu lindern.

1. ***Geben Sie sich Zeit, um zu trauern:*** *Gestehen Sie sich ein, dass Ihre Trauer ganz normal ist und nichts, wofür Sie sich schämen müssen. Unterdrücken Sie Ihre Gefühle nicht, Sie müssen nicht ständig tapfer sein. Weinen ist wichtig und das dürfen Sie auch zeigen.*

2. ***Sprechen Sie mit einem verständnisvollen Freund:*** *Einer der hilfreichsten Wege unsere Trauer zu verarbeiten ist, darüber zu reden. Am besten findet man einen anderen Tierlieber, der Ihre Gefühle aus eigener Erfahrung verstehen kann. Sprechen Sie über Ihre Trauer, aber auch über Ihre schönsten Erinnerungen an Ihren Vierbeiner. Beschreiben Sie, was an ihm so besonders war und beziehen Sie dabei auch kleine, lustige Anekdoten aus dem Zusammenleben mit Ihrem Hund ein.*

3. ***Setzen Sie Ihrem verstorbenen Freund ein kleines Denkmal:*** *Schreiben Sie ein Gedicht, eine kurze Geschichte oder auch einen liebevollen Abschiedsbrief. Wenn Ihnen die Worte fehlen, zeichnen oder malen Sie ein Bild. Oder stellen Sie einfach das schönste Foto von Ihrem Hund zusammen mit Blumen auf einen Tisch. Manchen Menschen hilft es, ihrem Vierbeiner zu Ehren eine besondere Pflanze in ihren Garten zu setzen. Wenn Sie etwas geschrieben oder ein nettes Foto gefunden haben, können Sie es auch ins Internet einstellen, um mit anderen Betroffenen Ihre Trauer zu teilen. Spezielle Websites bieten Beratung und Unterstützung von Psychologen an, zum Beispiel www.wenn-mein-haustier-stirbt.info, oder www.regenbogenreich.de.*

4. ***Gönnen Sie sich ein paar einfache Freuden:*** *Tun Sie sich selbst etwas Gutes. Finden Sie eine Möglichkeit, um zu entspannen, beispielsweise bei einem Tag im Park, einem Abend mit dem neuesten Roman Ihres Lieblingsschriftstellers, nehmen Sie sich Zeit für Ihre Hobbys oder hören Sie einfach Ihre Lieblingsmusik.*

5. ***Setzen sich nicht unter Druck:*** *Es gibt keinen festen Zeitplan für die Trauerarbeit. Lassen Sie sich nicht von anderen einreden, dass Sie innerhalb eines bestimmten Zeitraumes über den Tod Ihres Hundes hinweg sein müssen. Jeder Mensch trauert anders, schließlich ist die Verarbeitung eines solchen Verlustes ein ganz persönlicher Weg.*

6. ***Lassen Sie sich Zeit mit der Anschaffung eines neuen Hundes:*** *Kein Lebewesen ist ersetzbar durch ein anderes. Wohlmeinende Freunde werden Ihnen vielleicht zureden, sich einen neuen Vierbeiner anzuschaffen. Doch würden Sie jemandem vorschlagen, sich sofort nach dem Tod des Ehemannes oder der Ehefrau, einen neuen Partner zu suchen, den Verstorbenen damit quasi zu ersetzen? Vertrauen Sie hier ganz Ihrem Gefühl: Sie wissen am allerbesten, wann Ihre Trauerarbeit zu Ende ist, und Sie bereit sind für eine neue Bindung. Zieht ein anderer Hund hingegen zu früh bei Ihnen ein, kann es Störungen und Probleme beim Beziehungsaufbau zu Ihrem neuen Vierbeiner geben.* «

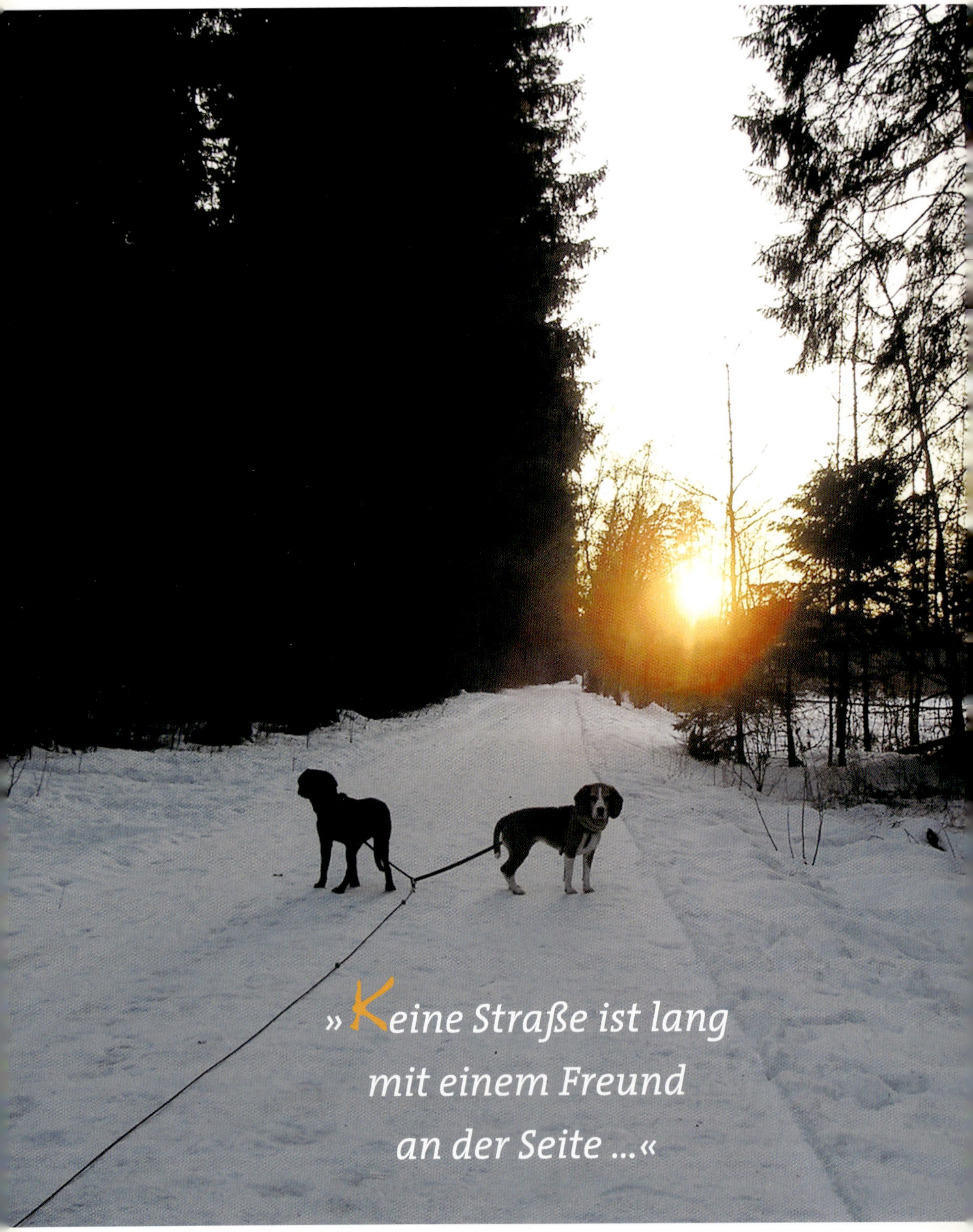
»Keine Straße ist lang
mit einem Freund
an der Seite …«

II. Beschäftigungsideen

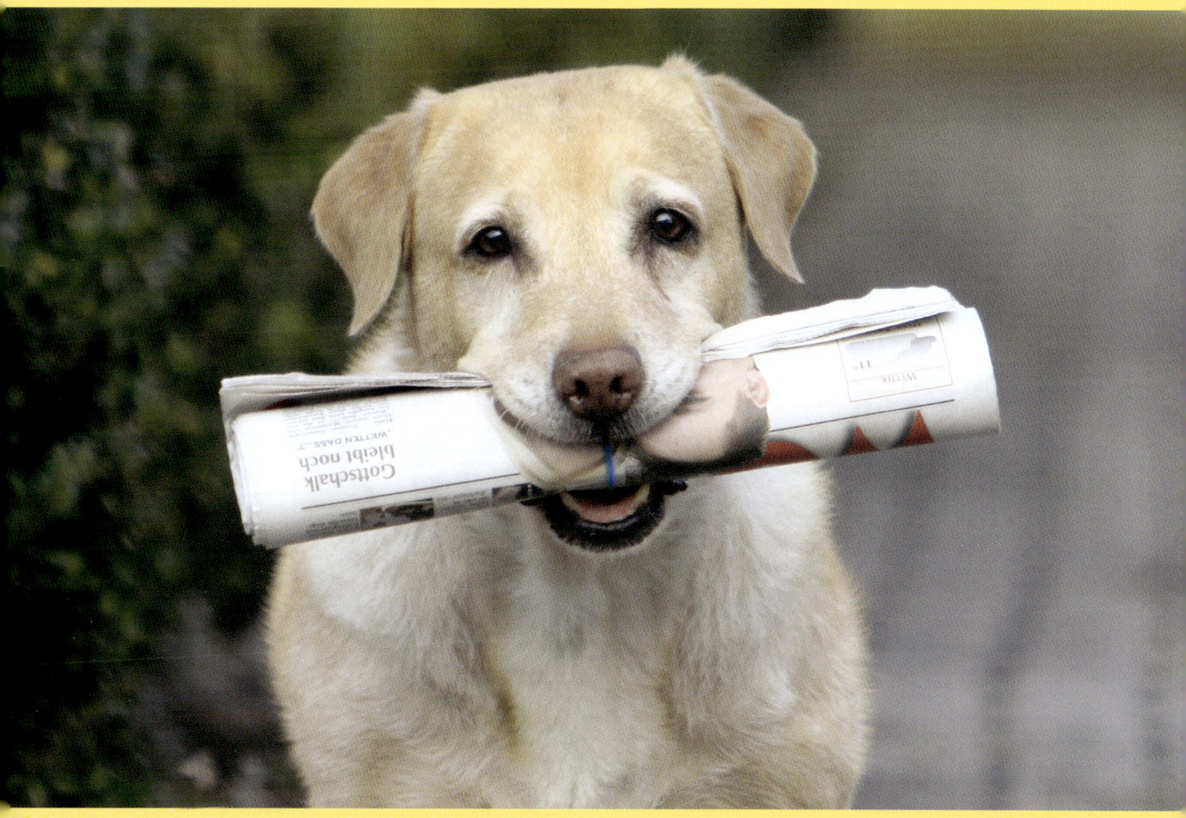

In Grauen Schnauzen steckt viel mehr als man oftmals denkt. Überzeugen Sie sich selbst...

Seniorhunde werden häufig unterschätzt und zu Unrecht als alt, gebrechlich und langweilig abgestempelt. Doch wer dies behauptet, ist selbst ein Langweiler, denn alte Hunde gehören noch lange nicht zum alten Eisen. Oftmals mangelt es einfach an der nötigen Kreativität, einen vierbeinigen Rentner altersangemessen zu fordern, schließlich ist dies auch bei Hunden mit bereits bestehenden gesundheitlichen Einschränkungen durchaus möglich und außerdem enorm wichtig, denn nur wer rastet, der rostet. Geben Sie Ihrer Grauen Schnauze im Alltag kleine Aufgaben, weckt das neue Lebensgeister, denn Ihr Vierbeiner fühlt sich dadurch wichtig und gebraucht. Sein Selbstbewusstsein wird gestärkt und neuer Lebensmut entfacht.

Es ist sogar wissenschaftlich erwiesen, dass Hunde, die ihr Leben lang ihren Bedürfnissen entsprechend geistig und körperlich ausgelastet wurden, länger fit bleiben und später altern. Verlegen Sie einen alten Vierbeiner also nicht aufs Abstellgleis, sondern machen Sie ihm die Freude und beschäftigen Sie sich, seinen Möglichkeiten entsprechend, mit ihm. Vielleicht lernen Sie Ihren Senior dadurch von einer ganz anderen Seite kennen und sind am Ende überrascht, was er noch alles kann und, an was er vor allem auch noch Spaß hat. In jedem Fall werden Sie solche gemeinsame Aktivitäten zu einem unschlagbaren Dream-Team zusammenschweißen. Probieren Sie's aus und zwar gleich heute ...!

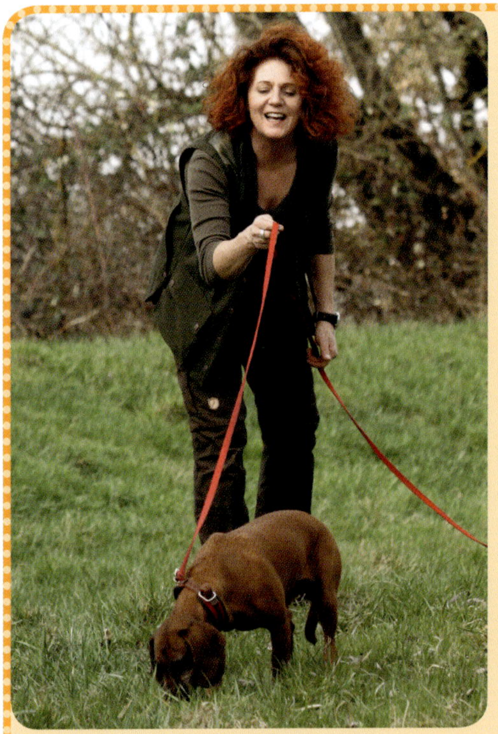

Christine Steimer mit BGS-Hündin »Zora«, 9

Insider

»*Meine Bayrische-Gebirgsschweißhund-Hündin »Zora« bekam ich, als sie gerade acht Wochen alt war. Ich hatte immer zwei bis drei Hunde und sie wurde mit Teckeln groß. Nun ist sie seit zwei Jahren Einzelhund, was sie sehr genießt. Wie unternehmen viel zusammen, und mein Beruf ermöglicht es mir, meine Zaubermaus immer mitzunehmen.*

Jetzt wird sie neun Jahre alt und ist schon sichtlich ergraut. Zora ist immer noch super fit. Sie spielt, schwimmt und apportiert für ihr Leben gern. Ein paar Verhaltensweisen haben sich jedoch inzwischen verändert.

Sie hat viel mehr Appetit als früher. Wie sie jung war, schämte ich mich manchmal, so schmal war sie. Das Fressen interessierte Zora nie sonderlich. Nun könnte sie immer und überall essen. Dieses nütze ich jetzt aus, um ihr neue Kunststückchen beizubringen. So hat sie erst vor einem halben Jahr »Pfötchen geben«, »Leckerchen auf der Nase balancieren«, »Leckerchen fangen aus Entfernung« und »Tod stellen« gelernt.

Zora hat weniger Lust, mich bei größeren Fahrradstrecken zu begleiten. Da kann es schon mal sein, dass sie bestimmt, welche Route wir nehmen.

Ich lasse sie auf der Jagd nicht mehr im Treiben mitlaufen. Diese Anstrengung und die möglichen Gefahren, vor allem wenn sie an Schwarzwild jagt, erspare ich ihr. Dafür machen wir mehr Kunstfährten.

Sie ist anhänglicher geworden. So kann es durchaus sein, dass sie sich, wenn ich morgens wach werde, schon in mein Bett geschmuggelt hat.

Und: Zora ist sturer geworden. Das kann aber auch an mir selbst liegen. Ich ertappe mich immer wieder dabei, wie ich ihrem unglaublichen Charme erliege. Und wenn ich mal nicht nachgeben möchte, springt Herrchen ihr zur Seite.«

1. Keine Lust auf Langeweile: So wird der tägliche Spaziergang zum Abenteuer

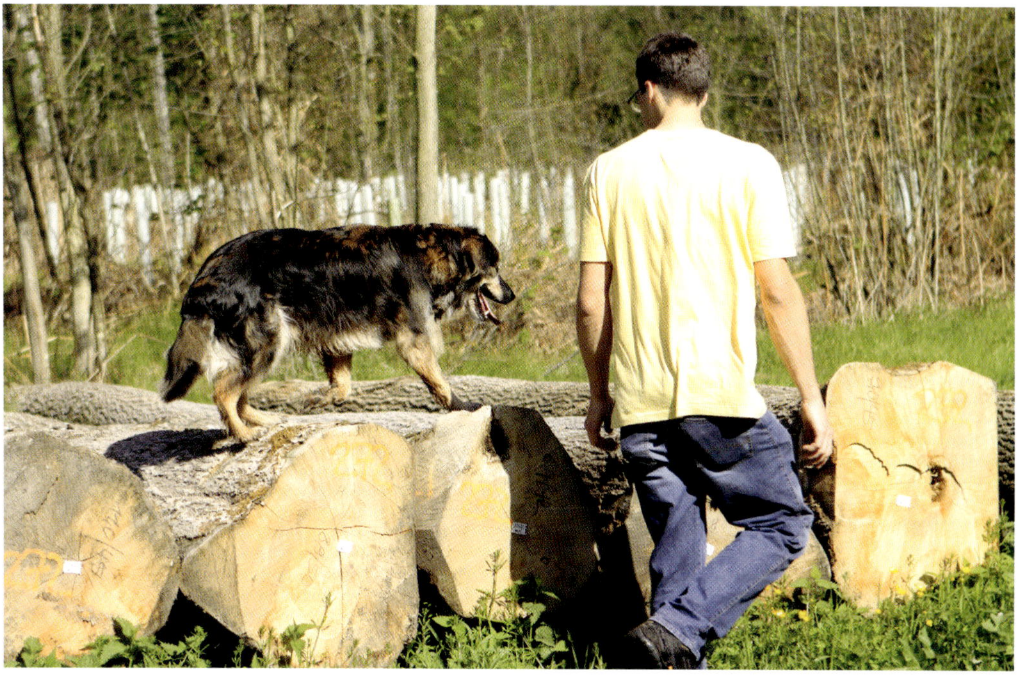

Mit etwas Fantasie und Kreativität bringen Sie mehr Pep in Ihren Hundespaziergang.

Kennen Sie das nicht auch? Auf Ihrem Hundespaziergang nehmen Sie immer dieselben Wege, zur selben Zeit, laufen im selben Tempo und treffen dieselben Leute. Klingt eher nach täglicher Eintönigkeit als nach Spaß für Sie und Ihren Vierbeiner. Gerade betagte Hunde können dadurch in Lethargie verfallen und nur noch gelangweilt hinterher trotten. Für unsere Oldies ist die Anregung aller Sinne sehr wichtig, um lange fit und rege zu bleiben. Abwechslungsreicher wird's daher mit einem kurzweiligen »Abenteuerspaziergang«. Abenteuer bedeutet allerdings nicht, dass der Hund nach Lust und Laune auf Hasen- oder Joggerjagd gehen darf, wozu auch alte Vierbeiner mit Jagdtrieb durchaus noch fähig sind. Nein, hier ist das kontrollierte Abenteuer gemeint, bei dem Sie als Boss in humorvoller, aber bestimmter und konsequenter Weise den Ton angeben. Animieren Sie Ihren bellenden Begleiter unterwegs zu verschiedenen Spielchen und stellen Sie ihm kleine Aufgaben, die ihn nicht nur körperlich, sondern auch geistig fordern. Bedenken Sie stets: Nur ein ausgeglichener Hund ist ein zufriedener Hund. Wichtig ist bei einem alten Vierbeiner natürlich, das richtige Maß zu finden und ihn nicht mit übertriebener Action zu überfordern. So gibt es auch Hunde, die nicht von selbst das richtige Maß kennen und bis zum Umfallen laufen oder toben würden. Solche Vertreter müssen Sie dann einbremsen. Andererseits dürfen sichtlich faule Exemplare durchaus etwas gefordert werden.

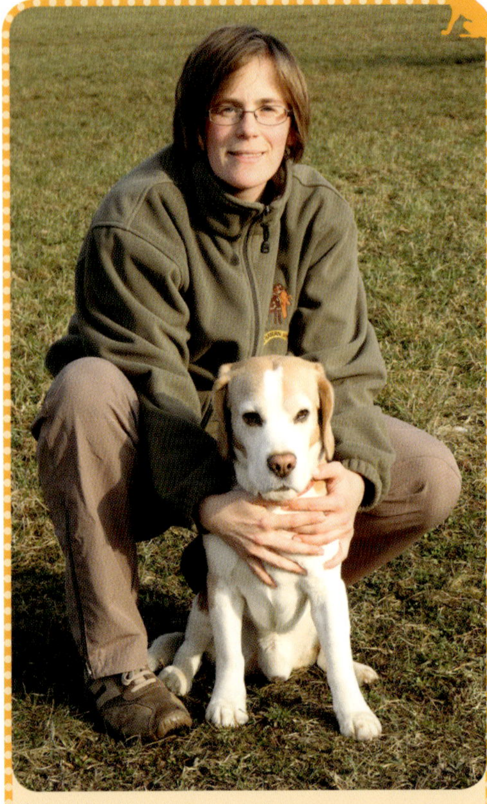

Desirée Schwers mit Beaglerüde »Benny«, 12

Insider

»Das Jagen haben wir mit Benny aufgrund von epileptischen Anfällen schon vor einem Jahr eingestellt und uns auf die Suche nach alternativen, altersgerechten Beschäftigungen gemacht. Kleine Tricks (Pfötchen rechts und links geben, Männchen machen etc.), Futtersuchspielchen und leichte Apportierübungen bereichern die inzwischen kurz gewordenen Spaziergänge. Doch auch bei diesen Übungen braucht man Geduld, da nicht mehr alles so schnell geht wie früher. Eines jedoch ist nach wie vor ganz wichtig: Auch im Alter braucht Benny die gemeinsame Beschäftigung und sehr viel Zuneigung!«

Viel Spaß mit Artgenossen

Richten Sie sich in erster Linie nach den Vorlieben, sowie den körperlichen und geistigen Möglichkeiten Ihres Seniors, denn Sie kennen Ihren Pappenheimer am allerbesten. Besonders toll ist für Ihren betagten Freund nach wie vor der regelmäßige Sozialkontakt mit Artgenossen. Ein noch fitter Rentner kann dabei hin und wieder sicherlich auch ein kleines Spielchen in Ehren nicht verwehren. Verabreden Sie sich daher mit anderen Hundebesitzern zu gemeinsamen Spaziergängen. Für alle Beteiligten ein großer Spaß, machen diese Treffen den täglichen Gang schon viel kurzweiliger. Schließlich dürfen nicht nur die Hunde miteinander kommunizieren, auch Sie können mit Gleichgesinnten Erfahrungen austauschen. Auf diese Weise sind sogar schon Freundschaften entstanden. Eine andere Möglichkeit wäre, sich einen zusätzlichen Hund aus der Nachbarschaft auszuleihen, der Sie und Ihren Vierbeiner begleiten darf. Umgekehrt kann der Nachbar in Notfällen dann auch Ihr Hundesitter sein. Der Spaziergang mit Artgenossen hat sich vor allem für taube oder sehbehinderte Vierbeiner sehr bewährt, denn sie bekommen dadurch mehr Sicherheit, weil sie sich an ihrem haarigen Gefährten orientieren können.

Abwechslungsreicher wird der tägliche Ausflug außerdem, wenn Sie öfter mal neue Wege gehen. Mit einem blinden Hund, der eher unsicher in unbekanntem Gelände ist, sollten Sie jedoch nicht zu oft die Route ändern, sondern besser immer wieder zwischen mehreren, ihm bereits bekannten Wegen variieren. Das Wechseln der Bodenuntergründe hält ebenfalls fit und regt die Sinne an. Beachten Sie allerdings, dass Hunde mit Arthrose und Schmerzen im Bewegungsapparat generell besser auf weichen Böden wie Wiese, Feld, Wald oder Sand laufen. Harter Asphalt verursacht hingegen schnell Schmerzen, weil der Untergrund hier nicht elastisch nachgibt und somit die Gelenke stark belastet werden.

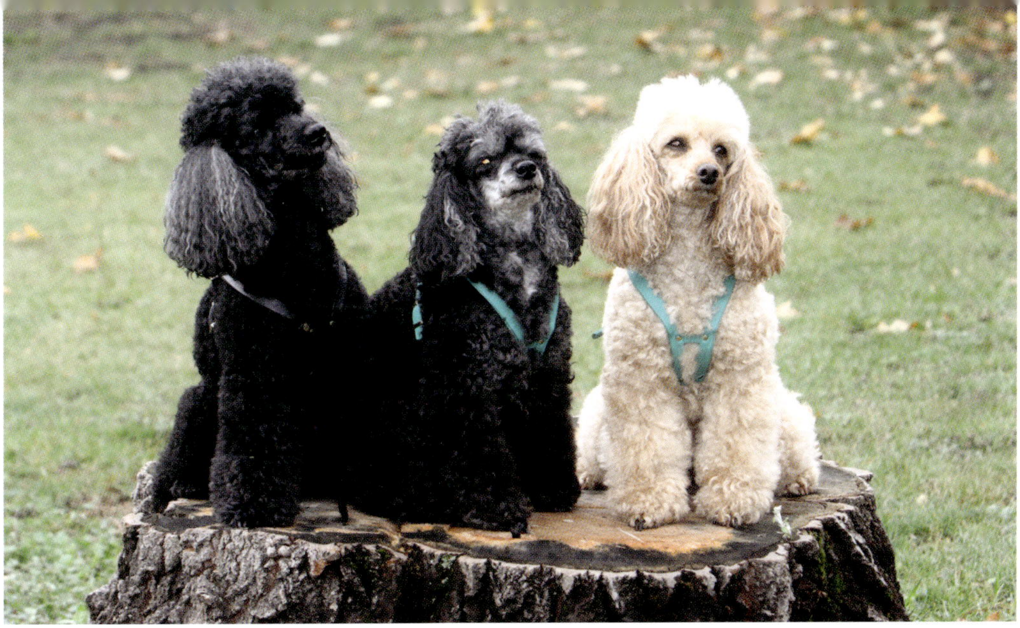

Ein Spaziergang mit befreundeten Artgenossen verhilft einem blinden Vierbeiner in unbekanntem Gelände zu mehr Sicherheit.

Weitere nützliche Tipps

- *Verwenden Sie bei Hunden mit Wirbelsäulenproblemen oder einem empfindlichen Kehlkopf anstelle eines Halsbandes lieber ein Geschirr.*
- *Verzichten Sie bei großer Hitze auf Action und gehen Sie lieber in den kühleren Morgen- und Abendstunden spazieren.*
- *Schicken Sie Ihren Hundesenior im Winter nicht ins Wasser. Springt Ihr Vierbeiner zu dieser Zeit doch einmal ins kühle Nass, trocknen Sie ihn anschließend gut ab, damit er sich nicht erkältet.*

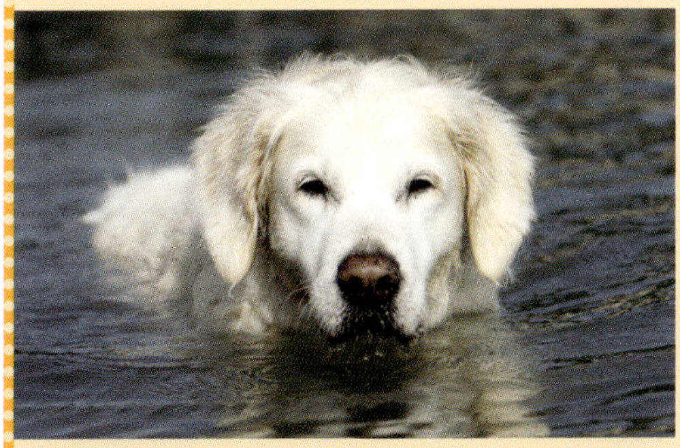

Lassen Sie einen alten Hund möglichst nicht in der kalten Jahreszeit in einem See schwimmen, zu groß ist sonst die Erkältungsgefahr.

- *Vorsicht ist geboten beim Freilauf von senilen, hör- oder sehgeschädigten Hunden. Sie verlieren leicht die Orientierung und somit auch den Anschluss an ihre Menschen. Dies kann gefährlich enden. Eine lange Schleppleine schafft Abhilfe: Sie gewährt dem Senior einen größeren Bewegungsradius und garantiert trotzdem Sicherheit.*
- *Auch ein Glöckchen, das an Ihnen oder einem begleitenden Zweithund befestigt wird, hilft einem blinden Hund, sich beim Freilauf zu orientieren.*
- *Im Winter können zugefrorene Wasserflächen zur Gefahr werden. So bricht dünnes Eis auf Pfützen schnell und verletzt durch die entstandenen scharfen Kanten die Hundepfote empfindlich. Damit es gar nicht erst soweit kommt, gehen Sie morgens und abends grundsätzlich nur auf beleuchteten Wegen spazieren. Andernfalls schützen spezielle Booties, also Hundeschuhe aus Leder oder stabilem Neopren Ihren Vierbeiner vor zerschnittenen Ballen.*
- *Vorsicht mit Eisflächen! Leicht rutscht ein Hund hier aus und verrenkt sich unter Umständen massiv.*

Spiel und Spaß für unterwegs

Trägt Ihr Senior gerne Dinge und ist er gesundheitlich noch in der Lage dazu, peppen Sie Ihre Runde mit leichten Apportierspielen auf. Ein Tannenzapfen, ein Taschenschirm, ein kleines Henkelkörbchen oder ein Handschuh sind hierfür gut geeignet. Auch das mitgenommene Lieblingsspielzeug kommt unterwegs zum Einsatz. Legen Sie das potentielle Apportel beispielsweise auf einen Baumstumpf und lassen Sie es sich auf Kommando bringen. Oder verlieren Sie etwas unterwegs (unbemerkt vom Hund), bleiben Sie nach kurzer Zeit stehen und schicken Sie Ihre ergraute Supernase zurück auf Streife. Vergessen Sie nicht, Ihren Vierbeiner zu loben und zu belohnen. Schimpfen Sie ihn andererseits nie, wenn etwas nicht so klappt. Schwimmt Ihr Hund gerne, lassen Sie ihn spezielles Neoprenspielzeug, das es im Fachhandel zu kaufen gibt, aus dem Wasser holen. Da dieses Material sehr leicht ist, eignet es sich für alte Hunde generell sehr gut zum Apportieren. Streuen Sie zwischendurch immer wieder kleine Gehorsamkeitsübungen ein oder fragen Sie bereits früher erlernte Kunststückchen ab. Muten Sie Ihrem Senior allerdings nur solche Dinge zu, die er auch noch sicher leisten kann, ohne schmerzhafte Verrenkungen durchführen zu müssen. Perfektion ist absolut nebensächlich, wichtiger ist das einfache Erfolgserlebnis. Vergessen Sie dabei nie Lob und Leckerlis.

Eine Verschnaufpause auf einer Bank darf zwischendurch natürlich nicht fehlen. Halten Sie mit Ihrem Hund eine zeitlang inne, genießen Sie die schöne Umgebung und einfach nur das Zusammensein in der Natur. Wieder erholt geht es anschließend weiter.
Am Wegesrand liegende, niedrige Baumstämme sind für noch agile, sportbegeisterte Oldies tolle Hürden. Sind die Stämme

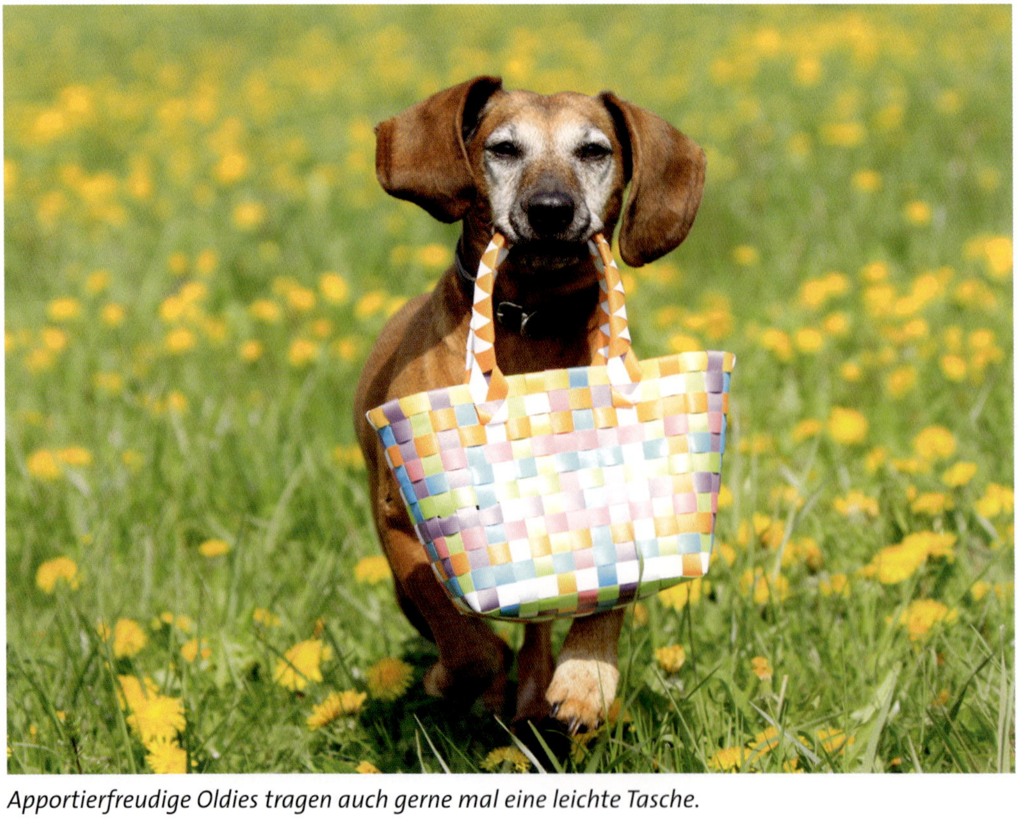

Apportierfreudige Oldies tragen auch gerne mal eine leichte Tasche.

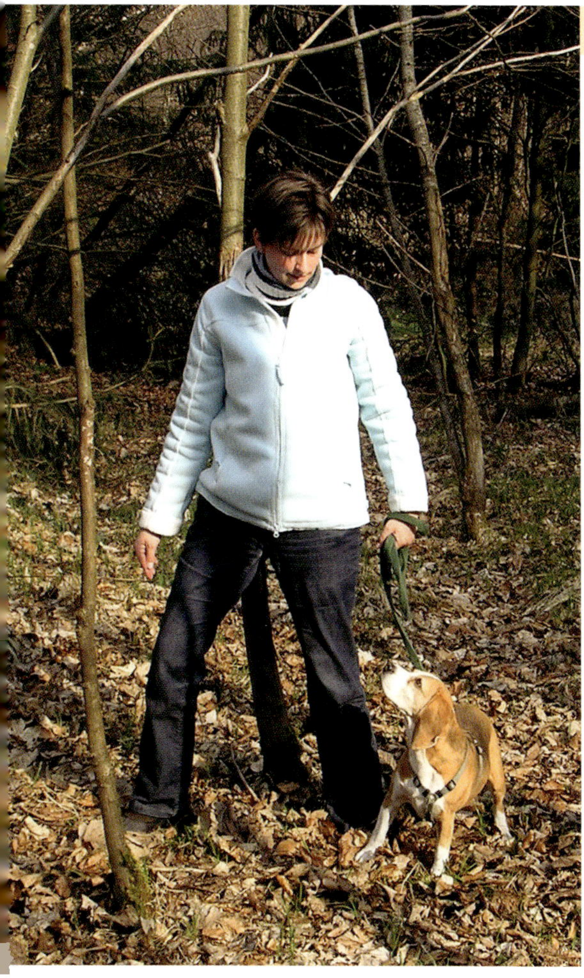

Dicht beieinander stehende Bäume ergeben unterwegs einen kleinen Slalomparcours.

breit genug, darf Ihr Vierbeiner auch darüber balancieren, denn das schult den Gleichgewichtssinn und stärkt die Muskulatur. Nutzen Sie außerdem hintereinander stehende Bäume für einen Slalom. Das für den Hund unbemerkte Verstecken eines Leckerlis in einem Laub- oder Erdhaufen und die anschließende Suche danach, garantieren ebenfalls viel Spaß. Eine handvoll, in die Luft geworfenes Laub kann Ihr vierbeiniger Liebling beim Herunterfallen fangen. Für Seniorhunde, die noch gut zu Fuß sind, verspricht ein gelegentlicher Tempowechsel weitere Abwechslung: Gehen Sie mal langsamer, mal schneller. Rennen Sie ein kurzes Stück mit Ihrem Hund um die Wette oder laufen Sie ihm in entgegengesetzter Richtung ein bisschen davon.

Stecken Sie Ihren haarigen Kamerad unterwegs an mit Ihrer guten Laune oder lassen Sie sich von seiner Ausgelassenheit mitreißen. Animieren Sie ihn zwischendurch immer wieder mal zum Spielen und machen Sie auch mit, wenn er Sie auffordert.

Bitte beachten Sie

Zwingen Sie Ihren Hund zu keinem Spiel, schließlich geht es hier nur um Spaß und Ausgeglichenheit. Nehmen Sie es Ihrem Senior auch nicht krumm, wenn er mal keine Lust auf Gaudi hat. Möchte sich Ihr Hund allerdings völlig untypischerweise von heute auf morgen gar nicht mehr recht bewegen, suchen Sie einen Tierarzt auf, denn dann steckt möglicherweise ein gesundheitliches Problem dahinter. Die Anforderungen bei einem Spaziergang müssen selbstverständlich der Tagesverfassung, dem allgemeinen Gesundheitszustand, der Fitness und den individuellen Bedürfnissen eines jeden Hundes angepasst werden. Ein gutes Beobachten des Vierbeiners während des Spaziergangs ist ebenfalls wichtig, um rechtzeitig wieder umkehren zu können, ist Ihr Senior einmal nicht so gut bei Kräften.

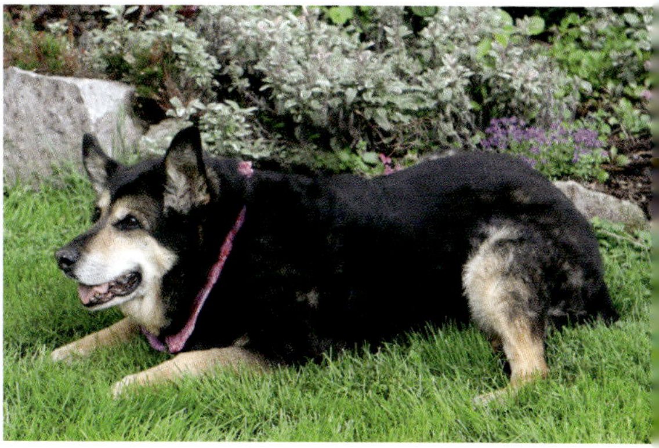

Respektieren Sie, dass ein Seniorhund viel Ruhe braucht und seine Aktivitätsphasen selbst bestimmt.

2. Begleiter bei sportlichen Freizeitaktivitäten

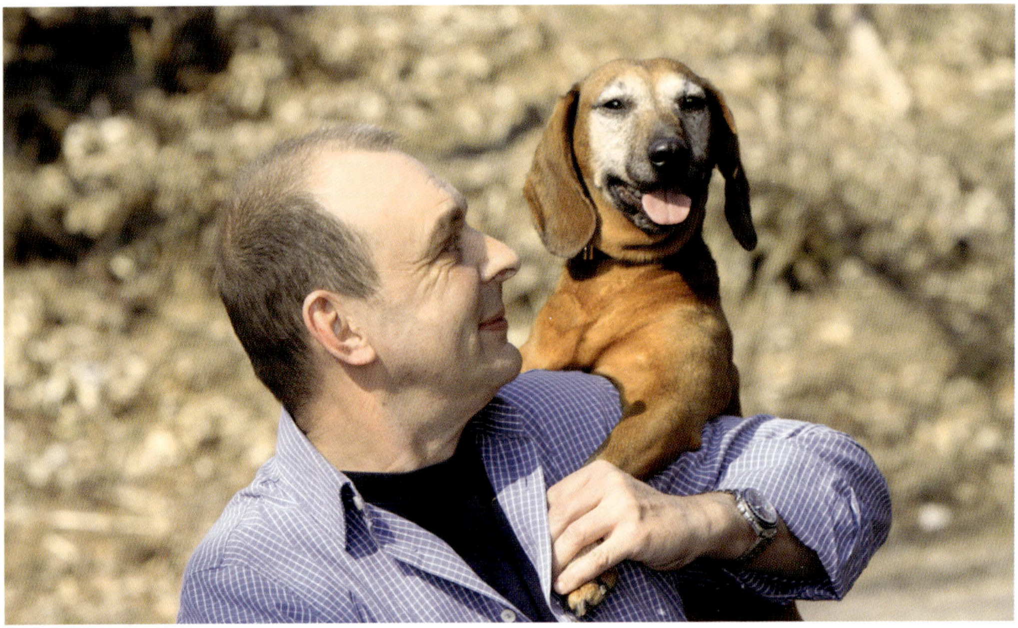

Betagte Fellnasen sind noch gerne bei sportlichen Freizeitaktivitäten dabei. Auch für weniger agile Vierbeiner ist dies heutzutage möglich ...

Auch ältere Hunde können Sie noch bei diversen sportlichen Aktivitäten begleiten. Natürlich müssen diese an die körperliche Verfassung und Belastbarkeit des Seniors angepasst werden. Mit entsprechenden Vorkehrungen und Hilfsmitteln jedoch steht dem gemeinsamen Freizeitvergnügen selbst in fortgeschrittenem Alter des Vierbeiners nichts entgegen.

Das Wandern ist des Hundes Lust ...

War Ihnen Ihr Vierbeiner bereits sein Leben lang ein treuer Wandergefährte, zeigt er im Alter keine körperlichen Gebrechen und nach wie vor Spaß am Laufen, kann er Sie durchaus noch bei kleineren Touren von zwei bis drei Stunden Dauer (inklusive Pausen) begleiten.

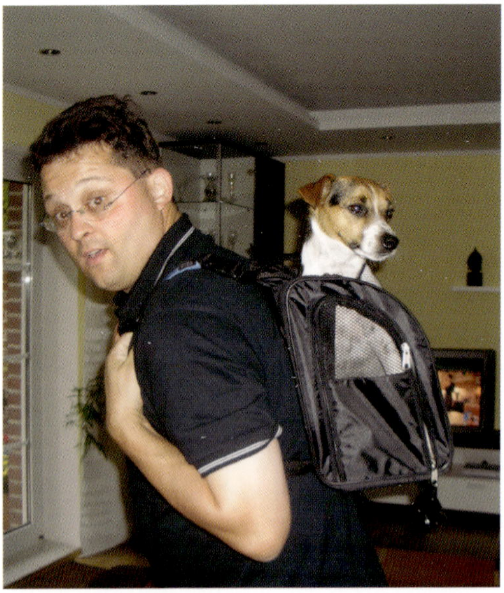

Zur langsamen Gewöhnung heißt es erst einmal: »Probesitzen im Hunderucksack.«

Voraussetzung dafür ist eine gute Kondition des Hundes, denn längeres Laufen ist ein Ausdauersport, der einen gewissen Trainingsstand erfordert. Statten Sie Ihren Senior am besten mit einem Geschirr aus und nehmen Sie zwei Leinen mit: Eine Lange zum Laufen und eine Kurze für eine eventuelle Rast in einer Wirtschaft. Bringen Sie an Halsband oder Geschirr unbedingt eine Plakette mit Adresse an. Wichtig wäre auch eine Tätowierung oder Kennzeichnung mit einem Mikrochip, sowie deren Registrierung im zentralen Haustierregister, damit Ihr Hund im Falle des Verschwindens schnell wieder gefunden werden kann. Für kleine bis mittelgroße Vierbeiner gibt es inzwischen spezielle Utensilien, die eine Mitnahme selbst dann noch möglich machen, wenn der Senior nicht mehr ganz so fit ist. So leistet ein Hunderucksack oder ein -buggy unterwegs gute Dienste, um dem Methusalem eine Laufpause zu gönnen. Selbstverständlich dürfen auch allgemeine Verschnaufpausen zwischendurch nicht fehlen.

Die besten Wanderzeiten sind Frühjahr und Herbst. Oberstes Gebot während der Wanderung sind Einfühlungsvermögen und Rücksichtnahme gegenüber anderen Lebewesen. Freilauf ist nur Hunden mit absolutem Gehorsam und ohne Jagdtrieb erlaubt. Vorsicht an Wildbächen: Vor allem kleine Vierbeiner sollten nicht ohne Leine ins Wasser gehen und nur am Rand trinken, damit sie nicht von der Strömung mitgerissen werden. Eine weitere Gefahr stellen Durchlassrohre für Wasser dar, die unter Wegen hindurch führen. Schnuppern ist hier erlaubt, nicht aber Hineinkriechen, denn in trockenen Zeiten hält sich darin möglicherweise ein Fuchs auf. Außerdem können Hunde mit Jagdpassion leicht im Rohr stecken bleiben.

Respektieren Sie unbedingt die Tatsache, wenn Ihr einstiger, vierbeiniger Wanderfreund im Alter keine Lust mehr auf größere Laufrunden hat. Zwingen Sie ihn dann auf keinen Fall dazu.

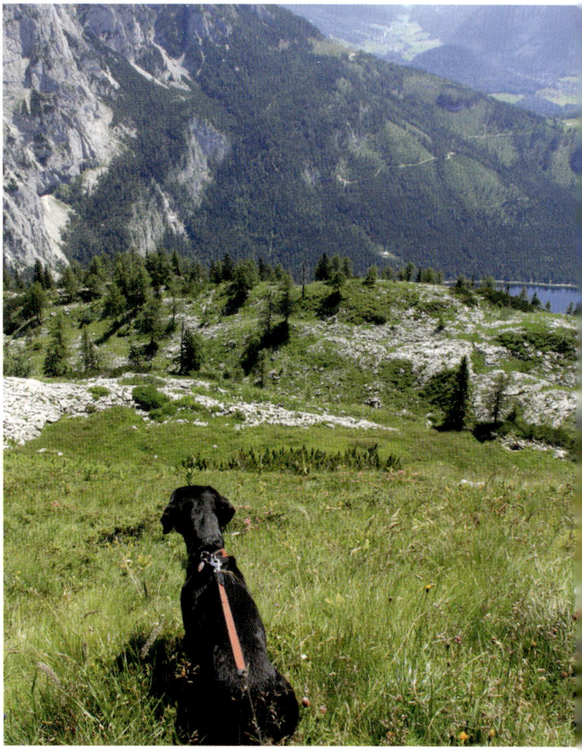

Für jagdbegeisterte Hunde gilt in den Bergen auch bei einer Rast Leinenzwang.

Wichtiges Zubehör für eine Hundewanderung

- **Kleine Notfall-Apotheke für unterwegs:** Zeckenzange, Pinzette, Verbandsmaterial, Schere, Pflaster, Desinfektionsmittel, Heil- und Wundsalbe, Kreislauftropfen, Bach-Notfalltropfen, Pfotenschutzschuh
- Heimtierausweis (Impfpass)
- Wasserflaschen für Mensch und Hund
- Napf
- Kleiner Snack für zwischendurch (für Mensch und Hund)
- Kartenmaterial
- Fernglas

Bitte beachten Sie

Wanderungen, selbst, wenn sie kurz sind, eignen sich nicht für sehr alte, besonders schwere und extrem große, ältere Hunde, sowie für großwüchsige Vierbeiner, die bereits in ihrer körperlichen Belastbarkeit eingeschränkt sind. Für diese Senioren sind tägliche, kleine Spaziergänge die bessere Lösung.

Joggen und Walken mit Seniorhund

Körperlich fitte, lauffreudige Graue Schnauzen mit guter Kondition sind gerne noch bei kleineren Jogging- oder Walkingrunden mit von der Partie. Vermeiden Sie allerdings ein längeres Laufen auf asphaltierten Wegen, denn dieser harte Untergrund belastet auf Dauer nicht nur Ihre Gelenke stark, sondern auch die Ihres Hundes. Ein weicher, nachgebender Untergrund wie Waldboden oder ein Feldweg ist dagegen ideal. Richten Sie Ihr Tempo auf jeden Fall nach dem Ihres Vierbeiners und laufen Sie ihm nicht davon, wenn er unterwegs mal etwas länger schnüffeln möchte. Legen Sie auch immer wieder Pausen ein, in denen sich Ihr Senior in Ruhe lösen darf.

Können Sie Ihren Hund nicht frei laufen lassen, ist eine gute Leinenführigkeit wichtig. Würde Ihr Vierbeiner ständig ziehen, bestünde die Gefahr von Verrenkungen an der Wirbelsäule und einer steten schädlichen Reizung des Kehlkopfes. Leinen Sie Hunde mit Jagdtrieb in wildreichen Gegenden unbedingt an. Damit Sie aber dennoch die Hände frei haben, ist eine spezielle Jogging-Leine oder ein -Gürtel aus dem Fachhandel empfehlenswert. In Letzteren wird die Leine einfach eingehängt. Beginnen und beenden Sie Ihre Runde stets mit einem langsamen Aufwärmen bzw. Abkühlen Ihres Hundes. Führen Sie dazu den Senior ein kleines Stück in ganz normalem Tempo spazieren.

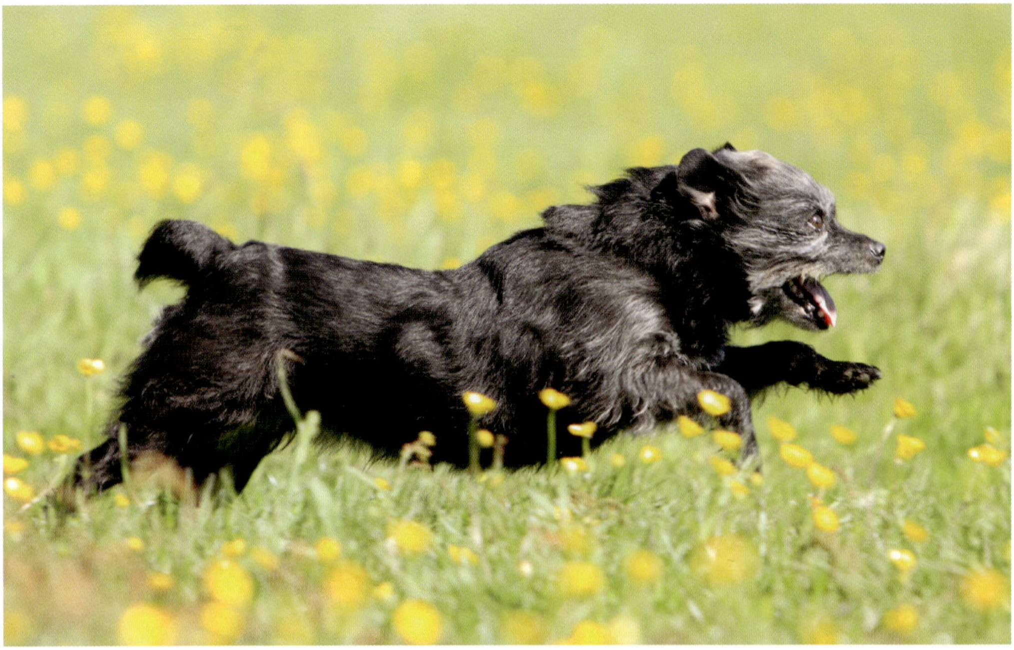

Vor allem kleine Hunde sind sehr lange richtige Wirbelwinde, die Herrchen oder Frauchen immer noch gerne bei kürzeren Joggingrunden begleiten.

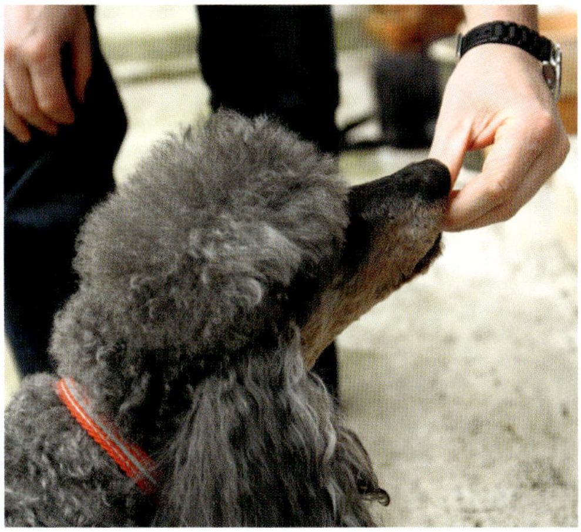

Ein paar Leckerlis sind vor einer sportlichen Aktivität erlaubt, aber keine ganze Mahlzeit.

Vorsicht Magendrehung!

Bitte achten Sie darauf, dass Ihr Hund mindestens eine Stunde vor sportlichen Aktivitäten wegen der Gefahr einer Magendrehung nichts zu fressen bekommt. Auch sollte nicht unmittelbar danach gefüttert werden, sondern erst, nachdem sich Ihr Vierbeiner etwa 20 Minuten erholen konnte, schließlich liegt eine gierig verschlungene Portion rasch schwer im Magen und belastet somit zusätzlich den Kreislauf. Zu viel Trinken unterwegs kann ebenfalls eine Magendrehung begünstigen. Lassen Sie Ihren Hund zwischendurch also nur kleine Mengen Wasser zu sich nehmen.

Begleiter beim Radfahren

Gesunde, ältere Vierbeiner, die nach wie vor einen großen Bewegungsdrang haben, lieben Fahrradausflüge mit ihren Menschen. Lassen Sie allerdings nur Seniorhunde neben dem Rad herlaufen, die sich bereits über die Jahre hinweg als stete Fahrradbegleiter eine gute Kondition erworben haben.

Bremsen Sie einen zu aufgedrehten Hund unbedingt ein, schließlich könnte er sich leicht selbst überschätzen. Bedenken Sie stets, dass eine Radtour für den Vierbeiner deutlich anstrengender ist als für den Radler. Das optimale Tempo für Ihren wedelnden Begleiter ist ein gleichmäßiger Trab. Achten Sie außerdem auf einen leicht federnden, gelenkschonenden Untergrund. Die besten Radlzeiten sind die kühlen Morgen- und Abendstunden. Meiden Sie hingegen wegen der zu hohen Kreislaufbelastung große Mittagshitze. Fahren Sie Ihrem Vierbeiner nicht davon und halten Sie zwischendurch immer wieder mal an, um Ihrem bellenden Gefährten ausgiebige Schnüffel- und Pinkelpausen zu ermöglichen. Ein Fahrradausflug mit Hund darf also kein Wettlauf mit der Zeit, sondern muss vielmehr eine Genussfahrt sein. Vergessen Sie wie bei allen flotten Sportarten auch hier nicht, die langsame Aufwärm- und Abkühlphase für Ihren Senior.

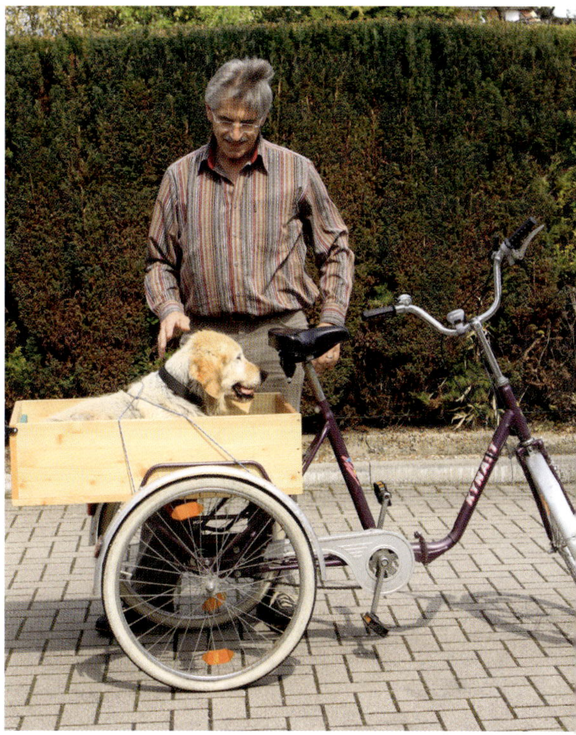

Selbst, wenn der Vierbeiner nicht mehr so beweglich ist: Weder groß ...

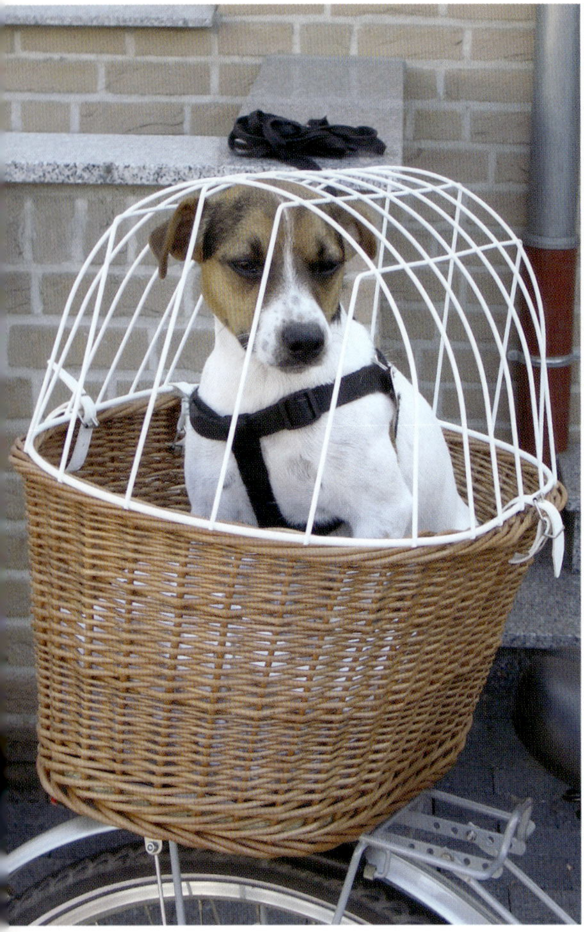

... noch klein müssen im Alter auf einen Fahrradausflug mit Herrchen oder Frauchen verzichten.

Sehr alte Hunde und Vierbeiner mit körperlichen Einschränkungen müssen auf den Ausflug nicht verzichten, wenn sie entweder (je nach Größe des Hundes) in einem kleinen, am Fahrrad befestigten Körbchen oder in einem komfortablen Anhänger untergebracht werden. Auch nicht mehr ganz so ausdauernde Fellnasen nehmen gerne nach einer kurzen Rennstrecke neben dem Fahrrad in ihrer privaten Hunde-Rikscha Platz und genießen die entspannte Aussicht. Die Anschaffung eines Hundefahrradkorbes oder -anhängers ist für radbegeisterte Hundehalter also durchaus empfehlenswert.

Training ist das A und O

Hat ein älterer Vierbeiner durch eine Erkrankung an Leistungsfähigkeit verloren, kann nach der Genesung ein gezieltes physiotherapeutisches Training beispielsweise auf dem Unterwasserlaufband die Ausdauer wieder verbessern.
Generell gilt bei Mensch und Hund, dass die Kondition erst langsam aufgebaut werden muss. Muten Sie einem untrainierten Vierbeiner also nicht abrupt eine körperliche Anstrengung zu, sondern erhöhen Sie die Anforderungen schrittweise.

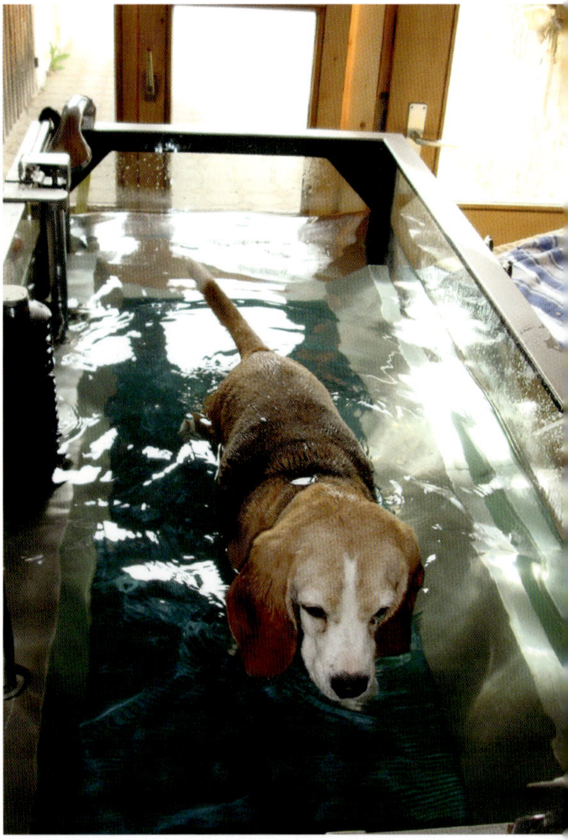

Ein gezieltes Training auf dem Unterwasserlaufband sorgt für Muskelaufbau und eine Verbesserung der Kondition.

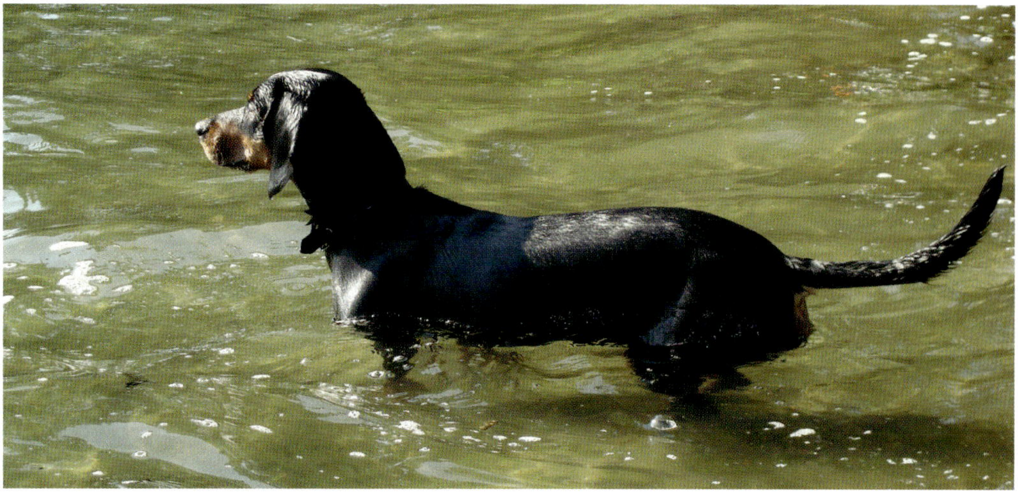

Nicht alle Hunde schwimmen gern, manche planschen auch lieber nur. Rubbeln Sie einen alten Vierbeiner in jedem Fall anschließend gut trocken.

Schwimmen hält fit

Schwimmen ist ein sehr gesunder Universalsport für Hunde jeden Alters. Da das Wasser durch seine Auftriebskraft den gesamten Körper trägt, werden bei allen Bewegungen äußerst gelenkschonend wichtige Muskelgruppen trainiert. Trotzdem jedoch gilt Schwimmen als anstrengende, nicht zu unterschätzende Ausdauersportart. Übertreiben Sie es also nicht und achten Sie immer auf die bis dato erworbene Kondition Ihres Seniors. Steigern Sie das Training erst langsam.
Lassen Sie einen erhitzen Vierbeiner auch nie ins kalte Wasser springen, denn dies ist extrem kreislaufbelastend.
Beachten Sie außerdem, dass Mensch und Hund im Wasser schneller auskühlen als an Land. Beenden Sie den Badeausflug schon deshalb rechtzeitig. Trocknen Sie einen betagten Vierbeiner nach dem Schwimmen gut ab und sorgen Sie dafür, dass er in Bewegung bleibt, damit er sich nicht erkältet. Für die alten Muskeln und Gelenke ist ein Auskühlen ebenfalls fatal und kann schmerzhafte Folgen haben.

Zwingen Sie wasserscheue Hunde auf keinen Fall, zu schwimmen. Vielleicht waten diese Vierbeiner lieber à la Kneipp durch einen Bach oder den Flachwasserbereich eines Teiches. Auch diese Form der Bewegung im Wasser ist gesund und kommt der Therapie auf einem Unterwasserlaufband gleich. Andere betagte Fellnasen haben vielleicht gar nichts mit dem kühlen Nass am Hut. Respektieren Sie dies und halten Sie Ihren Vierbeiner dann einfach mit anderen Aktivitäten fit.

Aufgepasst!

Meiden Sie Gewässer mit einer starken Strömung und gefährlichen Strudeln. Ihr Hund droht darin zu ertrinken, da er diesen enormen Kräften nicht gewachsen ist. Außerdem stellen steile Uferböschungen eine große Gefahr dar: Zum Einen kann der Hund an solchen Stellen das Wasser nicht einfach verlassen, denn er findet keinen Halt, um auszusteigen. Andererseits ist selbst ein Landgang an einem Steilufer nicht zu unterschätzen, da gerade alte Hunde schnell das Gleichgewicht verlieren oder sich aufgrund fehlender Muskulatur nur schlecht am Hang halten und somit leicht abstürzen können.

3. Hundesport: Geht das noch im Alter?

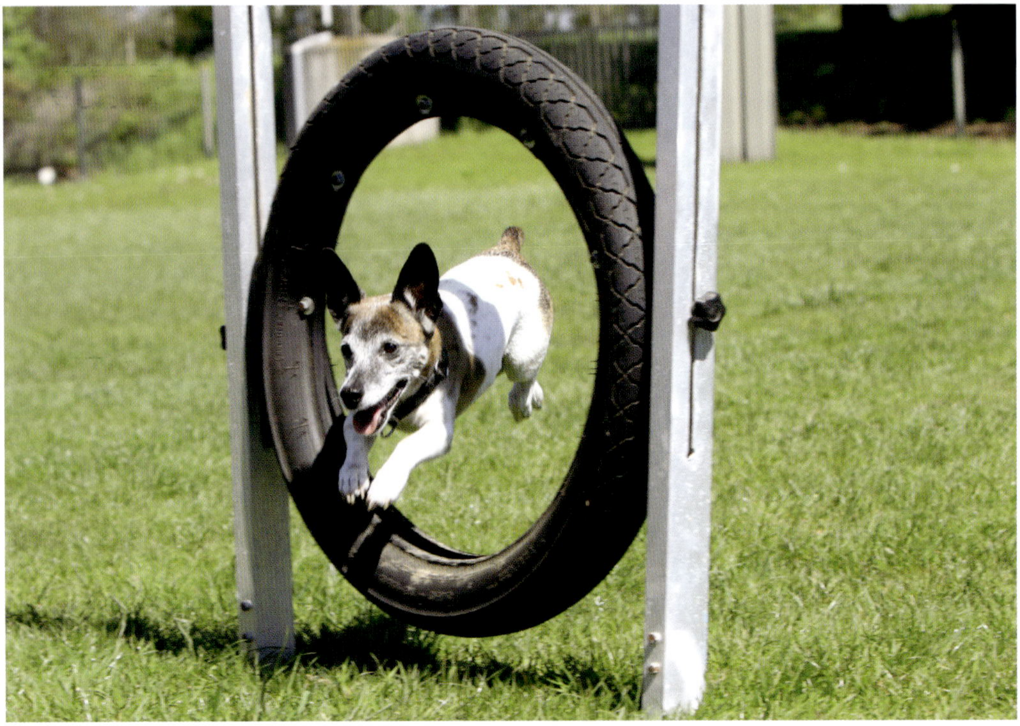

Ein fortgeschrittenes Alter ist für fitte Vierbeiner noch kein Grund, auf Hundesport zu verzichten, schließlich können viele Geräte altersangemessen angepasst werden.

Aber klar, immerhin gibt es etliche Sportarten, die genau der Konstitution und Kondition eines Seniors angepasst werden können. Daraus ergibt sich allerdings auch, dass natürlich nicht mehr alle Hundesportarten für einen älteren Vierbeiner geeignet sind. So sind hohe Sprünge oder Übungen, die ein abruptes Abbremsen zur Folge haben beispielsweise nicht mehr ideal und müssen vermieden werden. Will man seinem Hund aber einfach nur eine kleine altersgerechte Beschäftigung bieten, so geht es primär um den Spaß an der Freude und nicht um perfekte Leistung oder gar ehrgeizige Wettkämpfe. Manche Hundeschulen bieten sogar spezielle Beschäftigungsgruppen für Oldies an. Hier wird jeder Vierbeiner seiner Fitness und Tagesverfassung entsprechend gefordert. Lustige Spiele wechseln mit Übungen zum Grundgehorsam ab. Ausreichende Pausen zwischendurch dürfen natürlich nicht fehlen, schließlich will kein Senior wie am Fließband »bespaßt« werden. Und hat er einmal keine Lust zum Mitmachen, ist's auch nicht schlimm, denn dann genießt er vielleicht einfach nur das Dabeisein und das Treffen seiner Hundekumpels. Sehr wichtig für die Teilnahme eines Oldies am Hundesport ist ein(e) Trainer(in), der (die) über viel Einfühlungsvermögen und Verständnis für den Senior verfügt. Zwang und Drill ist hier absolut fehl am Platz. Spaß und gute Laune müssen immer im Vordergrund stehen.

Übertriebener Ehrgeiz ist tabu

Gerade Hunde, die ihr Leben lang begeisterte Hundesportler waren, erfreuen sich auch im Alter noch an einem abgespeckten, altersgerechten Parcours. Gehen Sie auf keinen Fall bis an die Belastungsgrenze Ihres Vierbeiners, sondern finden Sie stets das richtige Maß, damit er am Ende noch fröhlich und munter den Platz verlässt und nicht auf dem Zahnfleisch zum Auto kriecht. Dafür ist es auch wichtig, dass Sie Ihren bellenden Sportsfreund gut beobachten. Haben Sie über Jahre hinweg aktiv Hundesport auf Turnieren betrieben, stellen Sie Ihren persönlichen Ehrgeiz nun hinten an und versuchen Sie einfühlsam einen goldenen Mittelweg zu finden, Ihren Vierbeiner im Alter nicht mit Training zu überfordern, ihn andererseits aber auch nicht aus übertriebener Rücksichtnahme zu langweilen.

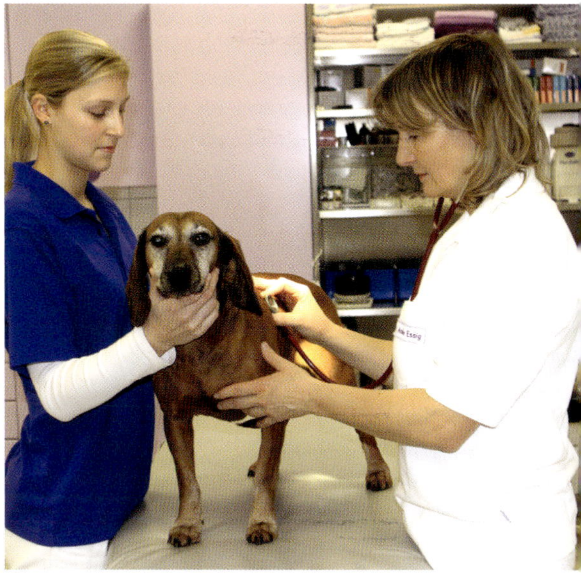

Eine regelmäßige tierärztliche Kontrolle ist für sportliche Seniorhunde wichtig.

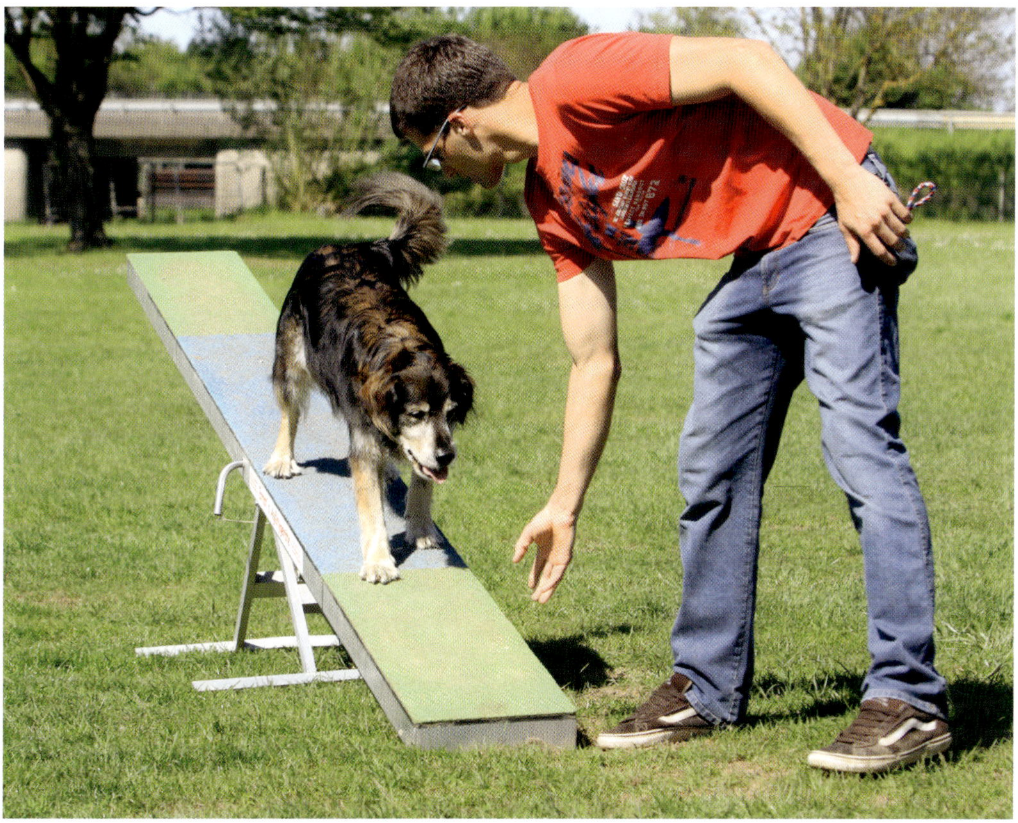

Mancherorts gibt es extra Beschäftigungsgruppen für ältere Hunde.

Leidet Ihr Hund bereits unter körperlichen Einschränkungen, besprechen Sie am besten mit Ihrem Tierarzt und eventuell mit einem Tierphysiotherapeuten, was Ihrem Senior gut tut und, was er besser unterlassen sollte. Selbstverständlich gibt es auch Vierbeiner, die mit Hundesport oder diversen Beschäftigungsgruppen gar nicht warm werden. Akzeptieren Sie diese Tatsache, verschonen Sie Ihren Senior dann mit solchen Dingen und spielen Sie lieber im Garten oder beim Spaziergang ganz individuell mit ihm.
Nachfolgend stellen wir Ihnen einige Hundesportarten vor, die auch noch für ältere Hunde geeignet sind.

Agility

Agility ist als sehr anspruchsvolle, schnelle Sportart für alte Hunde aufgrund der diversen Sprungelemente und des Tempos nur bedingt geeignet. Für gesundheitlich fitte Vierbeiner gibt es jedoch die Möglichkeit, ab dem sechsten Lebensjahr in der Seniorenklasse zu starten. Hier wird die Laufgeschwindigkeit herabgesetzt und alle Sprunghindernisse sind deutlich niedriger. Außerdem ist die Schrägwand flacher. Slalom und Reifen fehlen im Seniorenparcours ganz.

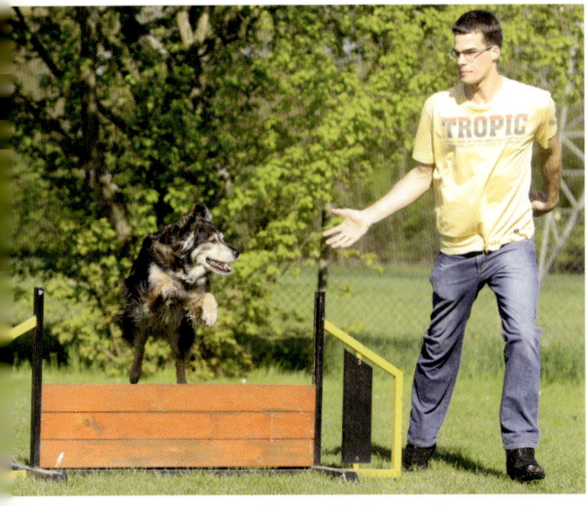

Beim Senior-Agility sind alle Hindernisse deutlich niedriger.

Turnierhundesport (THS)

Innerhalb des THS gibt es ganz verschiedene Wettbewerbsformen. Für noch fitte, gut trainierte, lauffreudige Hundesenioren ist der Geländelauf mit einer Länge von 2000 m oder 5000 m sicherlich die am besten geeignete Disziplin.

Wichtig!

Vergessen Sie vor einer sportlichen Trainingsstunde nicht, Ihren Vierbeiner entsprechend aufzuwärmen. Am Ende sollte er in gemäßigtem Tempo wieder abkühlen können, um den Bewegungsapparat und das Herz-Kreislaufsystem zu schonen, sowie Muskelkater zu vermeiden.

Mobility

Beim Mobility werden die zu absolvierenden Aufgaben individuell an die startenden Hunde angepasst. Daher eignet es sich gut für

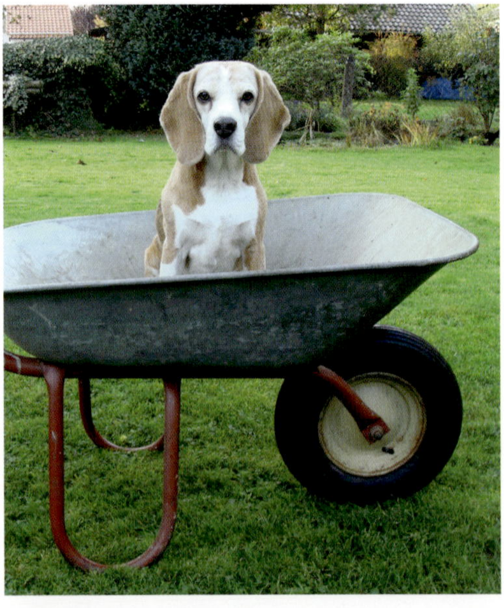

Beim Mobility stehen auch Spaßlektionen auf dem Plan.

Menschen und Hunde jeden Alters, aber auch für gehandicapte Vierbeiner. Diese Sportart ist eine Mischung aus Agility-Elemente, kleinen Unterordnungsübungen, Spaßlektionen und Kunststückchen. Der Parcours ist bestanden, wenn das Mensch-Hund-Team mindestens zwölf von siebzehn Stationen fehlerfrei durchlaufen hat. Anschließend muss der Zweibeiner in einem Theorieteil acht von zehn Fragen rund um den Hund richtig beantworten. Teamwork mit dem Vierbeiner und jede Menge Spaß sind beim Mobility Trumpf.

Degility

Degility eignet sich besonders für ältere oder gehandicapte Hunde und ihre Menschen. Beim Absolvieren der einzelnen, ganz unterschiedlichen Stationen ist viel Kopfarbeit gefragt. Der Hund soll dabei seinem natürlichen Beschäftigungsbedürfnis nachgehen dürfen. Spaß, Vertrauen und Teamgeist zwischen Mensch und Hund stehen in jedem Fall im Vordergrund. Zwang und abstrakter Gehorsam haben beim Degility nichts zu suchen. Der Parcours besteht aus verschiedenen Abenteuergeräten, die ohne festes Schema ständig wieder neu angeordnet werden. Elemente eines Parcours können beispielsweise sein: Wackeltisch, Hängebrücke, Cavaletti, Labyrinth, Slalom, Tunnel und Vieles mehr. Degility hält neben dem Spaßfaktor einen großen therapeutischen Nutzen bereit. So hilft es bellenden »Hasenfüßen« nicht nur dabei, Ängste zu überwinden und ihr Selbstvertrauen zu stärken, sondern auch den Muskelaufbau zu fördern, sowie Motorik und Gleichgewichtssinn zu schulen.

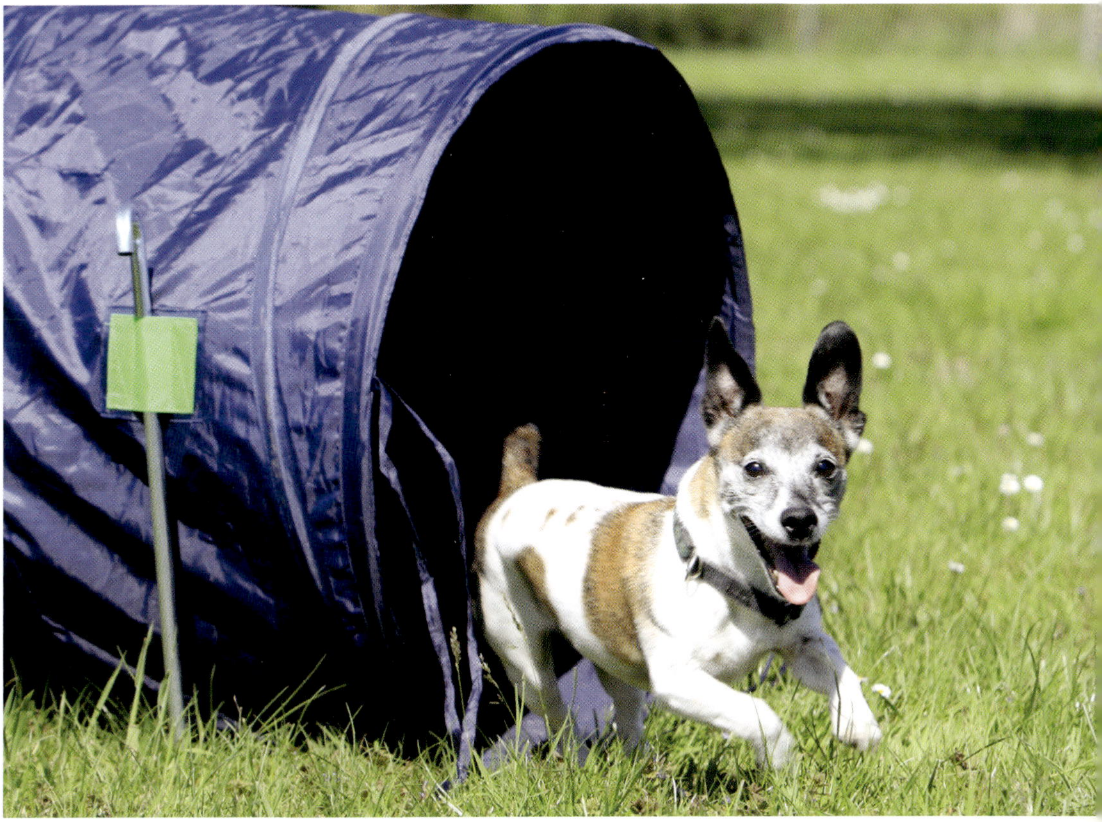

Tunnel oder Röhre sind Stationen aus dem Degility.

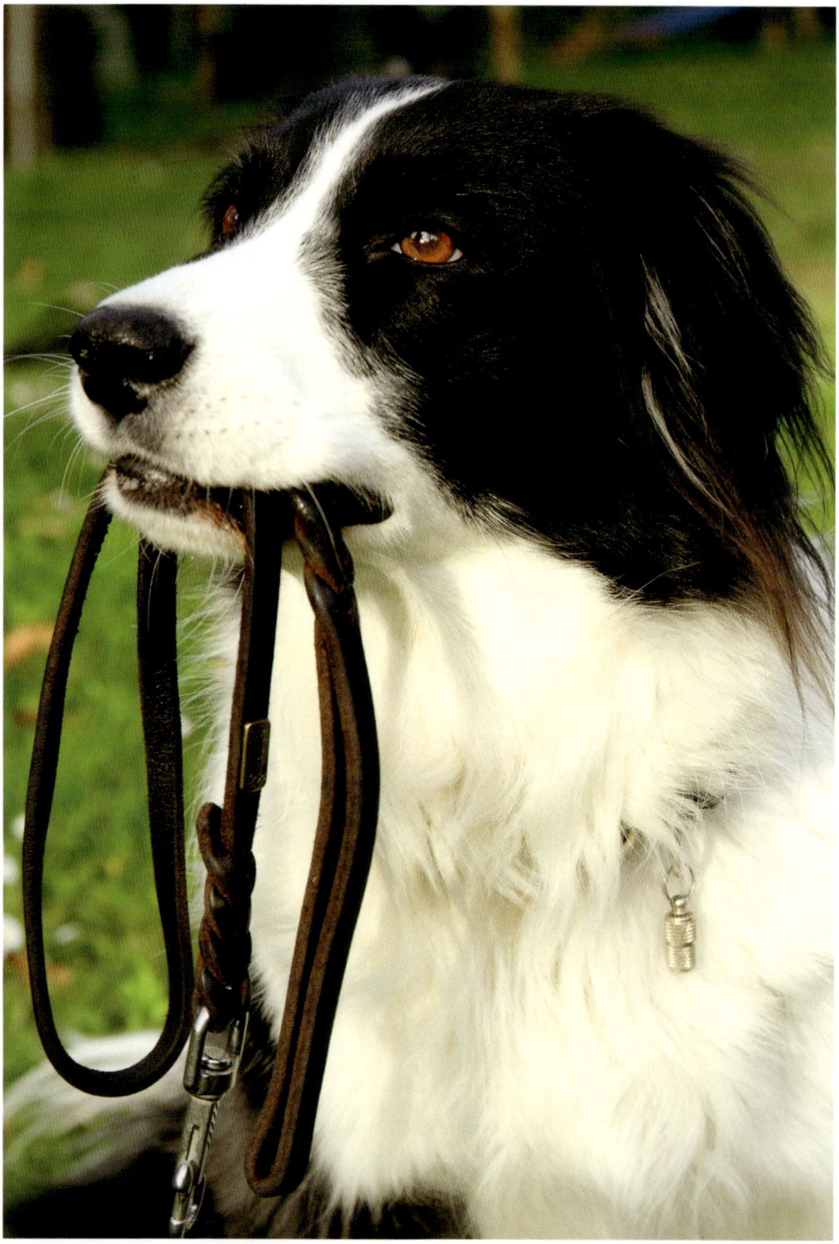

Trickdogging bedeutet: Kunststückchen lernen, die Spaß machen und einfach abzurufen sind.

Trickdogging

Da Trickdogging ganz individuell auf jeden einzelnen Vierbeiner zugeschnitten werden kann, ist es sehr gut für ältere Hunde mit und ohne Handicap geeignet. Hier werden Spaßaufgaben mit Gehorsamkeitsübungen verbunden. Der Hundeführer kann die gelernten Kunststückchen und Lektionen auch daheim und unterwegs trainieren. An erster Stelle stehen in jedem Fall »Köpfchen«, viel Spaß und gute Laune, nicht Perfektion.

Erste-Hilfe-Tipp

Schnell kommt es bei einem älteren Vierbeiner mal zu einer Verstauchung, Prellung oder Muskelzerrung. Als Sofort-Maßnahme ist zunächst ein Kühlen der betroffenen Stelle wichtig, beispielsweise durch kalte (5-15°C) Umschläge, eine ca. 20minütige Eiswürfel-Massage, einen kalten Quarkwickel oder eine Auflage mit essigsaurer Tonerde. Spätestens nach 24 Stunden sollten Sie dann auf eine durchblutungsfördernde Behandlung umstellen. Dies gelingt zum Beispiel mit Apfelessig- oder Arnikatinktur-Umschlägen, warmen Heublumensäckchen oder einem Fichtennadel-Rosmarin-Wacholder-Wickel.

Fährtenarbeit

Die Fährtenarbeit ist ein gutes Training für die betagte Hundenase. Es hält viele verschiedene Sinneseindrücke parat und schult den Geist des Seniors. Allerdings gibt es hier sehr unterschiedliche Schwierigkeitsgrade. Die aus dem Hundesport bekannten Disziplinen Fährtensuche und Mantrailing sind sicherlich etwas für Profis, also für Vierbeiner, die sich schon länger damit beschäftigen durften. So lernt der Hund bei der Fährtensuche, einer menschlichen Spur in natürlichem Gelände zu folgen. Er orientiert sich hier an der Bodenverwundung. Beim Mantrailing hingegen sucht der Vierbeiner eine vermisste Person anhand einer Geruchsprobe (z.B. Kleidungsstück). Eine weitere Form der Fährtenarbeit ist die Nachsuche von Jagdgebrauchshunden. Hierbei muss der Hund angeschossenes und flüchtiges Wild anhand des verlorenen Schweißes (= Blut) finden. Da bei solch einem Einsatz unter Umständen große Ausdauer und ein gewisses Maß an Schärfe gegenüber dem eventuell noch wehrhaften Wild gefragt ist, eignet sich die Schweißarbeit nur für absolut fitte, ältere Hunde.

Nahezu für alle alten Vierbeiner taugt dagegen die Spaß-Suche mit verlockend-duftenden Pansen-, Leberwurst- oder Käsefährten. Dazu mehr im Spiele-Teil dieses Buches ...

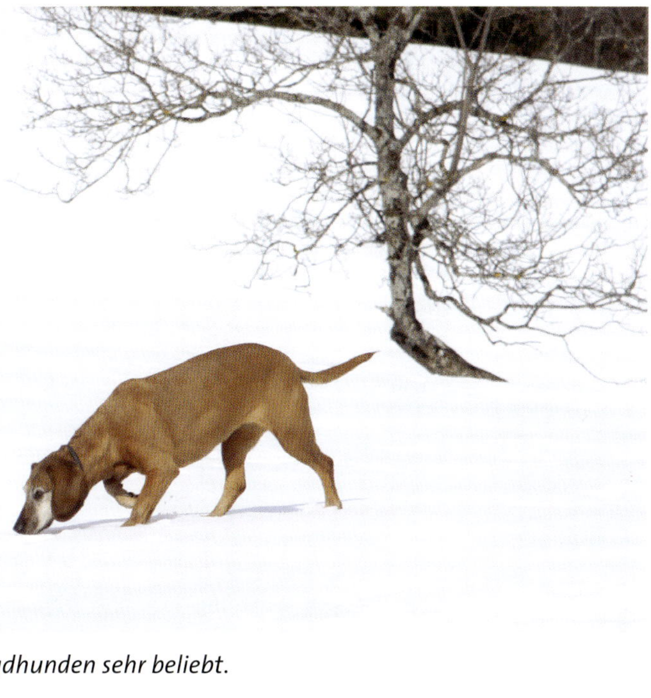

Die Fährtenarbeit ist gerade bei Jagdhunden sehr beliebt.

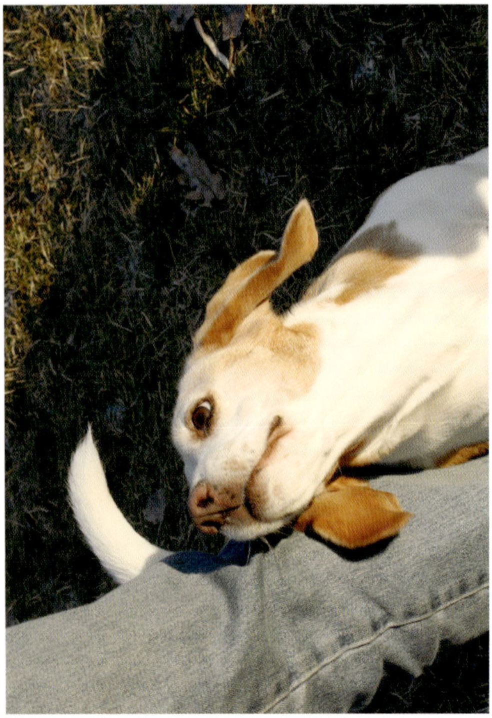

Dog Dancing ist ein Teamsport. Herrchen oder Frauchen müssen hier gemeinsam mit ihrem Hund eine Choreographie einstudieren.

Dog Dancing

Eine Dog Dancing Choreographie kann ganz individuell an die teilnehmenden Hunde angepasst werden, insofern ist diese Sportart für Hunde jeden Alters mit und ohne Handicap geeignet. Der Hundeführer entwickelt zusammen mit seinem vierbeinigen »Tanzpartner« eine Choreographie, die den Hund körperlich, aber vor allem auch geistig fordert, denn der Vierbeiner zeigt dabei diverse Tricks. Die möglichst synchron ausgeführte Darbietung wird von passender Musik untermalt. Neben Fantasie und Kreativität sind beim Dog Dancing Geduld, Humor und eine gute Motivation des Hundes verlangt. Eine Aufführung erfolgt entweder paarweise oder auch in einer Gruppen-Formationen. Spaß und gute Laune stehen bei allen Beteiligten im Vordergrund. Auf Perfektion sollte bei älteren vierbeinigen Teilnehmern natürlich verzichtet werden.

Mobyclass

Mobyclass ist eine vom Deutschen Pudel-Klub e.V. kreierte Sportart, die aber auch allen anderen Hunderassen und Mischlingen offen steht. Die Mobyclass orientiert sich in ihren Grundzügen am Agility, die Anforderungen sind jedoch einfacher, so dass auch ältere Menschen und Hunde gut daran teilnehmen können. Die Geräte sind nicht so hoch und kompliziert. Leistungsdruck, Zwang und Stress sind fehl am Platz. Im Vordergrund steht vielmehr der Spaß an einer sportlichen Betätigung. Je nach Schulterhöhe werden die Vierbeiner in drei Gruppen eingeteilt. Zudem gibt es drei verschiedene Anforderungsstufen. Der Hundeführer darf selbst auswählen, welche Klasse für ihn und seinen Hund die passende ist. So ist die Standard-Stufe (MCS) besonders für ältere Vierbeiner geeignet, denn hier wird der Parcours ohne Zeitnahme absolviert. Der Parcours ist 70 m lang und besteht aus 8 verschiedenen Stationen. Pro Turnier gibt es zwei getrennt bewertete Durchgänge. Eventuell werden auch im zweiten Durchgang noch einmal die variablen Geräte neu angeordnet. Die Gesamtpunktzahl errechnet sich aus dem Mittelwert der addierten Punktzahlen beider Durchgänge.

Die Mobyclass steht nicht nur Pudeln offen ...

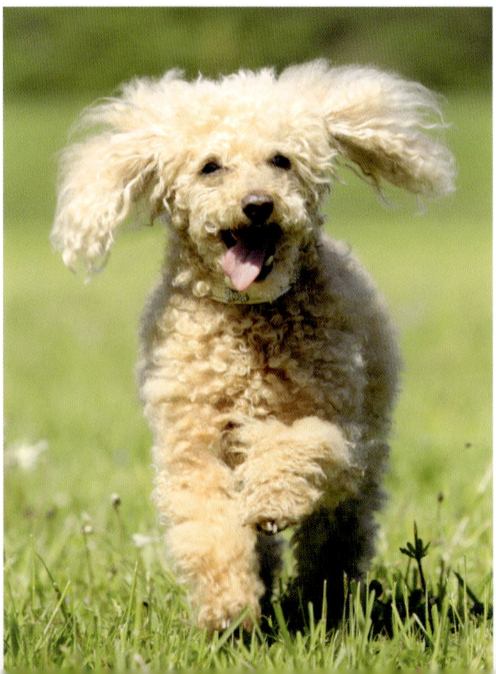

Kennen Sie Ralley Obedience?

Ende der 1990er Jahre hatte der Amerikaner Charles »Bud« Kramer die Idee zu dieser abwechslungsreichen Sportart, die zwar anspruchsvoll ist, aber trotzdem relativ schnell von jedem Zwei- und Vierbeiner zu erlernen ist. Ein Hundeplatz eignet sich hier zum Üben genauso gut wie der eigene Garten. Teilnehmen kann jeder, egal ob jung oder alt, groß oder klein. Auch gehandicapte Zwei- und Vierbeiner sind willkommen; für sie wird der Parcours im Vorfeld dementsprechend angepasst. Aber worum geht es genau? Innerhalb von vier Minuten muss das sechsbeinige Team einen Parcours bewältigen, der aus ca. 20 verschiedenen Stationen besteht, die in einem mindestens 15 x 24 m großen Areal aufgebaut sind. Für mobilitätsbegrenzte Hundeführer legt der Richter vor dem Start eine bestimmte erlaubte Zeitüberschreitung fest. An jeder Station steht ein Schild, das dem Hundeführer sagt, was zu tun ist. Hier warten Aufgaben aus Unterordnung und Obedience wie beispielsweise »Bleib«, »Platz« aus der Bewegung, Slalom um Pylonen oder Wendungen in verschiedene Richtungen, auf das Team. Aber auch Agility-Elemente fließen mit ein. Während des gesamten Laufes ist eine intensive Kommunikation mit dem Vierbeiner erlaubt, es darf also angefeuert und motiviert werden. Außerdem kann der Hundeführer beliebig viele Hör- oder Sichtzeichen und am Ende einer Aufgabe sogar ein Leckerli geben. Während einer Übung ist Futter als Lockmittel allerdings verboten. Entscheidend ist, dass die Signale sofort zuverlässig befolgt werden. Eventuelle Korrekturen führen zu Punktabzug oder sogar zur Disqualifikation. Je nach Ausbildungsstand starten die Teams in zwei verschiedenen Klassen. Bewertet wird je nach Fehlern, das heißt, jedes Team beginnt mit einer Punktzahl von 200. Für jeden Fehler, den ein Richter an den diversen Stationen beurteilt, gibt es Punktabzüge. Wer am Ende mit den meisten Punkten ins Ziel kommt, hat gewonnen. Bei Punktegleichstand geht es zum Stechen auf einen auf zwölf Stationen verkürzten Parcours.

Inzwischen wird auch hierzulande in manchen Hundeschulen Ralley Obedience angeboten.

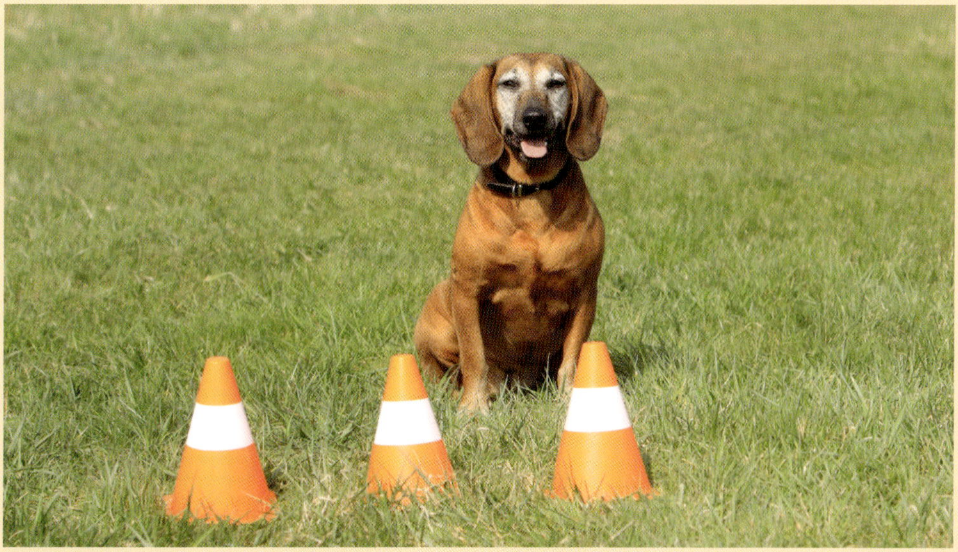

Ein Element aus dem Ralley Obedience ist der Slalom um Pylonen.

4. Spielen mit älteren Hunden

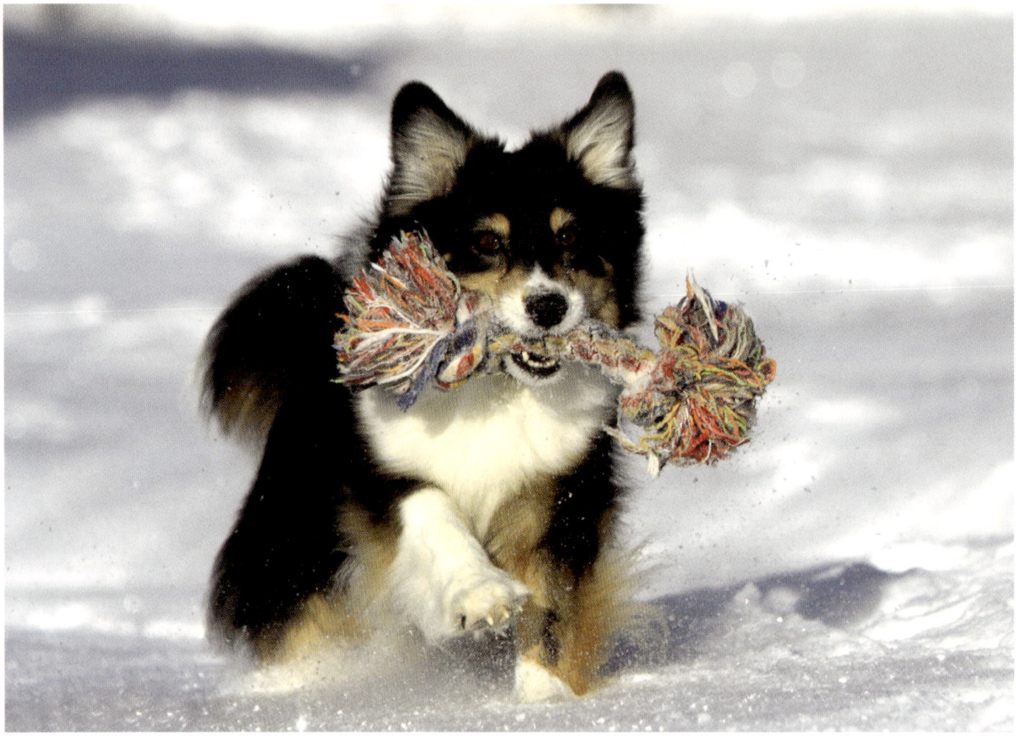

Selbst Hundesenioren sind noch für allerhand Schabernack zu haben.

Obwohl mit zunehmendem Alter der Spieltrieb eines Hundes nachlässt, sind auch ältere Vierbeiner noch für allerhand Späße zu haben. Fordern Sie Ihren Senior mit kleinen, lustigen Aufgaben und stecken Sie ihn mit guter Laune an. Das hält jung und fit, denn Spielen macht nicht nur Spaß, sondern hat für ältere Vierbeiner auch einen therapeutischen Nutzen. So trägt es beispielsweise zu einer Stärkung des altersmäßig oftmals angeknacksten Egos bei, denn plötzlich dreht sich wieder alles um den bellenden Senior, der durch viel Lob einen regelrechten Motivationsschub erfährt. Außerdem bedeutet Spielen häufig eine wirksame Ablenkung von kleineren Alterswehwehchen. Inzwischen ist es wissenschaftlich erwiesen, dass Hunde, die ihr Leben lang spielerisch gefordert wurden, generell länger fit und gesund bleiben. Für viele Graue Schnauzen wirkt ein lustiges Spiel also wie eine Verjüngungskur. Manche Oldies lassen sich auch noch von Artgenossen zu einer kleinen Gaudirunde animieren.

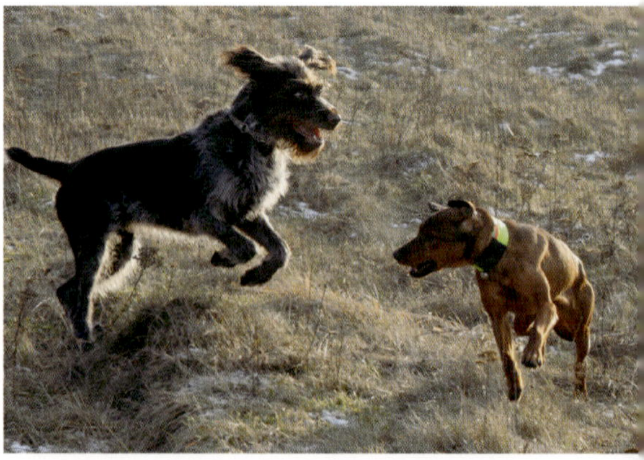

Ein Spielchen in Ehren kann niemand verwehren, auch ein lustig gestimmter Seniorhund nicht.

Gibt es für das Spiel mit Seniorhunden besondere Regeln?

Die Antwort lautet ganz klar JA, denn das Spiel mit einem älteren Vierbeiner verlangt natürlich eine erhöhte Rücksichtnahme auf den derzeitigen Gesundheitszustand und/oder eventuelle körperliche Einschränkungen des Hundes. So sollte ein Oldie, der unter Arthrose leidet, beispielsweise keine Hindernisse überspringen, kann dafür aber noch leichte Gegenstände apportieren oder eine Fährte erschnüffeln. Außerdem darf die bis dato erworbene Kondition nicht außer Acht gelassen werden. Auch die Tagesverfassung spielt eine wichtige Rolle. So kann es durchaus vorkommen, dass Ihr Senior mal keine Lust auf Schabernack hat. Akzeptieren Sie diese Tatsache dann einfach und nerven Sie ihn in einem solchen Fall nicht mit unendlichen Spielaufforderungen ihrerseits. Häuft sich bei einem bis jetzt noch oft zu Späßen aufgelegten Hund jedoch die Spielunlust, sollten Sie ihn von einem Tierarzt untersuchen lassen. Vielleicht verdirbt ihm nun ein akutes gesundheitliches Problem die Freude am Scherzen. Respektieren Sie außerdem, dass ein älterer Vierbeiner generell meist nur noch in kurzen Sequenzen spielen möchte. Gönnen Sie ihm zwischendurch ausreichend Pausen zum Erholen, Dösen oder einfach nur Ruhen.
Vermeiden Sie unbedingt besonders rasante Spiele (z.B. mit Ball oder Frisbee), bei denen Ihr Hund abrupt abstoppen oder zum Fangen des Gegenstands in die Höhe springen muss, denn dies belastet die Gelenke enorm. Besser ist es, das Spielzeug langsam über den Boden zu rollen.

Beachten Sie hingegen beim Apportieren, dass die zu bringenden Gegenstände mit Rücksicht auf den schon abgenützten Bewegungsapparat des Hundes nicht besonders schwer sein sollten.

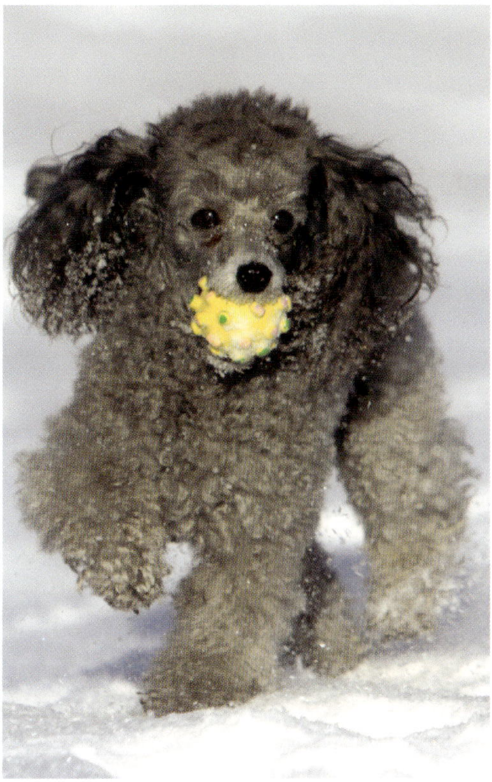

Ballspiele sind Oldies nur auf weichem Untergrund wie Schnee erlaubt, ansonsten belasten die abrupten Stopps zu stark die Gelenke.

Seien Sie flexibel und verständnisvoll

Das Spiel mit einem alten Hund kann auch mal ganz anders verlaufen als gedacht. Vielleicht ist Ihr Vierbeiner heute einfach etwas langsamer in seinen Bewegungen oder ein bisschen schwerer von Begriff. Nehmen Sie ihm solche Veränderungen nicht krumm, schimpfen Sie ihn nie und bewahren Sie stets die Ruhe. Eventuell geht es Ihnen im Alter einmal ähnlich und dann werden auch Sie froh über ein verständnisvolles, einfühlsames Gegenüber sein.

Oldie-angepasstes Spielen

Nicht empfehlenswert sind Zerrspiele aller Art, da viele Seniorhunde bereits lockere Zähne oder auch Zahnlücken haben, die dadurch erst recht schmerzhaft gereizt werden. Zudem beanspruchen solche Spiele durch das Ziehen und Ruckeln am Spielzeug die Halswirbelsäule des Methusalems schädlich.

Bedenken Sie auch, dass alte Vierbeiner meist nicht mehr über so viel Muskulatur wie früher verfügen. Häufig ist außerdem bereits der Gleichgewichtssinn beeinträchtigt. Alle Spiele oder gar Parcoursanordnungen müssen diesen Einschränkungen entsprechend angepasst werden. Lassen Sie beispielsweise besonders hohe Geräte weg und verbreitern Sie extrem schmale Hindernisse (z.B. zum Balancieren). Grundsätzlich soll keine Verletzungsgefahr durch besonders riskante Übungen bestehen. Auch Tricks, bei denen Ihr Hund auf zwei Beinen laufen muss, sind ungesund und somit nicht altersangemessen. Steigen Sie im Zweifelsfall lieber auf ganz einfache Anforderungen um. Denksportaufgaben müssen ebenfalls noch gut lösbar sein und dürfen nicht in geistige Hochleistungen ausarten. Ansonsten ist ein betagter Vierbeiner schnell überfordert und verliert dadurch die Lust.

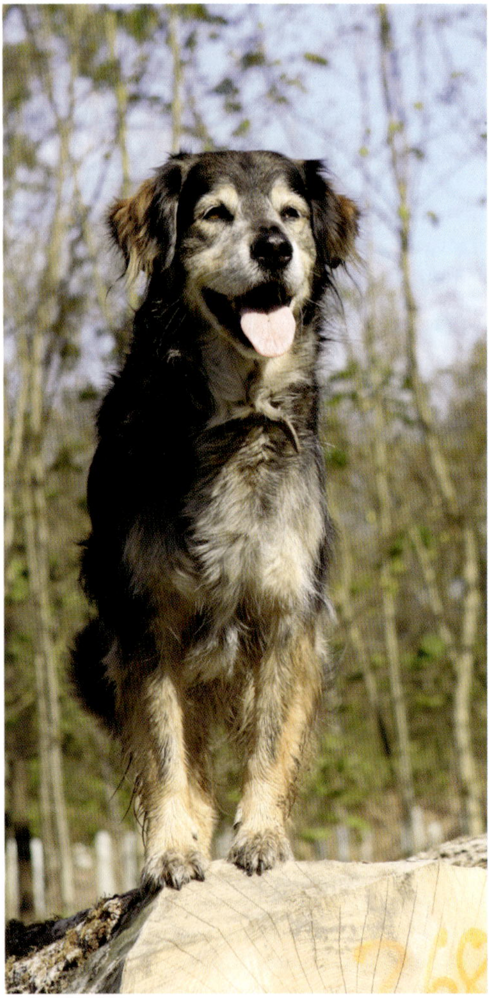

Gestalten Sie alle Spiele altersangemessen und achten Sie darauf, dass sich Ihr Senior nicht verletzen kann.

Nicht vergessen ...

Bremsen Sie allzu übermütige Vertreter auch mal ein. Kreislauflabile Hunde müssen Sie an heißen Tagen aus gesundheitlichem Interesse spieltechnisch etwas zurückhalten.
Wie immer bei actionreichen Aktivitäten gilt: Verlegen Sie Spiel und Spaß im Sommer lieber auf die kühlen Morgen- und Abendstunden. Lassen Sie Ihren Senior außerdem nicht mit vollem Magen toben (Magendrehung).

Spielideen ...

Spiele mit Seniorhunden müssen grundsätzlich ganz individuell an den jeweiligen Hund, seine körperliche und geistige Verfassung, sowie seine Vorlieben und Fähigkeiten angepasst werden. Mit viel Einfühlungsvermögen, Geduld, Kreativität und Humor bieten sich jede Menge Möglichkeiten, auch einen Oldie entsprechend angemessen zu fordern. Verschiedene Alterswehwehchen bedeuten also noch lange kein generelles Spiel- und Spaßverbot. Überzeugen Sie sich selbst ...

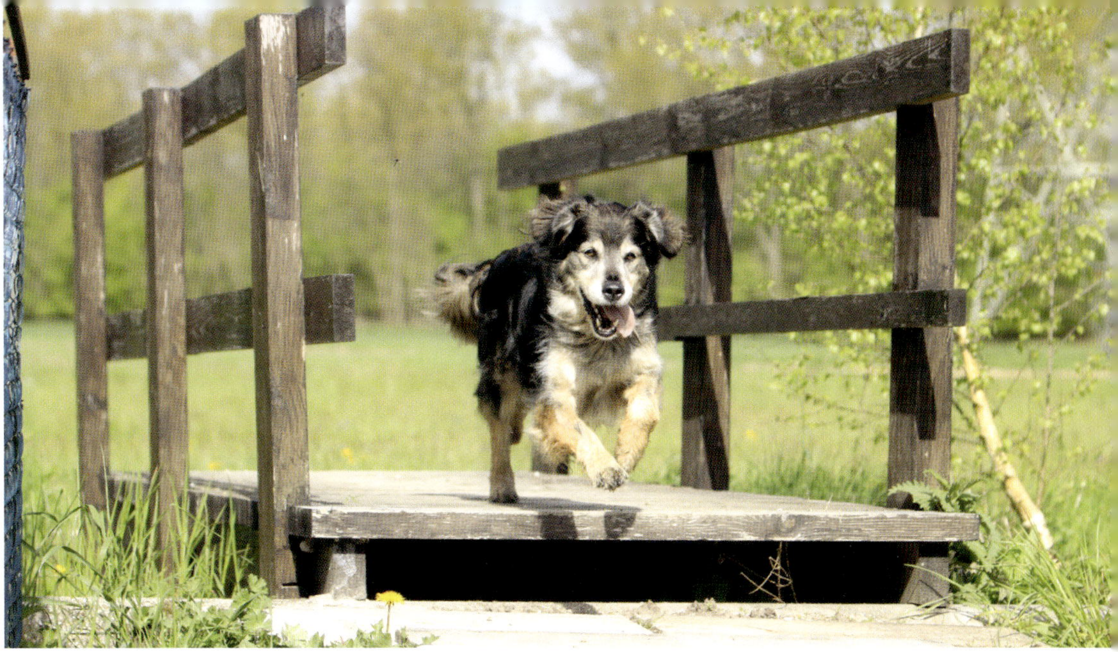

Selbst mit älteren Vierbeinern kann man sich aus einem ganzen Spielepool bedienen, vorausgesetzt natürlich, man stellt sich genau und ganz individuell auf seinen Hund ein.

... für ältere Hunde, ohne besondere Einschränkungen

Vierbeinern, die im Alter noch fit und gesund sind, steht fast noch die komplette weite Spielewelt offen. Fast heißt, dass ein Senior generell natürlich alles in gemäßigter Form ausführen sollte, um einfach den alternden Körper zu schonen. Also nicht mehr so hohe Sprünge wie früher, keine Verdrehungen, keine abrupten Stopps oder andere Gelenkebelastenden Elemente. Außerdem gelten natürlich die im vorherigen Kapitel erläuterten ganz allgemeinen Spielregeln. Ansonsten steht dem gemeinsamen Spaß nichts im Wege. Und los geht's!

Bierdeckel-Sherlock-Holmes

Für dieses Spiel benötigen Sie vier Bierdeckel, die in der Mitte geknickt sein sollten, so dass eine Seite etwas hoch steht und der Hund den Bierdeckel besser vom Boden aufnehmen kann. Tragen Sie zum Knicken jedoch geruchsneutrale Einweghandschuhe. Geben Sie nun zwei Bierdeckel mit einer Zange oder Einweghandschuhen unbeobachtet vom Hund auf den Boden; den dritten Pappuntersetzer reiben Sie in Ihren Händen und legen ihn zu den zwei anderen dazu. Der vierte Bierdeckel, der ebenfalls nach Ihnen riechen darf, dient Ihrem bellenden Sherlock Holmes als Geruchsmuster, anhand dessen er den Untersetzer erschnüffeln muss, den Sie vorher in der Hand hatten. Findet Ihre vierbeinige Supernase den Richtigen, winkt ihm eine schmackhafte Belohnung.

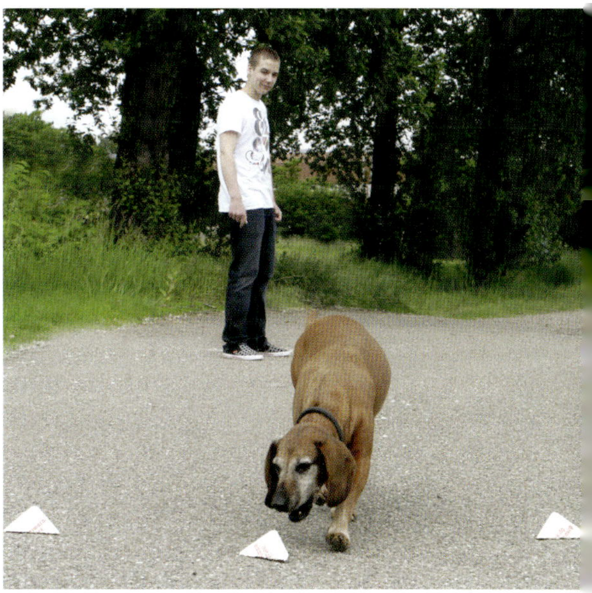

Das Bierdeckel-Spiel verlangt vom Oldie ein feines Näschen.

Für junggebliebene Hüpfer

Drei Handfeger oder Schuhbürsten, die mit den Borsten nach oben auf dem Boden liegen, lassen sich toll überspringen. Auch zwei gleich-flache Kartons, auf die ein Besenstiel gelegt wird, ergeben ein Hindernis für ältere, fitte Sportskanonen. Ein oder mehrere nebeneinander aufgestellte, umgedrehte Plastikblumenkästen können ebenso überquert werden wie zwei Ziegelsteine, auf die ein Besenstiel deponiert wird. Wenn Sie sich auf den Boden setzen, überspringt ein größerer Hund gerne Ihr ausgestrecktes Bein. Mehrere nebeneinander aufgestellte, umgedrehte, kleinere Blumentöpfe sind ebenfalls als Hindernis zu gebrauchen. Auf dem Spaziergang wird gerne ein schmaler, liegender Baumstamm übersprungen.
Im weichen Sand am Strand nehmen junggebliebende Hüpfer begeistert jede Hürde: Ein selbst gebautes, niedriges Hindernis aus Sand ist hier ebenso geeignet wie ein auf dem Boden liegendes, zusammengerolltes Handtuch.

Nichts übertreiben ...

Verwenden Sie generell für ältere, fitte Hunde niedrige Hürden und lassen Sie auch körperlich gesunde Oldies nur ab und zu über Hindernisse springen. Ein ganzer Hürdenparcours, wohlmöglich noch mehrmals hintereinander absolviert, ist für einen alten Vierbeiner ungesund, auch, wenn er noch keine körperlichen Einschränkungen hat.

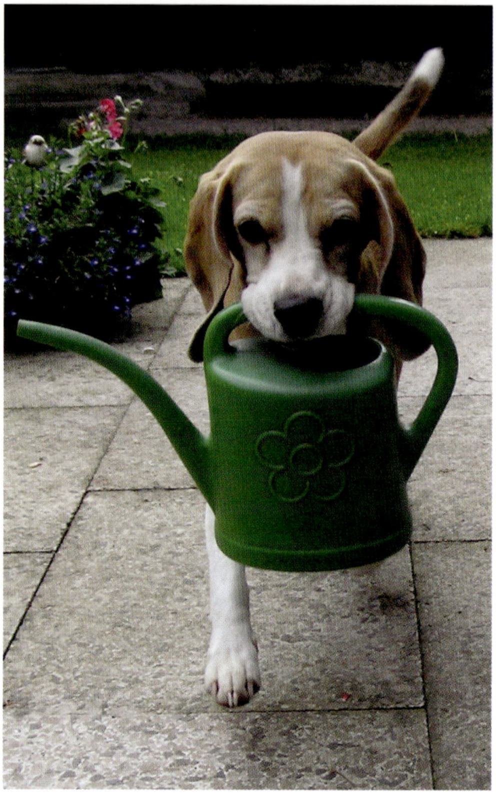

Apportierfans unterstützen Sie gerne mit leichten Bringaufgaben bei der Gartenarbeit.

Eine tragende Rolle ...

Viele Vierbeiner lieben Apportieren. Geben Sie Ihrem Oldie ein möglichst leichtes Apportel. Er wird stolz wie Oskar sein, wenn er Ihnen ab jetzt die Zeitung, einen Pantoffel oder einen kleinen Schirm tragen darf. Für die Gartenarbeit bringt Ihnen Ihr haariger Helfer selbstverständlich die Gummihandschuhe, Gartenclocs oder eine kleine Gießkanne. Wasserratten holen liebend gerne Gegenstände aus dem kühlen Nass. Inzwischen gibt es im Fachhandel spezielles Neopren-Spielzeug in verschiedenen Größen, das aufgrund seines geringen Gewichts gerade für alte Hunde gut geeignet ist. Am Strand können Ihnen Apportierfans auf Kommando die Sonnenmilch, ein Handtuch oder Ihren Sonnenhut bringen.

Der liegende Baumstamm

Über breite Baumstämme kann Ihr Hund toll balancieren. Hierbei wird der Gleichgewichtssinn des Seniors geschult. Außerdem ist Geschicklichkeit und Koordination gefragt. Kennt Ihr Oldie diese Übung nicht schon,

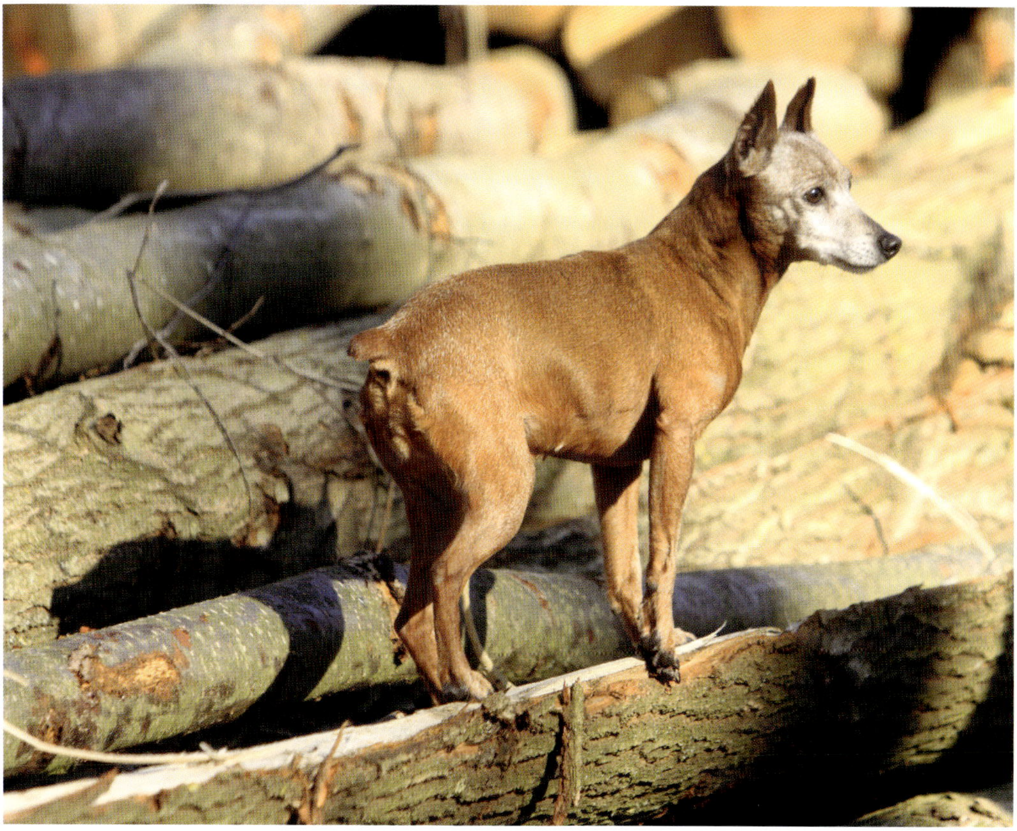

Das Laufen über einen Baumstamm ist ein durchaus anspruchsvoller Balanceakt.

führen Sie ihn ganz langsam und vorsichtig, sowie mit viel Motivation und Lob an diese Übung heran. Legen Sie am besten zunächst mehrere Leckerlis auf dem Stamm aus. Berücksichtigen Sie, dass nicht jeder Vierbeiner für dieses Spiel zu haben ist: Manche Vertreter zeigen sich rasch sehr mutig und nützen bald jeden Baumstamm für einen gekonnten Balanceakt. Andere aber sind kleine Hasenfüße, die keinen Spaß an dieser Übung finden. Letzteren sollten Sie dann lieber etwas anderes bieten.

Das Leckerli-Suchspiel

Verstecken Sie unbemerkt vom Hund ein Leckerli im Laub oder Moos. Beachten Sie allerdings, dass Ihre Spürnase nicht einfach drauflos sucht, sondern nur nach Ihren Anweisungen. Auf »Such« wird also gestartet, nach dem Kommando »Stopp« muss Ihr Vierbeiner jedoch sofort unterbrechen, selbst, wenn das Leckerli schon sichtbar vor ihm liegt. Frisst Ihr Hund nur auf Befehl, schützen Sie ihn somit vor der Aufnahme von Giftigem am Wegrand.

Die Leckerlisuche im Laub ist für Spürnasen ein großer Spaß.

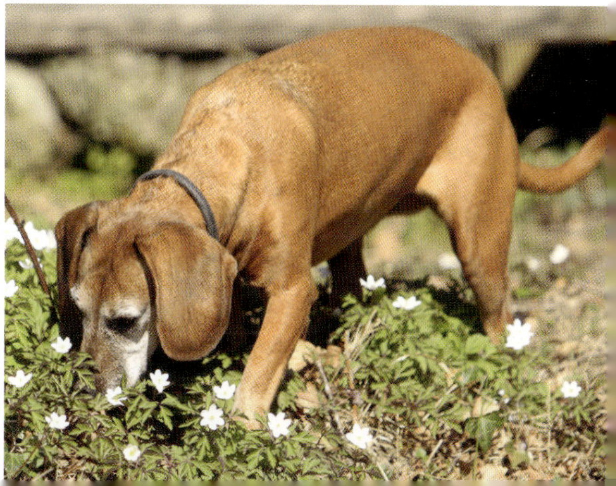

... für Hunde mit diversen Alterswehwehchen wie ...

Oldies mit körperlichen Einschränkungen bedürfen einer erhöhten Rücksichtnahme auf ihr jeweiliges Handicap. Ein gänzlicher Verzicht auf Spiel und Spaß ist deswegen aber natürlich nicht nötig.

... Einschränkungen der Beweglichkeit (z.B. durch Arthrose, HD, Spondylose etc.)

Verschonen Sie Hunde mit Bewegungseinschränkungen vor Sprüngen, abrupten Stopps, Drehungen, Wendungen und ganz allgemein den Bewegungsapparat belastenden Übungen. Ebenfalls unangebracht sind: Das Apportieren schwerer Gegenstände, besonders schnelle Spiele (z.B. Wettrennen), Schwimmen in kaltem Wasser, das Anlegen von Packtaschen und generell alle Spiele, die den Bewegungsapparat besonders beanspruchen. Trotzdem gibt es noch genug Möglichkeiten, einen nicht mehr ganz so mobilen Senior lustig zu beschäftigen. Probieren Sie's aus ...

Hier geht's um die Wurst ...

Geben Sie ein paar Wurststückchen in ein Marmeladenglas mit Schraubdeckel. Bohren Sie einige Duftlöcher in den Deckel, verstecken Sie das Glas und lassen Sie Ihren Hund danach suchen. War er erfolgreich, bekommt er zur Belohnung die Wurst.

Luzie findet das Marmeladenglas dufte ...

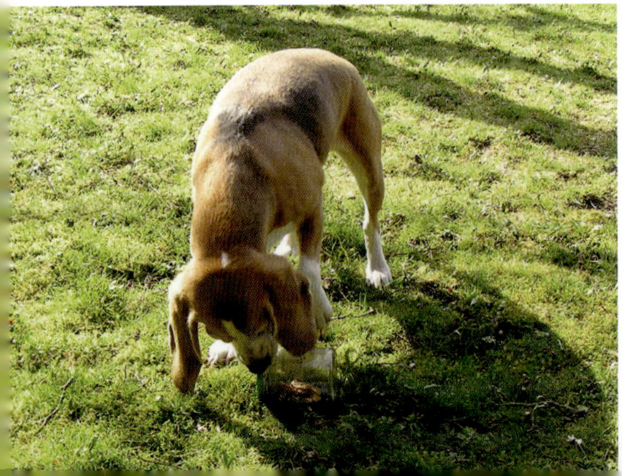

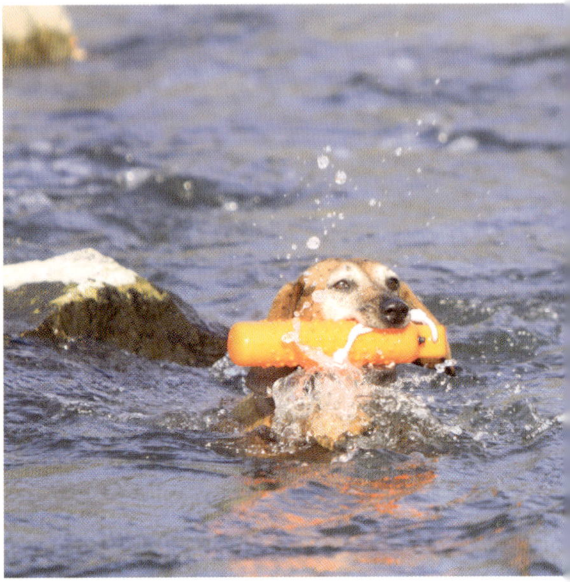

Auch leichte Gummi-Dummys lassen sich toll aus dem Wasser holen.

Sommerspaß im kühlen Nass

Apportierfreudige Wasserratten können im Sommer gut Spielzeug aus dem Wasser holen. Hierfür eignet sich hervorragend das bereits erwähnte, schwimmende Neopren-Spielzeug. Ein in flaches Wasser geworfenes, verlockendes Leckerli hingegen lädt zu einem kurzen Tauchgang ein. Haben Sie kein hundetaugliches Gewässer in Ihrer Umgebung, tut's auch ein großer Eimer, eine Plastikwanne oder ein Kinderplanschbecken in Ihrem Garten. Den rutschigen Boden sollten Sie jedoch unbedingt mit einer Duschwanneneinlage absichern.

Spuren im Sand ...

Spürnasen freuen sich über eine Fährte im Sand. Binden Sie dazu ein Stück Pansen an eine Schnur und ziehen sie dieses ein Stück durch den Sand. Gehen Sie dabei an markanten Stellen wie beispielsweise einem Strandkorb, einer Luftmatratze oder einem Sonnenschirm vorbei, damit Sie später die Nasenleistung Ihres Hundes besser überprüfen können. Am Ende der Strecke winkt der Pansen als Belohnung.

Sandiger Buddelspaß

Buddelfans graben begeistert das von Ihnen im Sand versteckte Lieblingsspielzeug wieder aus. Solche Vertreter haben außerdem viel Spaß daran, gemeinsam mit Ihnen kleine Wasserkanäle am Meeresstrand anzulegen. Hier können Sie entweder mitbuddeln oder Sie leiten Ihren Vierbeiner »nur« an. Anschließend darf Bello über seinen selbst kreierten Wassergraben springen. Auch beim Sandburgenbau wird Ihnen Ihr eifriger Vierbeiner sicher gerne hilfreich zur Seite stehen.

Gesunder Sandboden

Das Laufen im Sand ist für Seniorhunde mit Erkrankungen des Bewegungsapparates empfehlenswert, weil dieser weiche Untergrund angenehm nachgibt, andererseits aber trotzdem auch die Muskulatur des Vierbeiners kräftigt.

***Unser Tipp:** Haben Sie keinen Sandstrand in der Nähe, eignet sich auch ein Reitplatz für das Training.*

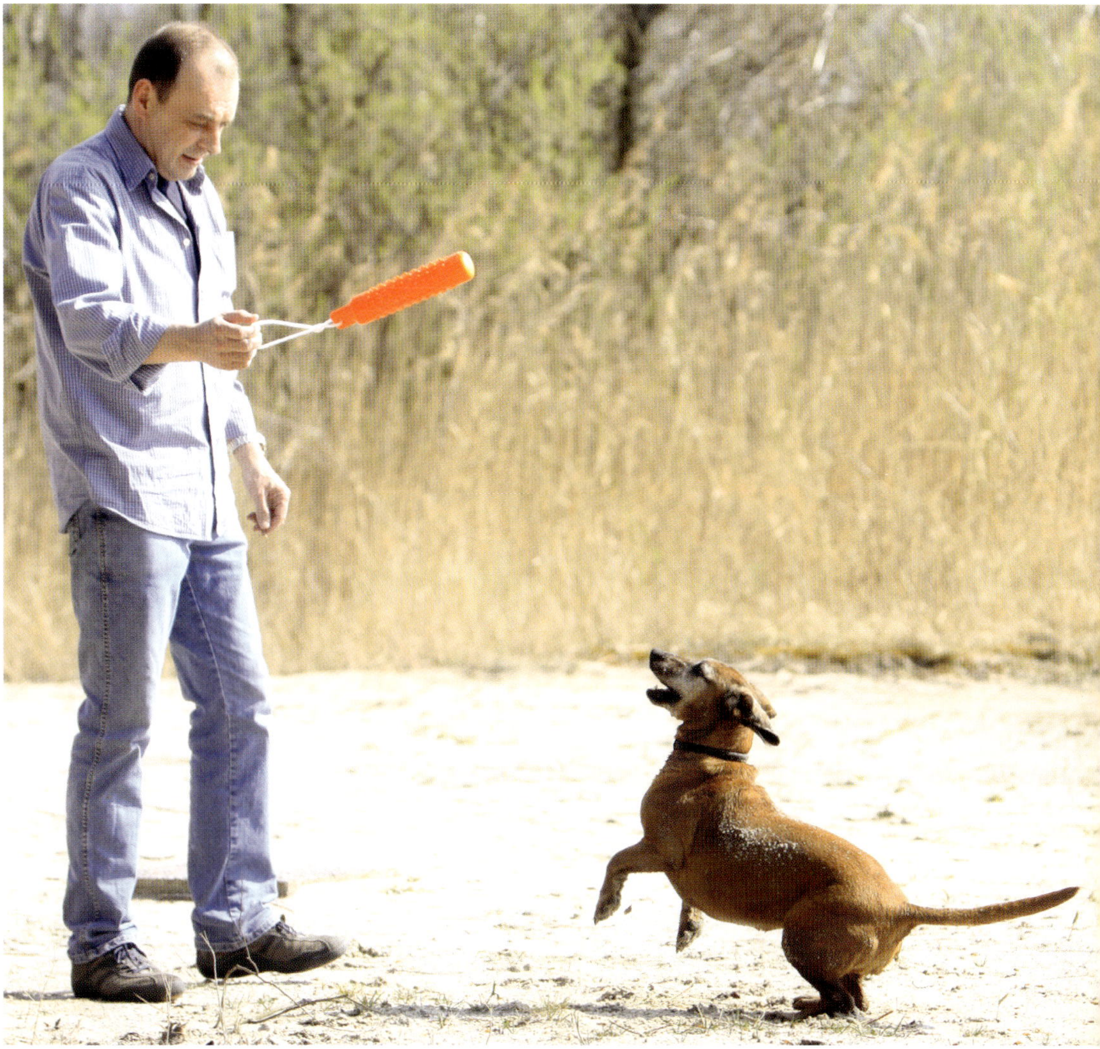

Sand und Wasser bieten viele, lustige Spielmöglichkeiten.

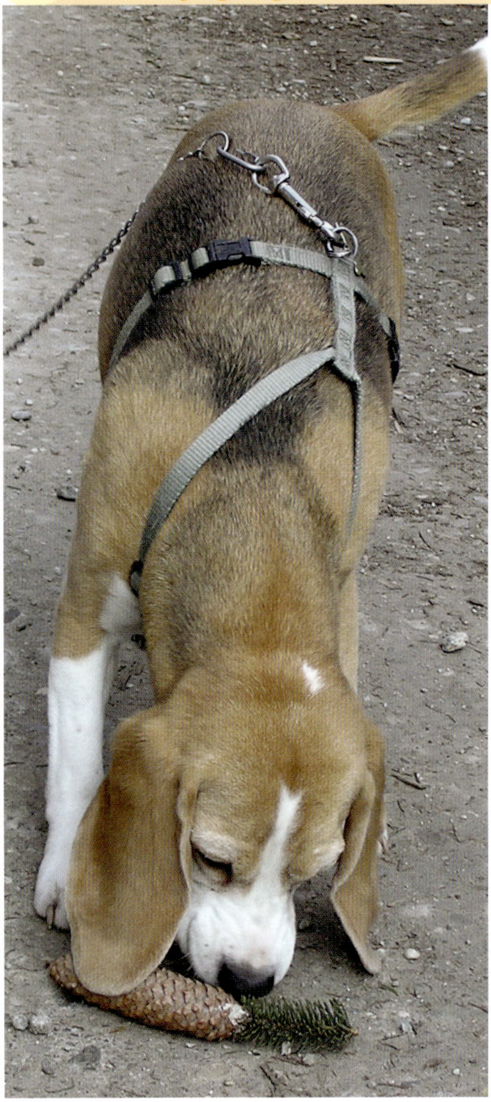

Lassen Sie Ihren Senior unterwegs einen Tannenzapfen suchen, den Sie vorher in der Hand gehalten haben.

Die Tannenzapfen-Suche

Reiben Sie einen Tannenzapfen in Ihren Händen und lassen Sie ihn unterwegs fallen (unbemerkt von Ihrem Hund). Bevor Sie nun wieder umkehren, darf Ihr Vierbeiner kurz an Ihrer Hand schnuppern. Dann schicken Sie ihn auf die Suche nach dem von Ihnen angefassten Zapfen. Feuern Sie ihn dabei immer wieder an und loben Sie ihn fest, wenn er den Tannenzapfen gefunden hat.

... Herzbeschwerden

Seniorhunde mit Herzproblemen dürfen ihr Herz-Kreislaufsystem nicht überlasten, obwohl ein leichtes, der jeweiligen Erkrankung angepasstes Ausdauertraining in einigen Fällen durchaus erlaubt und sinnvoll ist. Klären Sie dies jedoch immer erst mit Ihrem Tierarzt ab. Wichtig ist, nicht in der größten Hitze zu spielen, sondern nur bei kühleren Temperaturen. Außerdem darf stets frisches Wasser nicht fehlen. Beachten Sie jedoch, dass auch zu viel Trinken auf einmal verbunden mit anschließendem Toben eine lebensgefährliche Magendrehung begünstigen kann. Während des Spiels sollte ihr Hund also immer nur kleine Mengen Wasser zu sich nehmen dürfen. Verzichten Sie bei Vierbeinern mit Herzproblemen auf besonders rasante Spiele, die zum Einen vom Tempo her sehr schnell sind, zum Anderen aber auch den Senior vor lauter Begeisterung enorm aufputschen können. Gerade für herzkranke Hunde ist es zudem enorm kreislaufbelastend, wenn sie erhitzt in kaltes Wasser springen. Eine langsame Gewöhnung an die Wassertemperatur ist in jedem Fall besser. Generell liegt bei Oldies mit Herzproblemen eher in der Ruhe die Kraft. Gestalten Sie also auch Spiele nach diesem Motto.

Hütchenspiel

Sie benötigen hierfür 3 leere mittelgroße Plastikblumentöpfe und einige Leckerlis. Stellen Sie die umgedrehten Töpfchen in einer Reihe auf dem Boden auf und verstecken Sie unter einem ein Leckerli. Ihr Hund darf alles genau beobachten, sollte aber zunächst brav wartend neben Ihnen sitzen bleiben. Nun vertauschen Sie noch einige Male die Plätze der Hütchen. Anschließend muss Ihr Senior den Blumentopf finden, unter dem das Leckerli versteckt ist. Für dieses Spiel eignen sich auch ausrangierte Nudelsiebe, größere Joghurtbecher oder einfache Pappschachteln. Joghurtbecher und Kartons versehen Sie am besten mit einigen Löchern, damit durch

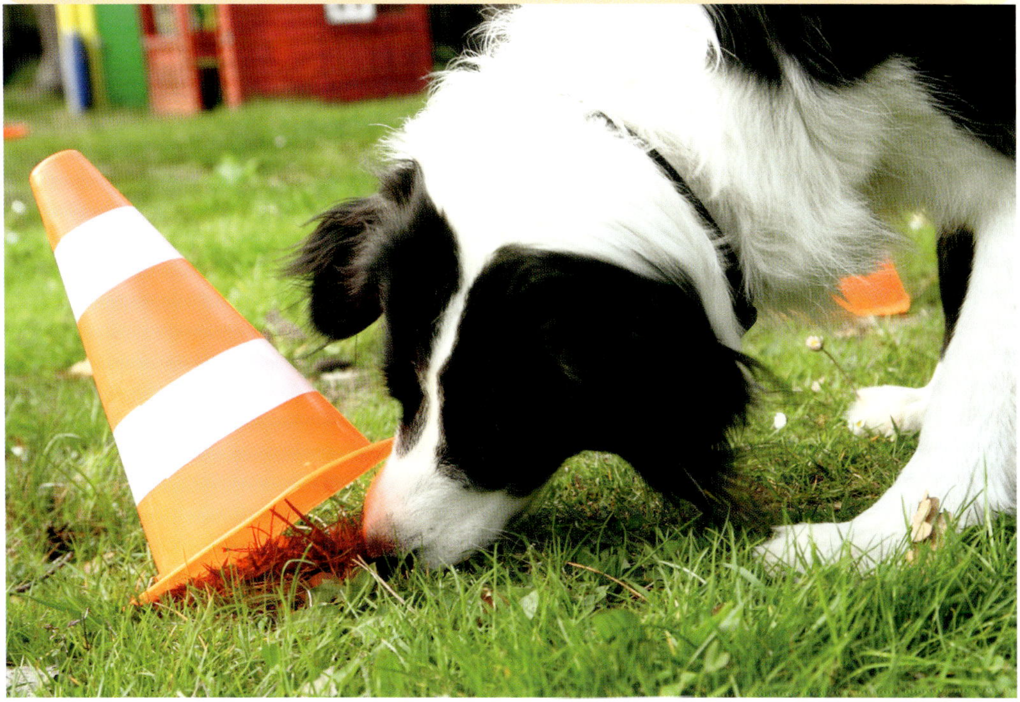

Das Hütchenspiel ist immer beliebt. Pylonen eignen sich sehr gut dafür.

den Duft der Leckerlis der Suchanreiz für den Hund größer ist.

Tunneldurchquerung

Ein oder zwei hintereinander aufgestellte und mit einem Bettlaken abgedeckte Stühle ergeben einen interessanten Tunnel. Ebenso ein Tisch. Auch ein beidseits offener Umzugskarton eignet sich als »Röhre«, die erkundet und durchquert werden kann. Streuen Sie dafür ruhig einige Futterbröckchen aus, denn so ist der Anreiz größer, den Schritt in die »Höhle« zu wagen.

Wer suchet, der findet ...

Ihrer Kreativität für Suchspiele sind in einer Wohnung kaum Grenzen gesetzt. So können Sie in verschiedenen Ecken und Winkeln in oder unter diversen Gegenständen Leckereien deponieren. Verstecken Sie beispielsweise mal Futterbröckchen in ausrangierten Socken. Diese können Sie nun zusätzlich unter einen Stuhl, Sessel oder das Sofa legen. Oder Sie lassen Ihren vierbeinigen Schnüffler in einem Haufen aus übereinander geworfenen, alten Handtüchern nach etwas »Feinem« suchen. Auch Papiertüten laden, mit Belohnungshäppchen und alten Zeitungen gefüllt, zum lustigen »Auspacken« ein.

Papiertüten stellen tolle Leckerli-Verstecke dar, die anschließend nach Herzenslust zerfetzt werden dürfen.

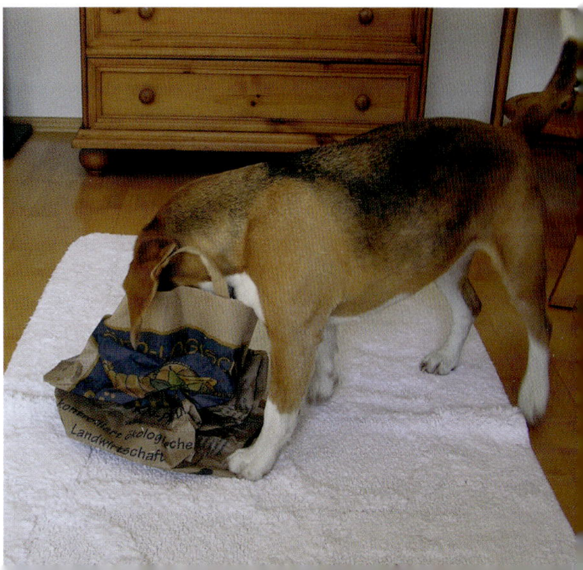

Vielseitige Knallbonbons

Sehr vielseitige Spielzeuge sind leere Küchen- oder Klopapierrollen. Füllen Sie zunächst einige Leckerlis hinein und stecken Sie in die Enden als Verschluss zusammengeknülltes Zeitungspapier. Stechen Sie anschließend einige Duft-Löcher in die Papprolle. Die fertigen »Knallbonbons« können Sie nun entweder verstecken, als Ballersatz durchs Zimmer rollen oder von Ihrem Vierbeiner apportieren lassen. Um dann noch an die Leckereien zu gelangen, dürfen schließlich natürlich so richtig die Fetzen fliegen.

Der vierbeinige Gentleman …

Beziehen Sie einen apportierfreudigen Vierbeiner auch in die Hausarbeit mit ein: Lassen Sie sich einen Putzlappen, einen kleinen Eimer oder einen Handfeger bringen. Verlieren Sie auf dem Weg zur Waschmaschine ein Wäschestück, so hebt es Ihnen Ihr haariger Gehilfe auf Kommando wieder auf. Nach getaner Arbeit reicht er Ihnen gerne die Zeitung oder die Fernbedienung vom Fernseher. Sparen Sie bei all diesen Übungen nie mit Lob und eigener Begeisterung. Nur so motivieren Sie Ihren vierbeinigen Partner, langfristig weiter für Sie und mit Ihnen zu »arbeiten«.

Ein vierbeiniger Gentleman lässt Sie auf der Suche nach Ihrem Handfeger nicht im Stich.

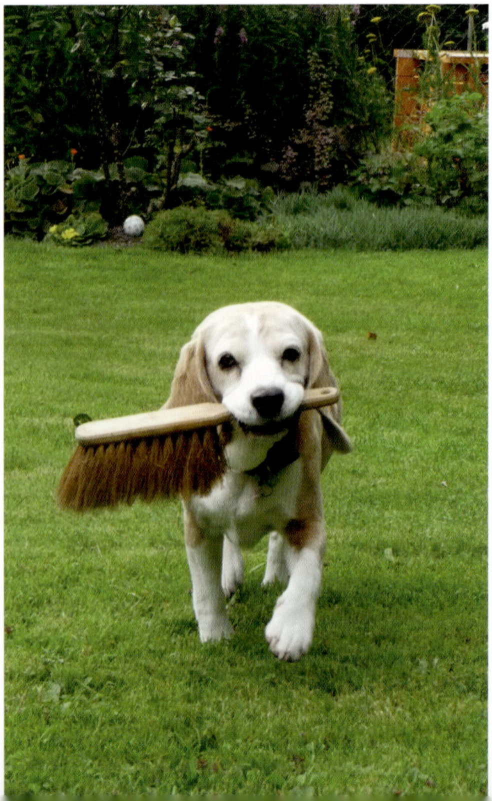

Vorsicht!!

Bitte achten Sie unbedingt darauf, dass Ihr Vierbeiner keine spitzen, scharfkantigen und zerbrechlichen Dinge trägt, da sie seine Schnauze empfindlich verletzen können.

… Blindheit

Sofern der blinde Vierbeiner keine anderen körperlichen Einschränkungen hat, kommt er als eigentliches Nasentier in der Regel recht schnell mit seiner Sehschädigung klar. Daher sind besonders Schnüffelspiele hervorragend für blinde Seniorhunde geeignet. Verzichten Sie hingegen auf besonders heikle oder wacklige Übungen, bei denen die Gefahr besteht, dass sich der Hund aufgrund seines fehlenden Augenlichts und einer somit eventuell etwas verzögerten Reaktion, verletzen könnte. Ansonsten ist mit einem blinden Hund spieltechnisch fast alles möglich. Generell muss sich ein sehbehinderter Oldie selbst im Spiel voll und ganz auf seinen Halter verlassen können. Daher schweißt die Beschäftigung mit solch einem Vierbeiner auch besonders eng zusammen. Neben den geruchlichen Reizen kommen beim Umgang mit einem blinden Hund diverse akustische Signale zum Einsatz. Generell verlangt das Spielen mit einem sehgeschädigten Senior viel Verständnis, Einfühlungsvermögen und vorausschauendes Handeln vom Menschen. Wenn Sie dies stets beachten, kann die lustige Spiel-Sause beginnen …

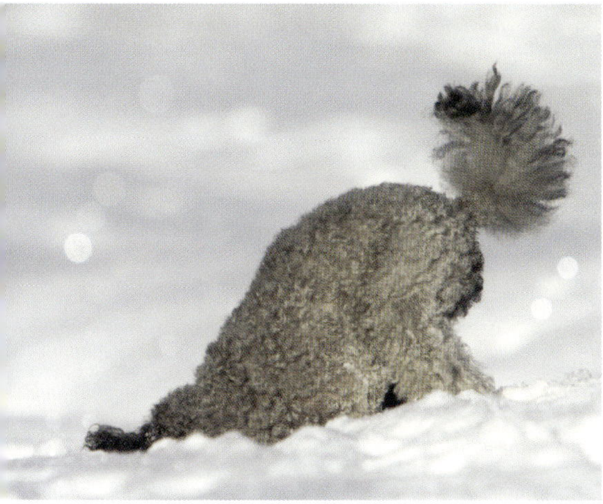

Wird Ihr Senior fündig, hat er sich selbstverständlich ein besonders feines Leckerli verdient.

Für Supernasen

Füllen Sie eine große Plastikschüssel mit Bällchen aus Zeitungspapier oder mit Korken. Verstecken Sie darin ein stark duftendes Leckerli, das Ihr Senior nun suchen muss. Probieren Sie auch mal folgende Abwandlung dieses Spiels aus: Schneiden Sie einen Tennisball auf und geben Sie ein verlockendes Futterbröckchen hinein. Schieben Sie anschließend den gefüllten Ball unter die Korken oder Zeitungsbällchen und lassen Sie Ihren Oldie danach suchen. Als Belohnung winkt am Ende der köstliche Inhalt des Tennisballs.
Auch das im Schnee vergrabene Lieblingsspielzeug bietet einen tollen Suchanreiz. Spornen Sie Ihren Vierbeiner so lange zur Weitersuche an bis er schließlich fündig geworden ist. Am Schluss dürfen natürlich viel Lob und eine feine Belohnung nicht fehlen.

Fährten-Spiel

Eine Fährte können Sie auch sehr gut im Haus legen. Binden Sie hierfür ein Stück Pansen oder eine andere stark duftende Leckerei an eine Schnur und ziehen Sie diese durch verschiedene Räume. Laufen Sie dabei an markanten Stellen wie Sofa, Schrank, Eckbank oder Bett vorbei, um sich den begangenen Weg leichter einprägen und somit die Nasenleistung Ihres Schnüfflers später besser nachvollziehen zu können. Schicken Sie Ihren vierbeinigen Sherlock Holmes nun mit dem Kommando »Such« los und motivieren Sie ihn immer wieder mit eigener Begeisterung und Lob. Verliert er die Spur, schimpfen Sie nicht, sondern zeigen Sie ihm ganz ruhig erneut die Fährte. Am Ende bekommt Ihr Oldie als Belohnung den Pansen.

Der Leckerli-Baum

Besorgen Sie sich eine Packung Hundeleckerlis, die die Form eines Ringes haben. Hängen Sie einige davon entweder zuhause in Ihrem Garten oder unterwegs auf einem Spaziergang ganz verteilt in die Zweige eines niedrigen, ungiftigen Busches oder Baumes und lassen Sie Ihren Oldie danach suchen. Die Leckereien sollen sich in verschiedenen Höhen befinden: Teilweise ganz unten am Busch oder Baum bis maximal knapp über dem Kopf Ihres Seniors, damit er sich beim Erschnüffeln und Fressen ruhig auch etwas strecken und dehnen muss.

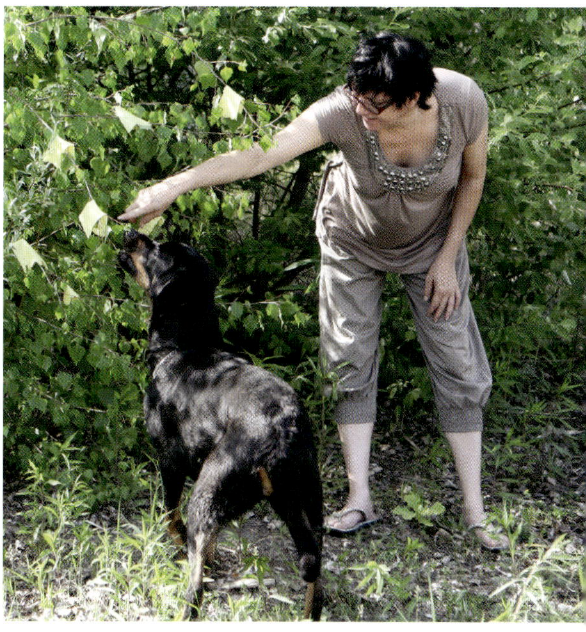

Der Leckerli-Baum lässt sich auch gut mit Käsescheibchen bestücken.

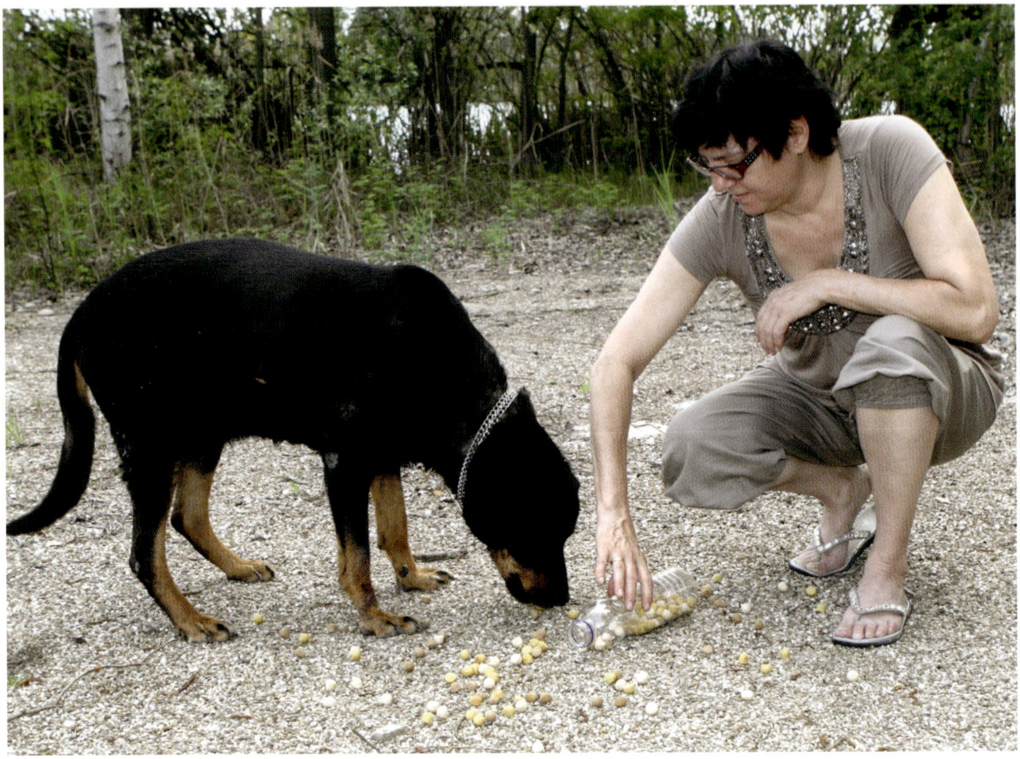

Mit kleinen Leckereien gefüllte Getränkeflaschen aus Hartplastik ergeben ein ähnlich kurzweiliges Spielzeug wie ein Futterball aus dem Fachhandel.

»Flaschendrehen«

Entfernen Sie den Deckel einer stabilen Plastik-Getränkeflasche. Füllen Sie die Flasche anschließend mit einigen Leckerlis und legen Sie diese dann auf den Boden. Nun muss ihr Senior versuchen durch Rollen und Rütteln an die Futterbröckchen zu gelangen.

Auch ein Futterball aus dem Zoofachhandel hat einen ähnlich kurzweiligen Effekt, weil er nur bei bestimmten Bewegungen vorher eingefüllte Leckereien aus seinen unterschiedlich großen Öffnungen freigibt.

Hula-Hopp

Bringen Sie Ihrem Senior zunächst bei, durch einen niedrig gehaltenen Hula-Hoop-Reifen zu laufen. Lassen Sie ihn dafür erst einmal absitzen und locken Sie ihn anschließend mit einem Leckerli und dem Kommando »Hopp« durch den Reifen, den Sie direkt vor Ihren Vierbeiner halten. Loben und belohnen Sie Ihren Hund ausgiebig, wenn er durch den Reifen steigt.

Ist der Reifen groß genug, können fortgeschrittene Vierbeiner sogar gemeinsam mit Ihnen hindurch laufen, ähnlich wie beim Seilspringen. Um dies einzustudieren, ist anfangs eine zusätzliche Hilfsperson nötig, die Ihren Oldie mit einem Leckerli lockt, denn Sie führen ja mit beiden Händen den Reifen. Nach jedem »Durchmarsch« soll Ihr Hund zunächst immer wieder absitzen, damit er nicht unkontrolliert wegrennt. Bald hat er das Spiel verstanden und wird brav neben Ihnen warten bis das nächste »Hopp« von Ihnen kommt. Vergessen Sie gerade bei einem blinden Hund nie das Kommando »Hopp«, denn dies ersetzt später den menschlichen »Lockvogel« mit dem Leckerli und ist für Ih-

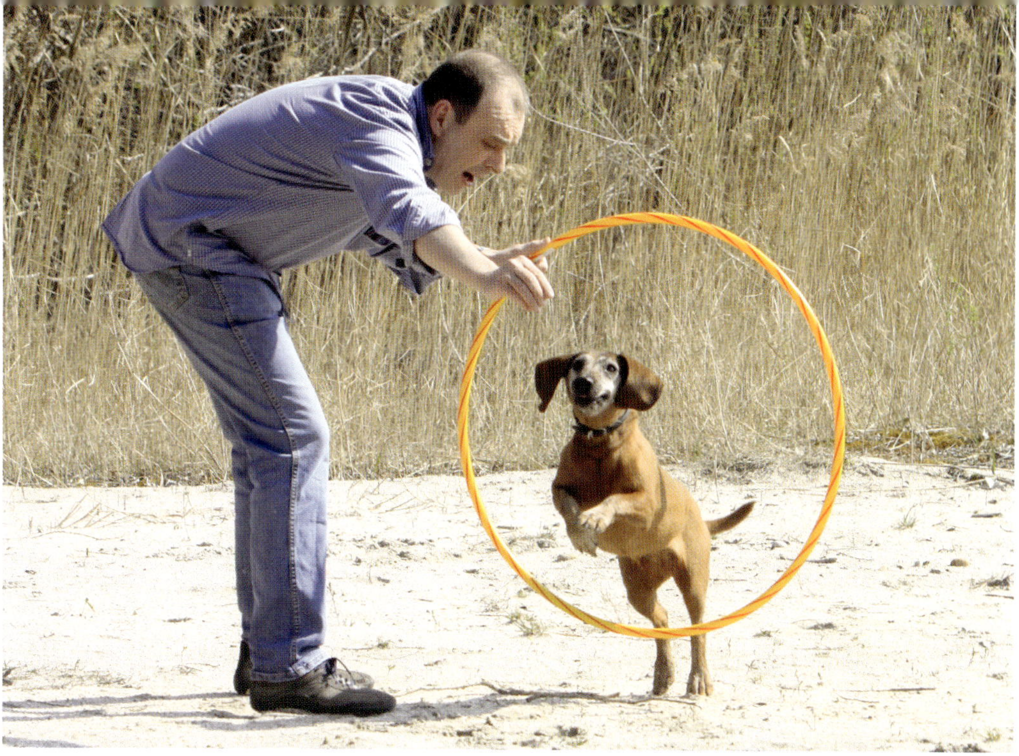

Ein Hula-Hoop-Reifen kann für Spaßzwecke sehr vielseitig eingesetzt werden.

ren Vierbeiner gleichzeitig das Startsignal vorwärts zu gehen bzw. seine Beine zu heben. Lob und Belohnung dürfen aber natürlich nie ganz fehlen.
Gehen Sie bei diesem Spiel ganz behutsam vor und richten Sie sich grundsätzlich nach dem Tempo und den Bewegungen Ihres blinden Partners.

...Taubheit

Vierbeiner, die taub sind oder schlecht hören, sind am besten mit Sichtzeichen zu führen, welche ein Hund grundsätzlich schon im Rahmen der Grunderziehung erlernen sollte. Vorausgesetzt, es bestehen keine weiteren körperlichen Handicaps, ist die einzige Schwierigkeit im Umgang mit einem tauben Hund, die Aufmerksamkeit des Vierbeiners zu erlangen. Neben den bereits erwähnten Sichtzeichen, eignet sich auch der Strahl einer Taschenlampe, ein Vibrationshalsband oder ein verknotetes Handtuch, das geworfen und neben (!!) dem Hund zu Boden fällt, dazu, Ihren hörgeschädigten Senior auf Sie aufmerksam zu machen. Üben Sie diese Signale jedoch extra und ganz gezielt ein. Bauen Sie sie also nicht in eines der folgenden Spiele mit ein, wenn sie Ihr Vierbeiner noch nicht kennt, denn das stiftet nur Verwirrung und macht ihm eventuell sogar Angst. Spielen Sie mit einem tauben Oldie nur in einem sicheren Gelände, in dem es für ihn aufgrund seines fehlenden Gehörs nicht gefährlich werden kann. Vorsicht ist auch angesagt beim Freilauf von jagdbegeisterten, hörgeschädigten Hunden. Ansonsten ist spielerisch alles erlaubt, was auch für einen Senior ohne besondere Einschränkungen gilt. Testen Sie doch einmal folgende Vorschläge ...

»Überraschungsei«

Kurzweilige Abwechslung bietet ein hohles Vollgummi-Spielzeug (z.B. »Kong®« aus dem Zoofachhandel), das mit Nassfutter oder Rinderhackfleisch gefüllt ist. Deponieren Sie den Kong® an einem geheimen Ort, den Ihr Oldie erst erschnüffeln muss. Bis Ihr bellender Freund dann das verlockende Futter herausgeleckt hat, ist er einige Zeit gut beschäftigt. Dieses Spiel eignet sich auch für Seniorhunde, die nicht gerne alleine bleiben.

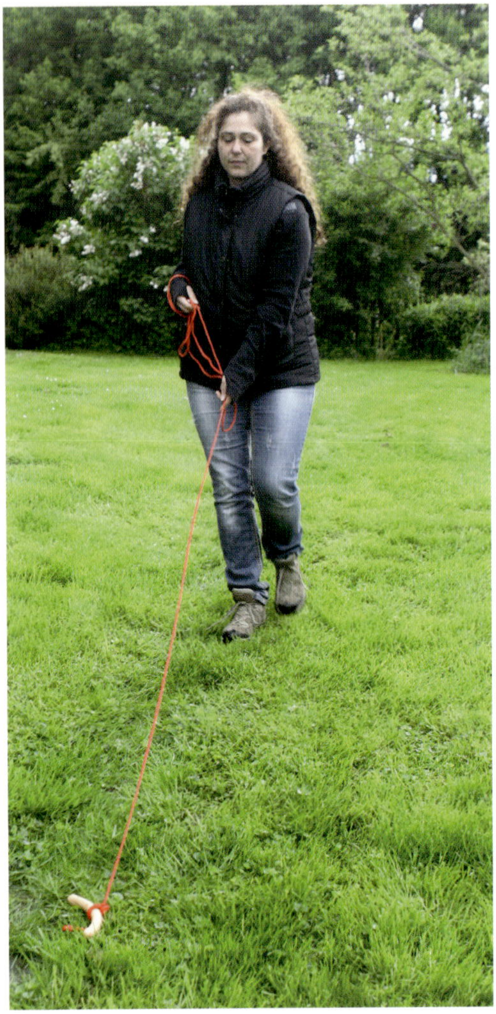

Legen Sie Ihrem Senior mal mit einem Wiener Würstchen eine Fährte durch den Garten. Am Ende winkt die Wurst als Belohnung.

Immer der Nase nach ...

Binden Sie ein Wiener Würstchen oder ein Stück Pansen an eine Schnur und ziehen Sie damit (unbeobachtet vom Hund) eine Schleppe durch den Garten. Führen Sie anschließend die Wurst bzw. den Pansen an einem Baum hoch und befestigen Sie diese(n) an einem höheren Ast. Nun schicken Sie Ihre vierbeinige Supernase auf die Suche. Das Versteck der Wurst/des Pansens sollte Ihr Senior mit Bellen oder Kratzen am Baum anzeigen.

Für Schmuddelwettertage

Bei diesem Spiel darf Ihr Senior die Vorbereitungen ebenfalls nicht mitverfolgen. Verteilen Sie zunächst etwa vier (oder mehr) umgedrehte Papierkörbe in einem Zimmer. Ziehen Sie anschließend mit einem stark duftenden Leckerchen eine Schleppe quer durch den Raum, an den Papierkörben vorbei und um sie herum. Unter einem Korb lassen Sie schließlich die Spur mit dem versteckten Leckerbissen enden. Setzen Sie nun Ihren Hund am Beginn der Fährte an und fordern Sie ihn zum Suchen auf. Folgt er der Spur und findet er schließlich das richtige Versteck, belohnen Sie ihn mit dem gefundenen Fressen.

Spaß auf dem Trimm-Dich-Pfad

Trimm-Dich-Pfade halten nicht nur Zweibeiner fit, auch für Vierbeiner ist hier einiges geboten. Ob Podeste, Slalom, Hürden oder Weitsprünge, sportliche Teams werden hier fast unerschöpfliche Möglichkeiten finden. Ist Ihr Hund körperlich nicht mehr so fit, üben Sie mit ihm »Sitz und Bleib« oder »Platz und Bleib«, während Sie sich an einigen Stationen sportlich betätigen.

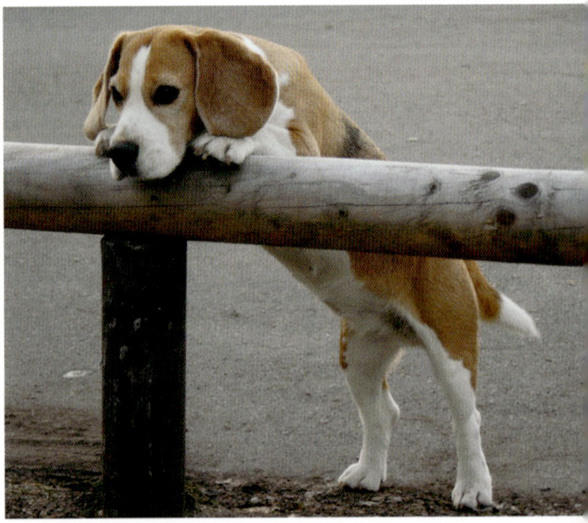

Ein Trimm-Dich-Pfad bietet sportlichen Zwei- und Vierbeinern ein reichhaltiges Betätigungsfeld.

»Laufdiel« und »Tisch«

Eine oder zwei große, breite, umgedrehte Plastikkisten bilden, direkt hintereinander aufgestellt selbst gebaute Varianten der Agility-Geräte Laufdiel und Tisch. Eine kleinere, auf den Kopf gestellte Kiste am Anfang und Ende dient jeweils als Auf- und Abstiegshilfe. Während der »Laufdiel« mutig überquert werden kann, muss Ihr Senior auf dem »Tisch« absitzen oder abliegen, bis Sie das Kommando wieder aufheben.

Tipp für den Umgang mit einem tauben oder blinden Hund

Gehen Sie mit einem hör- oder sehgeschädigten Vierbeiner so normal wie möglich um und behandeln Sie ihn nicht wie ein rohes Ei. Dies würde Ihren Hund nur unnötig verunsichern. Gerade für einen solchen Vierbeiner ist ein souveränes Herrchen oder Frauchen, das ihm durch feste Regeln und klare Strukturen Sicherheit gibt und somit einen unbeschwerten, entspannten Alltag ermöglicht, enorm wichtig.

... fehlende oder lockere Zähne

Für Hunde mit Zahnproblemen sind Apportierspiele nicht so ideal. Manche Vierbeiner sind aber auch im Alter noch solche Bringfetischisten, dass man sie kaum stoppen kann. Beachten Sie als Halter dann folgendes: Geben Sie besonders apportierfreudigen Oldies mit fehlenden oder lockeren Zähnen am besten ganz weiche Dummies, beispielsweise aus Neopren. Diese haben zudem den Vorteil, dass sie extrem leicht sind, was wiederum gut für Gelenke und Wirbelsäule des Seniors ist. Auch abgeschnittene Stücke von einem Gartenschlauch sind geeignet. Vierbeiner mit Zahnschäden, die bis dato nichts mit Apportieren am Hut hatten, sollten auch nicht mehr an das Bringen diverser Gegenstände herangeführt werden. Ebenfalls ungeeignet sind Zerrspiele aller Art, da diese zu schmerzhaften Verletzungen am Zahnfleisch oder Verrenkungen des Kiefers führen, sowie bereits gelockerte Zähne abrupt herausreißen können. Leidet Ihr Senior unter keinen weiteren Beschwerden, spielen Sie mit besonderer Rücksicht auf seine Zähne einfach altersangemessen mit ihm. Wir machen Ihnen einige Vorschläge ...

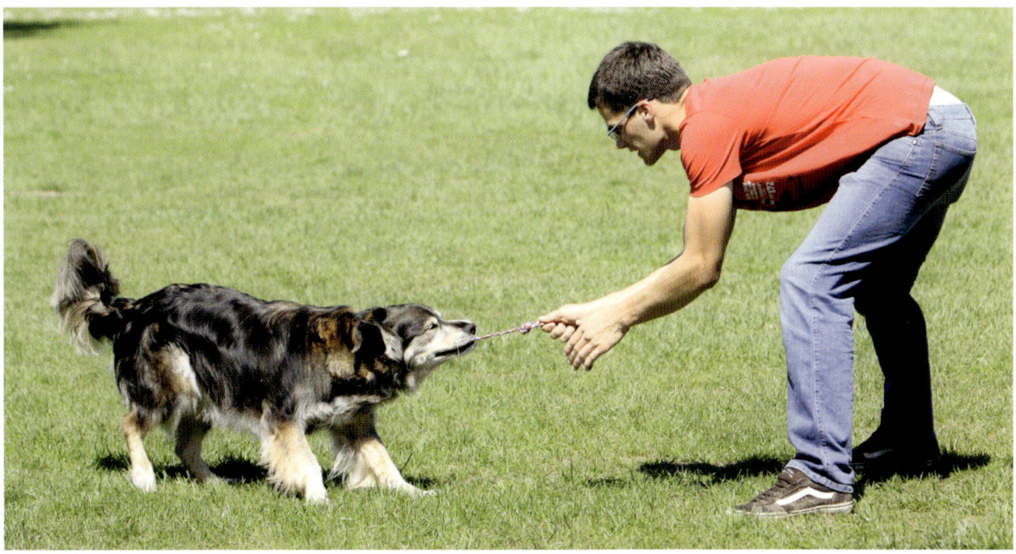

Verzichten Sie auf Zerrspiele mit alten Hunden.

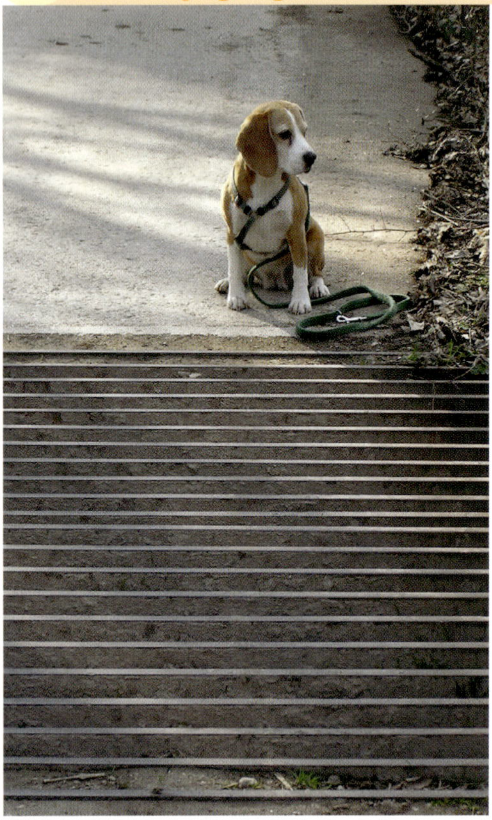

Beim Wald-Eingangsspiel ist Gehorsam gefragt.

Das Wald-Eingangsspiel

Häufig finden Sie an Eingängen eingezäunter Wälder und Wildparks Gitterroste, die Wildtiere am Ausbrechen hindern sollen. Für Spaziergänger gibt es hier spezielle Überstiege. Bevor Sie nun mit Ihrem Hund den Wald betreten, lassen Sie ihn vor dem »Eingang« absitzen oder abliegen. Anschließend überquert der Vierbeiner auf das Kommando »Los« brav Bei-Fuß-gehend mit Ihnen zusammen den »Einstieg«. Eine Stufe schwieriger wird's, wenn der Senior zunächst sitzen oder liegen bleiben muss, während Sie erst einmal ohne ihn den Überstieg benutzen. Bleiben Sie auf der anderen Seite kurz stehen, ehe Sie wieder zu Ihrem Hund zurückkehren. Ihr Vierbeiner soll so lange in seiner Ausgangsposition verharren, bis Sie diese mit einem Gegenbefehl wieder auflösen. Ausgiebiges Loben und ein Leckerli zur Belohnung nicht vergessen.

Der verlorene Handschuh ...

Lassen Sie auf dem Spaziergang einmal unbemerkt von Ihrem Hund einen Handschuh fallen. Nach kurzer Zeit kehren Sie um und lassen Ihren Vierbeiner an Ihrem zweiten Handschuh schnuppern. Geben Sie anschließend den Befehl »Such«. Nun muss Ihr Senior den »verlorenen« Handschuh aufspüren. Hat er ihn gefunden, soll er ihn apportieren. Loben Sie Ihren Oldie ausgiebig und halten Sie natürlich auch einen angemessenen Finderlohn parat.

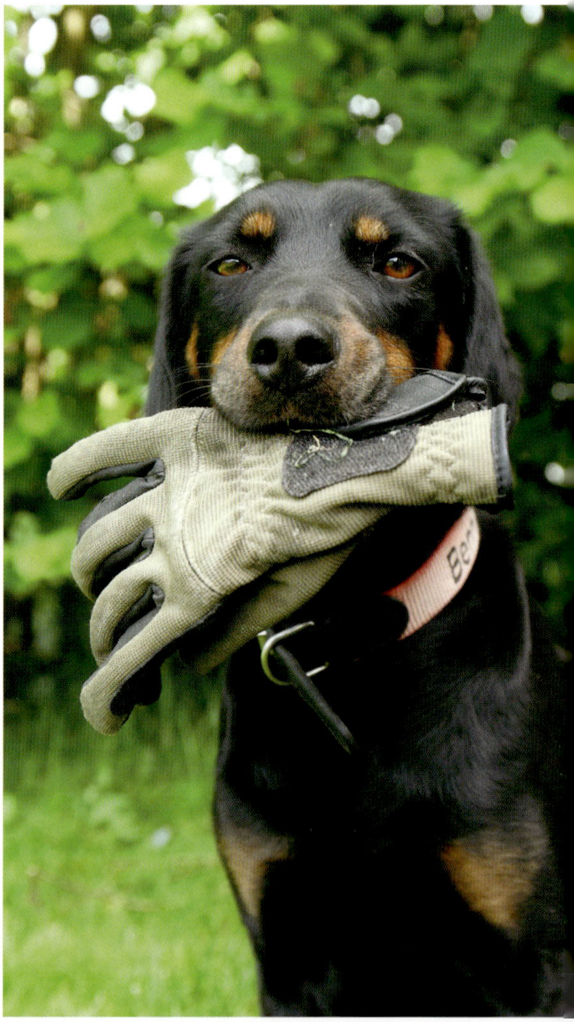

Findet Ihr Hund Ihren Handschuh hat er sich eine dicke Belohnung verdient.

Durch den »Arm-Reifen« springen

Der Sprung durch den »Arm-Reifen« hat sich als einfaches Spiel speziell für kleine bis mittelgroße Vierbeiner bewährt. Hierfür benötigen Sie anfangs jedoch noch eine Hilfsperson, welche die zunächst wichtige Position des »Lockvogels« einnimmt. Ihr Oldie setzt sich links neben Sie. Beugen Sie sich anschließend vor dem Hund etwas nach unten und formen Sie mit Ihren Armen einen Reifen. Während die zweite Person nun Ihren Senior mit einem Leckerli durch den menschlichen Reifen lockt, geben Sie gleichzeitig das Kommando »Hopp«. Ist der Hund durch den Reifen gesprungen, bekommt er natürlich das Leckerli und viel Lob als Belohnung. Später werden Ihrem Vierbeiner nur noch der Anblick des »Arm-Reifens« und der Befehl »Hopp« genügen, um diese Übung durchzuführen. Die zweite Person ist dann also nicht mehr nötig. Auf die gleiche Weise lernt Ihr haariger Freund, in die andere Richtung durch den Reifen zu springen. Hierfür muss er Ihnen gegenüber stehen oder sitzen. Weitere Abwandlungen des Spieles sind beliebig möglich, z.B. können Sie den Sprung rechts und links abwechseln und dabei vorwärts oder in Schlangenlinien gehen.

Versteckspiele

Ein Garten oder auch ein Wald unterwegs eignen sich gut für diverse Versteckspiele. So können entweder unbemerkt vom Hund Personen verschwinden, die der Oldie dann anhand ihrer Spur oder des Geruchs eines persönlichen Gegenstandes finden muss. Oder Sie verstecken das Lieblingsspielzeug Ihres Seniors und lassen ihn danach suchen.

Slalom durch die Beine

Ein weiteres Spiel ohne großen Aufwand ist der Slalom durch die Beine des Menschen. Hierfür benötigen Sie nur einige Leckerlis, einen nicht zu großen Hund und viel Humor. Ihr Senior ist bei dieser Übung nicht angeleint, da er Sie sonst nicht nur um den Finger, son-

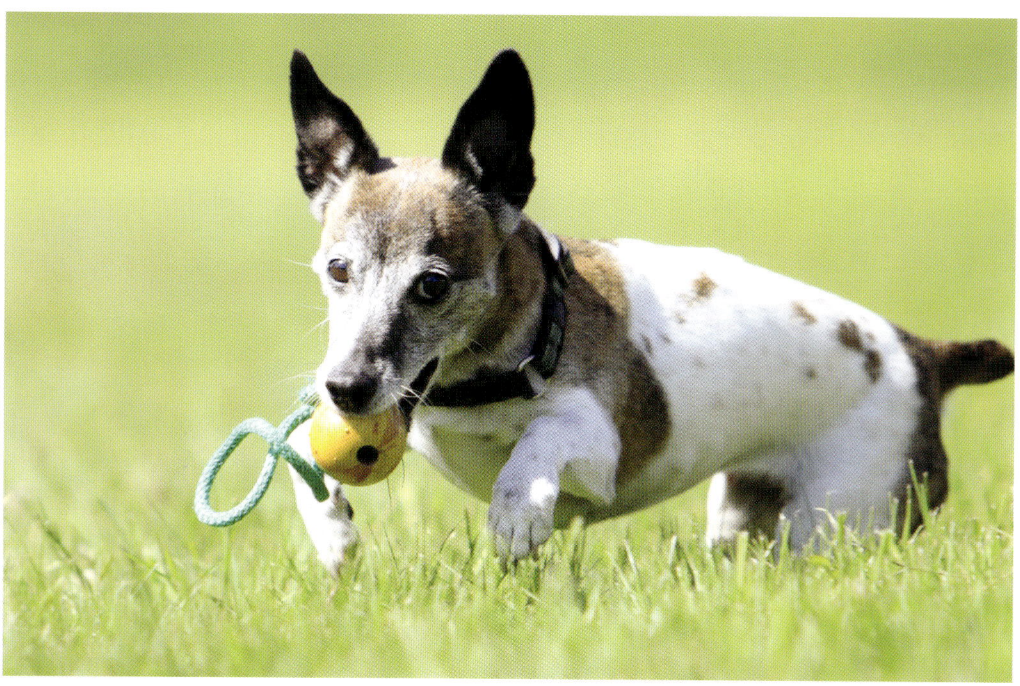

Verstecken Sie unterwegs mal das Lieblingsspielzeug Ihres Oldies und lassen Sie ihn danach suchen.

dern auch um die Beine (ein-)wickeln würde. Nehmen Sie zunächst in beide Hände ein Leckerli und lassen Sie Ihren Oldie links neben sich absitzen. Nun geben Sie den Anfangsbefehl »Slalom«, machen mit dem rechten Bein einen deutlichen Schritt nach vorne und sprechen dazu nur die Silbe »Sla-«. Locken Sie mit dem Leckerli in der rechten Hand Ihren Vierbeiner gleichzeitig durch das vorgestellte rechte Bein. Das Leckerli wird nur gelegentlich, vor allem aber am Ende der Übung gegeben. Setzen Sie anschließend das linke Bein mit einem deutlichen Schritt nach vorne, sprechen Sie zeitgleich die Silbe »-lom« und leiten Sie Ihren Hund mit dem Leckerli in der linken Hand durch das vorgestellte linke Bein. Diese Übung können Sie mehrmals aneinander reihen. Anfangs sollten die Sequenzen nur kurz sein, damit Sie beide nicht den Spaß daran verlieren. Außerdem ist es wichtig, den Vierbeiner ständig mit eigener guter Laune und Lob zu motivieren. Für Hunde, die bereits Agility betreiben, ist diese Übung leichter zu erlernen. Trotzdem wird dies auch für andere lernbegierige Neulinge sicherlich ein guter Zeitvertreib sein. Fortgeschrittene können in ihren »Slalom-Pacours« Kurven einbauen. Vielleicht schaffen Sie es später sogar, den Slalom ohne Leckerlis durchzuführen. Hier sind dann nur noch die Silben »Sla-lom«, »Sla-lom« etc. und das jeweils vorgestellte Bein das Signal für den Hund. Viel Lob und die Abschlussbelohnung dürfen jedoch nie fehlen.

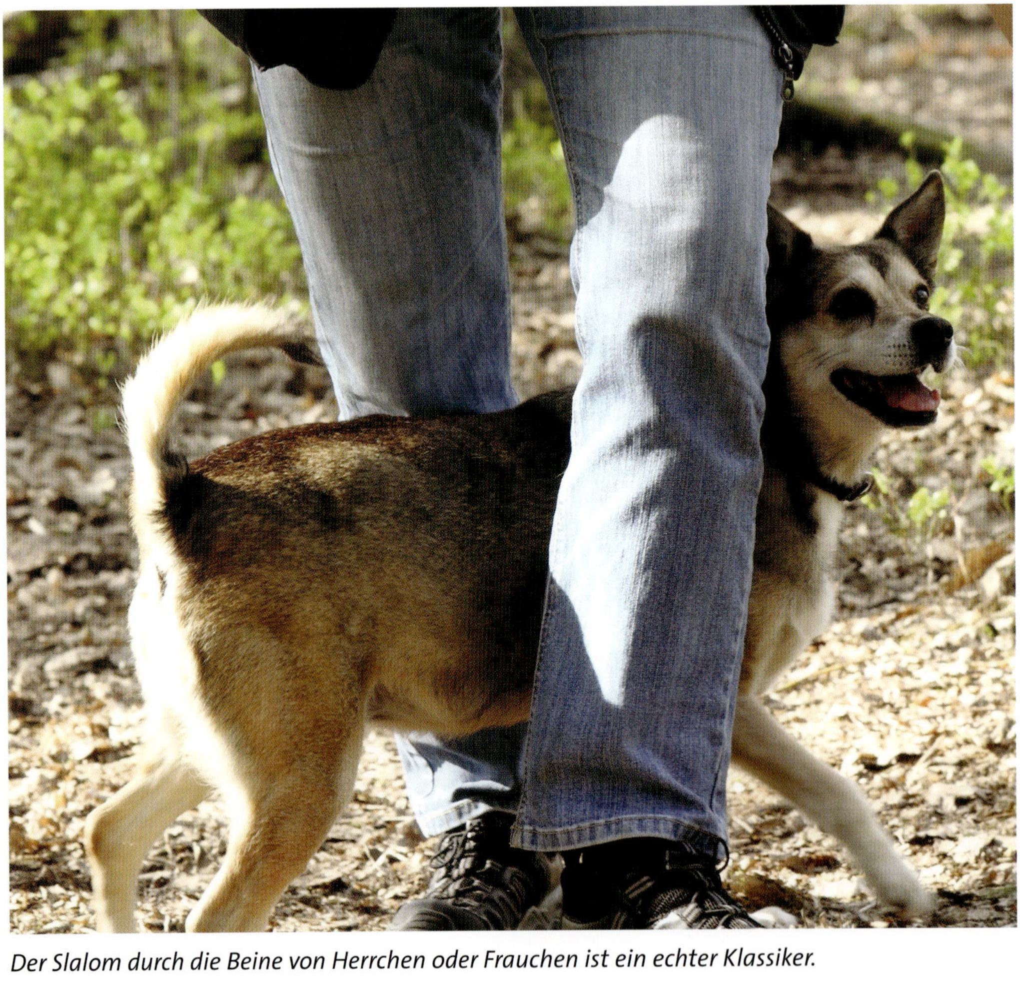

Der Slalom durch die Beine von Herrchen oder Frauchen ist ein echter Klassiker.

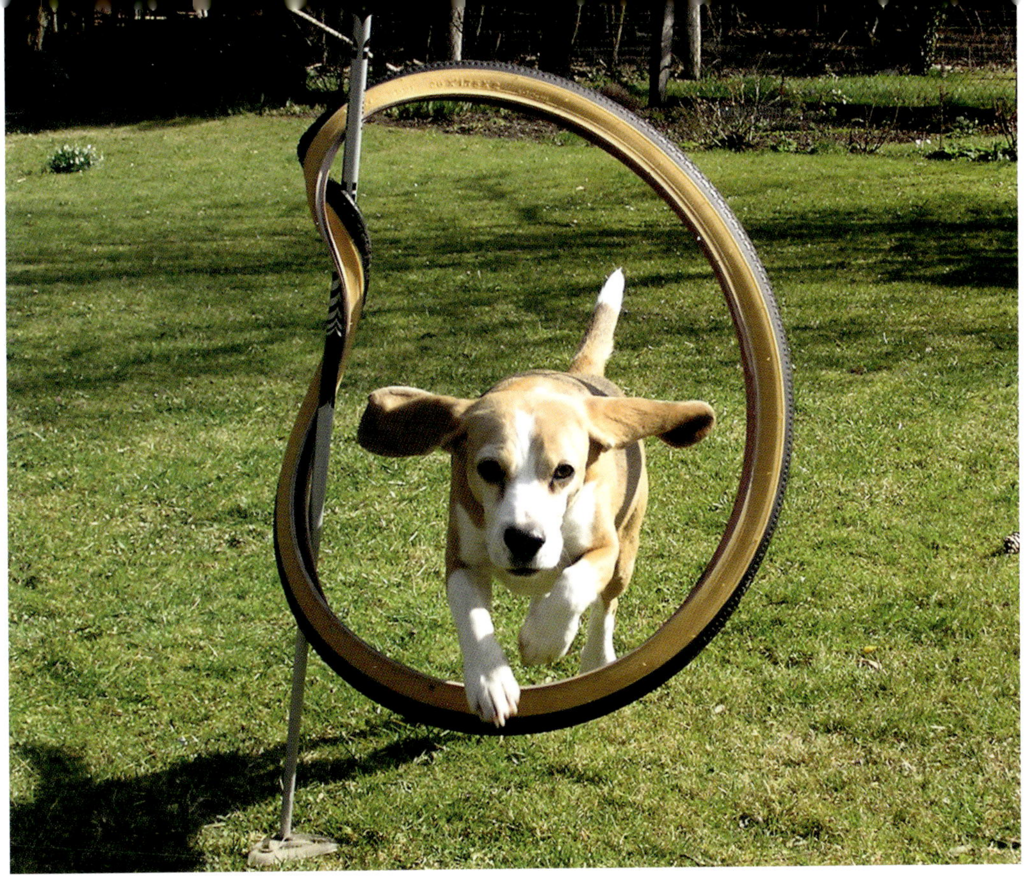

Wofür ein Skistock und ein Fahrradreifen doch alles gut sind ...

... Senilität / Demenz

Senile oder demente Hunde benötigen besonders viel Verständnis und Einfühlungsvermögen. Außerdem ist hier Geduld, Ruhe und oftmals auch Nervenstärke von Seiten des Halters gefragt. Trotzdem ist es wichtig, solch einen Vierbeiner nicht als unbrauchbar abzustempeln, sondern seinen Geist und Körper mit möglichst einfachen Übungen anzuregen. Machen Sie sich dabei unbedingt frei von irgendeinem Leistungsdenken, eigenem Ehrgeiz oder besonderem Schwierigkeitsgrad, den ihr Hund unbedingt erfüllen muss. Bei der Beschäftigung mit einem senilen oder dementen Senior geht es wirklich nur um einfache Spaßerlebnisse für den Oldie. Verzichten Sie unbedingt auf Übungen, die für einen leicht verwirrten Vierbeiner aufgrund einer plötzlich auftretenden Orientierungslosigkeit gefährlich werden können. Meiden Sie außerdem erhöhte Übungsflächen wie beispielsweise bestimmte Balanceobjekte oder einen Tisch (z.B. aus dem Agility). Ziehen Sie dafür lieber ebenerdige Spiele vor. Ganz einfache, niedrige Hürden sind dagegen durchaus noch erlaubt, sofern der Methusalem keine anderen körperlichen Gebrechen und überhaupt Spaß daran hat. Ungeeignet sind ebenfalls besonders schnelle Spiele oder Spaßübungen, die auf Zeit gehen. Bei einem senilen oder dementen Hund lässt häufig von einer Minute auf die andere das Interesse nach. Auch kann es vorkommen, dass er im Spiel auf einmal vergisst, womit er sich gerade beschäftigt hat und plötzlich völlig rat- und eventuell auch orientierungslos innehält. Daher ist es bei solchen Oldies besonders wichtig, im Vorfeld überhaupt keine besonderen Erwartungen an das gemeinsame Spiel zu stellen, sondern einfach nur in der jeweiligen Situation auszuprobieren, was gerade geht und, was Ihrem Senior in diesem Moment gefällt. Versuchen Sie es beispielsweise einmal damit ...

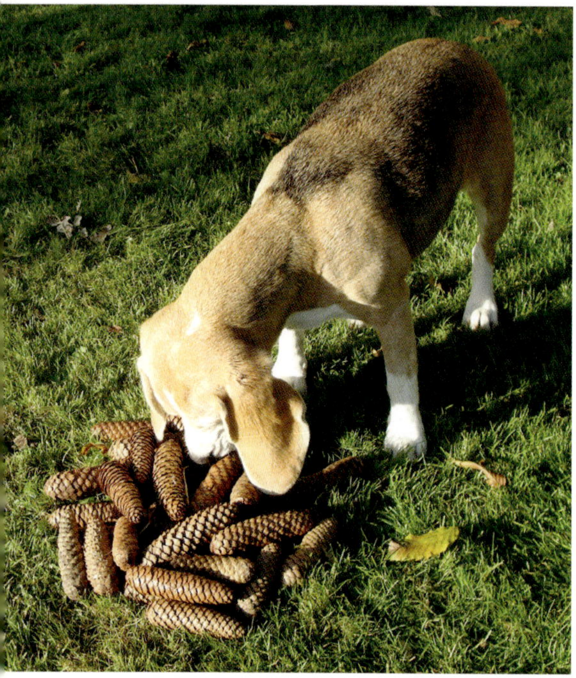

Die Leckerli-Suche in einem Haufen Tannenzapfen kann auch senile Hunde begeistern.

Verlockende Hürden

Das Überspringen einer niedrigen Hürde oder eines höhenverstellbaren Reifens gefällt häufig auch noch leicht senilen, aber körperlich fitten Hunden. Letzteres Hindernis lässt sich problemlos aus einem Fahrradreifen, der seitlich durch einen Skistock fixiert ist (siehe Foto S. 113), selbst bauen. Auf einem Spaziergang können Sie niedrige, auf dem Boden liegende Baumstämme als Hürde nutzen. Locken Sie Ihren Vierbeiner stets mit einem feinen Leckerli, viel Lob und eigener Begeisterung, damit er einen Anreiz hat und die Aufgabe auch leicht versteht. Ein dicker, flacher Baumstumpf eignet sich gut als Podest auf dem der Hund unterwegs einmal kurz absitzen oder einfach nur innehalten kann.

Für gute Riecher

Ein Haufen aus Laub oder Tannenzapfen ist besonders interessant, wenn darin vorher etwas Futter versteckt wurde. Lassen Sie Ihren Senior danach suchen. Auch kurze Fährten mit stark duftenden Lockstoffen wie z.B. Pansen oder Leberwurst-Wasser sind für demente Vierbeiner durchaus noch anregend. Der Verlauf sollte jedoch ganz einfach und ohne besondere Schwierigkeiten sein. Manchen leicht verwirrten Oldies können Sie bereits eine Freude machen, wenn Sie vor ihren Augen und ihrer Nase mit leicht zackigen Bewegungen einen Kauknochen oder ein Lieblingsleckerli über den Boden ziehen. Ihr Vierbeiner darf die Beute schließlich fangen und genüsslich fressen. Hier gilt jedoch wieder: Spielen Sie eher in kurzen Sequenzen, aber dafür mehrmals am Tag, wenn es Ihrem Senior gefällt. Richten Sie sich außerdem vom Tempo her unbedingt nach den eventuell bereits verzögerten Reaktionen Ihres Hundes, schließlich soll er Spaß haben und nicht nach kurzer Zeit entnervt aufgeben.

Einfache Grundkommandos

Fragen Sie immer wieder mal ganz einfache, schon früher gelernte Grundkommandos wie »Sitz« und »Platz« oder kleine, bereits bekannte Spaßbefehle wie »Pfötchen geben« ab. Helfen Sie Ihrem Senior bei Gedächtnislü-

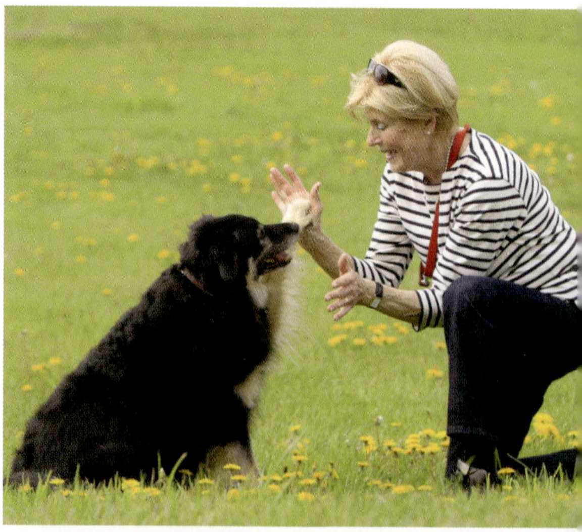

Hunde mit Gedächtnislücken können oft noch früher gelernte Spaßbefehle zeigen.

cken mit kleinen Eselsbrücken auf die Sprünge. Hat er beispielsweise das »Sitz« vergessen, führen Sie ein verlockendes Leckerli langsam an der Nasenspitze Ihres Oldies vorbei nach oben und dann nach hinten in Richtung Hundestirn. Da Ihr Vierbeiner höchstwahrscheinlich der duftenden Leckerei folgen möchte, muss er sich am Ende Ihrer Handbewegung zwangsläufig hinsetzen. Sagen Sie dabei »Sitz« und loben Sie ihn sofort ausgiebig. Belohnen Sie ihn außerdem gleich mit der Leckerei. Vielleicht dämmert es Ihrem betagten Freund nun allmählich und die Erinnerung an dieses Kommando kommt schnell wieder zurück. Eventuell klappt dies aber auch nicht, und Sie müssen Ihrem Methusalem jedes Mal eine kleine Hilfestellung geben. Seien Sie dann nicht frustriert, sondern respektieren Sie diese Tatsache. Für Ihren Hund soll einfach der Spaß an einer gemeinsamen Beschäftigung mit Ihnen im Vordergrund stehen.

Die Überraschungsbox

Geben Sie ein verlockend duftendes Leckerli entweder lose oder für fortgeschrittene Sucher in etwas Zeitungspapier gewickelt in einen höheren Karton, in den Sie vorher einige Duftlöcher gestochen haben. Lassen Sie anschließend Ihren Oldie dieses »Gesamtkunstwerk« ausgiebig erkunden. Die Schachtel muss keinen Deckel haben, denn für viele senile Vierbeiner ist es bereits eine echte Herausforderung an Leckereien in einem etwas höheren, offenen Behälter zu kommen. Spornen Sie Ihren Senior immer wieder mit eigener Begeisterung zur Suche an und zeigen Sie ihm zur Not ruhig auch kurz eines der enthaltenen Leckerlis bzw. geben Sie ihm eines als Anreiz zum Probieren.

Kleine Mutprobe

Lassen Sie einen mutigen Senior doch mal in eine große, flache Plastikkiste oder einen entsprechenden Karton steigen. Locken Sie ihn mit einem Leckerli und gutem Zureden. Diese Übung können Sie noch beliebig ausbauen bzw. abwandeln. Füllen Sie die Kiste beispielsweise vorher mit zerknülltem Zeitungspapier. Mutige Vierbeiner sollen nicht nur in der Schachtel stehen, sondern sich

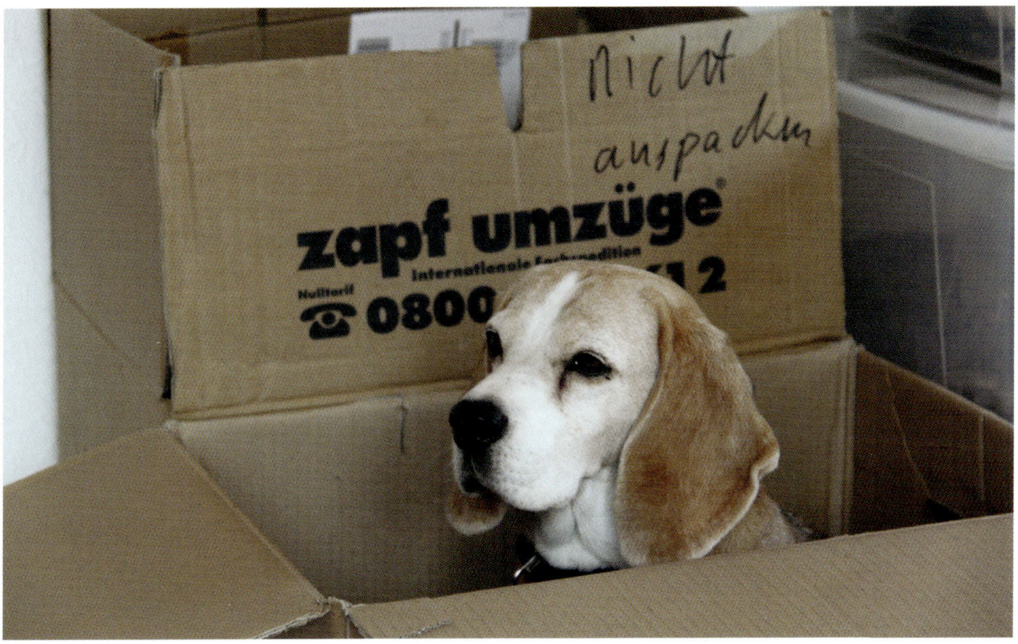

Haben Sie einen mutigen Vierbeiner, soll er kurzzeitig in einem Karton absitzen.

auch hinsetzen oder vielleicht sogar -legen. Zeigt sich Ihr Oldie besonders interessiert, verstecken Sie außerdem noch Leckerlis in den Papierschnipseln. Ansonsten kann Ihr Methusalem kurz in der Kiste verharren, ehe er sie dann auf Ihr Kommando hin wieder verlassen darf. Richten Sie den Schwierigkeitsgrad dieses Spiels ganz individuell nach der jeweiligen Tagesverfassung Ihres betagten Freundes.
Auch eine mit Papierbällchen oder Stofffetzen gefüllte Strandmuschel, in der zusätzlich ein paar Leckerlis versteckt sind, ist für senile oder demente Vierbeiner ein tolles Erkundungsobjekt.

... für zwei oder mehrere ältere Hunde

Viel Abwechslung und Spaß garantieren Spiele für zwei oder mehrere Hunde. Dass dies auch noch mit älteren Vierbeinern möglich ist, zeigen die folgenden Beispiele. Beachten Sie dabei jedoch wie immer die allgemeine Fitness, den aktuellen Gesundheitszustand und die Tagesverfassung des Seniors. Respektieren Sie außerdem unbedingt, wenn einer der Oldies einmal keine Lust auf Spielen hat; dann kann dieser immerhin das Publikum mimen. Und Auf geht's!

Spiele mit mehreren Vierbeinern eignen sich gut für sommerliche Gartenfeste im hundebegeisterten Freundeskreis.

Kreativität ist Trumpf

Selbstverständlich verfügen die meisten alten Hunde nicht nur über eine ganz bestimmte körperliche Einschränkung, in der Regel fließen mehrere Komponenten mit ein. So kann der Senior mit Herzbeschwerden zusätzlich natürlich auch taub sein. Oder ein blinder Oldie, hat eventuell bereits lockere Zähne und zeigt sich senil. Hier müssen die Spiele dann natürlich dementsprechend kreativ angepasst werden. Vieles stellt sich einfach durch Ausprobieren als geeignet oder eher unpassend für Ihren Senior heraus. Behalten Sie dabei jedoch stets unsere Tipps zum Umgang mit den oben genannten Handicaps im Hinterkopf. Außerdem versteht es sich von selbst, dass die vorgestellten Spielideen nicht nur für eine bestimmte Art der körperlichen Einschränkung taugen. Das sind reine Beispiele, die jedoch untereinander je nach Fitness und Gesundheitszustand des Hundes durchaus ausgetauscht werden können. Taube Hunde haben also auch Spaß an Spielen für Herzpatienten etc. Seien Sie also flexibel und kreativ und fragen Sie im Zweifelsfall entweder Ihren Tierarzt oder eine auf die Beschäftigung alter Vierbeiner spezialisierte Hundeschule um Rat. Eines sollten Sie jedoch nie tun: Ihren Oldie aus eigener Bequemlichkeit aufs Abstellgleis stellen, denn das hat er nicht verdient!

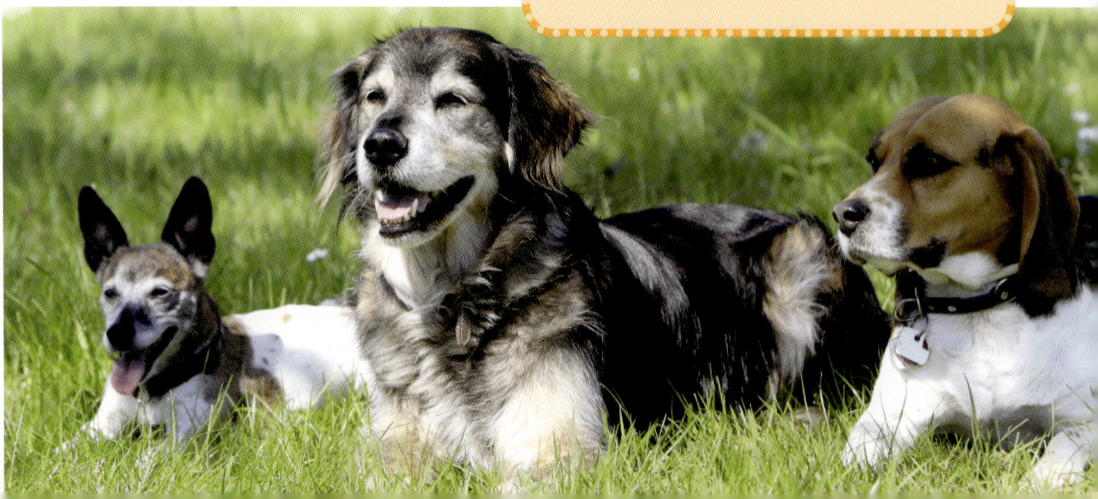

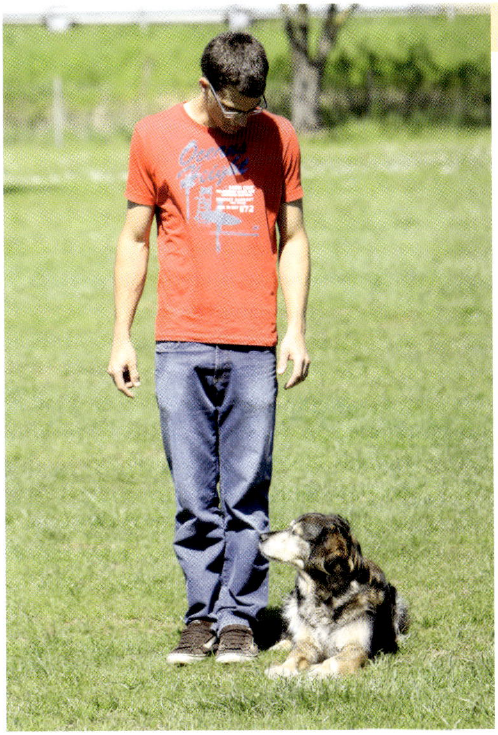

Der Hundewettlauf wird durch Aufgaben wie »Sitz« oder »Platz« plötzlich kurzzeitig unterbrochen.

Wettlauf mit Unterbrechungen

Für dieses Spiel benötigen Sie mindestens zwei Mensch-Hund-Teams und einen Spielleiter. Der Spielleiter markiert vorher eine Strecke, die die sechsbeinigen Teams gleich zurücklegen müssen. Alle Personen stellen sich nun an der Startlinie nebeneinander auf; ihre Vierbeiner sitzen neben ihnen, entweder angeleint oder Fortgeschrittene auch ohne Leine. Auf das Kommando »Auf die Plätze, fertig, los« setzen sich alle Teams in Bewegung und laufen in möglichst flottem (wenn Ihr Oldie mag ...) Schritttempo auf die Ziellinie zu. Unterwegs ruft der Spielleiter immer wieder plötzlich »Sitz« oder »Platz«. Die Personen müssen nun sofort stehen bleiben und Ihren Vierbeiner ins »Sitz« oder »Platz« schicken. Hunde, die das Kommando nicht befolgen, müssen mit Ihrem Menschen drei Schritte zurückgehen. Anschließend geht's weiter mit »Auf die Plätze, fertig, los« und einer neuen Schrittrunde bis zu nächsten Unterbrechung. Gewonnen hat, wer als Erster im Ziel ist.

Die Reise nach Jerusalem

Dies ist ein echter Spieleklassiker, den wohl jeder kennt. Sie brauchen hierfür große Hula-Hoop-Reifen und zwar immer einen weniger als Mensch-Hund-Teams teilnehmen. Spielen also sechs Hundebesitzer mit ihren Vierbeinern mit, benötigen Sie fünf Reifen. Stellen Sie sich nun mit Ihren Oldies in einem Kreis auf und legen Sie die Reifen neben sich ebenfalls kreisförmig auf den Boden (alle in gleicher Ausrichtung, also entweder rechts oder links vom Hund bzw. Mensch). Ein Spielleiter startet nun die Musik und Sie alle gehen im Kreis los. Die Hunde laufen dabei entweder angeleint oder je nach Können frei neben Ihnen bei Fuß. Hört nun die Musik auf, gibt es verschiedene Spielvarianten. Entweder muss nur jede Person in einen Reifen springen und der Hund bleibt draußen. Oder jeder Vierbeiner soll in einem Reifen »Sitz« oder »Platz« machen (die genaue gewünschte Position wird vor Beginn der Runde vom Spielleiter bekannt gegeben). Vielleicht haben Sie aber auch ausgemacht, dass Sie zusammen mit Ihrem Senior in einem Reifen stehen müssen, oder nur die Zweibeiner stehen und ihre haarigen Begleiter sollen absitzen oder ins »Platz« gehen. Derjenige, der keinen Reifen mehr ergattern konnte, scheidet aus. Anschließend geht es mit einem Team und einem Hula-Reifen weniger weiter. Wer am Ende übrig bleibt, hat gewonnen.

Wer findet's schneller ...?

Lassen Sie Ihre Vierbeiner doch einmal um die Wette suchen. Stellen Sie jedem dafür in einigem Abstand zueinander das gleiche Schnüffelspielzeug zur Verfügung. Dies kann beispielsweise eine mit Stofffetzen gefüllte Pappschachtel sein, in der ein größeres Leckerli versteckt ist. Auch ein umgedrehtes Nudelsieb, unter dem vorher ein Belohnungshappen deponiert wurde, bietet eine spannende Suchaufgabe. Noch schwieriger wird's, wenn der Futterbrocken unter dem Sieb in

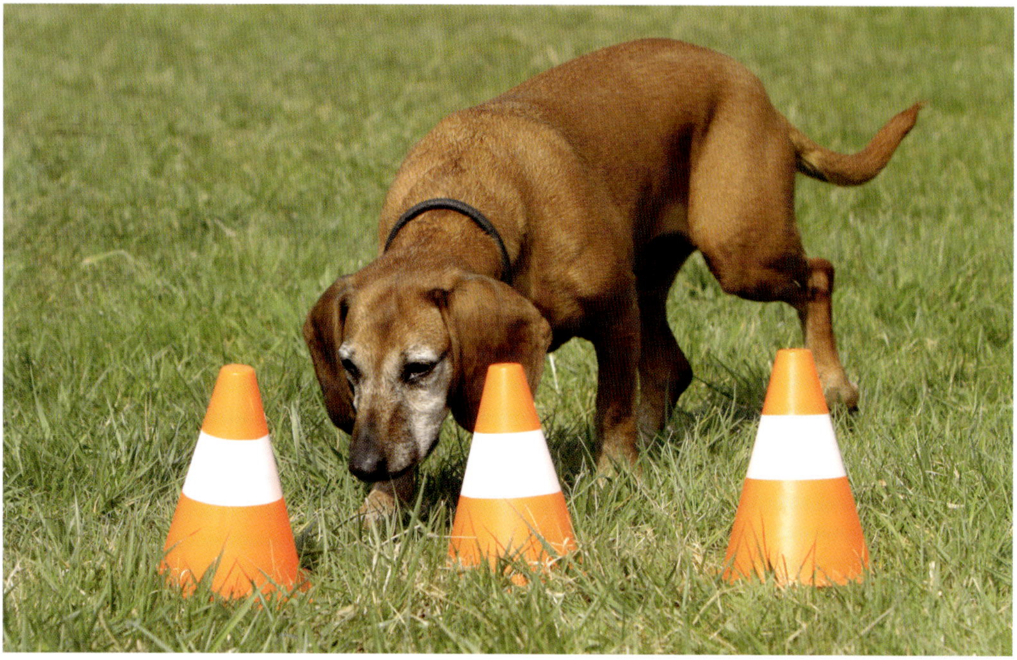

Lassen Sie mehrere Oldies um die Wetter schnüffeln, stoppen Sie bei jedem einfach die Zeit bis er zum Ziel gekommen ist.

einem Haufen mit zerknülltem Zeitungspapier liegt. Haben Sie also die Spielanordnung entsprechend aufgebaut, lassen Sie die Hunde gleichzeitig nach dem Leckerchen suchen. Feuern Sie Ihre Grauen Schnauzen zusätzlich mit an. Wer es zuerst gefunden hat, ist der Sieger. Sollen Ihre Vierbeiner nicht zeitgleich schnüffeln, kann auch einer nach dem anderen drankommen. Wenn Sie dann bei jedem die Zeit stoppen bis er zum Ziel gelangt, wissen Sie genauso gut, wer gewonnen hat. Am Ende bekommen natürlich alle Mitspieler ihr wohlverdientes Leckerli.

Der Brückenbau

Hierfür benötigen Sie zwei Hunde, drei alte Teppichstücke und eine festgelegte Spielstrecke. Markieren Sie zunächst die Spielstrecke mit einer Start- und einer Ziellinie. Legen Sie nun zwei Teppichstücke direkt hintereinander hinter die Startlinie. Beide Hunde müssen dann auf je einem Teppich absitzen oder abliegen. Das Spiel beginnt, wenn Sie das dritte Teppichstück vor die Startlinie legen. Führen Sie jetzt den hinteren Vierbeiner nach vorne und lassen Sie ihn auf dem freien Teppich absitzen oder sich hinlegen. Der zweite Hund muss dabei brav auf seinem Fleckchen bleiben. Nehmen Sie anschließend das letzte freigewordene Teppichstück und reihen Sie es vor dem ersten Senior ein. Dann soll der hinterste Vierbeiner ganz nach vorne kommen und sich auf dem freien Teppich niederlassen. Gleichzeitig darf der andere Oldie wieder nicht aufstehen. Fahren Sie mit dieser Übung immer weiter fort bis Sie schließlich mit beiden Hunden und Teppichen die Ziellinie überquert haben.

Selbstverständlich lässt sich dieses Spiel auch in einen lustigen Grillnachmittag mit anderen Hundefreunden und deren Vierbeinern integrieren. Dann kann auch nur mit jeweils einem Hund und mehreren Teams gespielt werden. Möchten Sie am Ende ein Sieger-Paar küren, stoppen Sie einfach die Zeit.

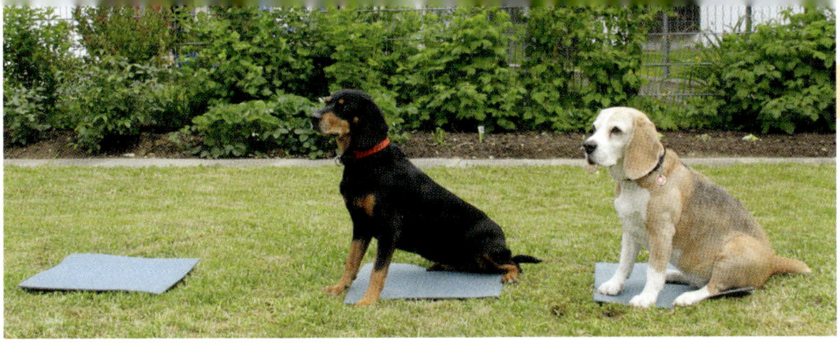

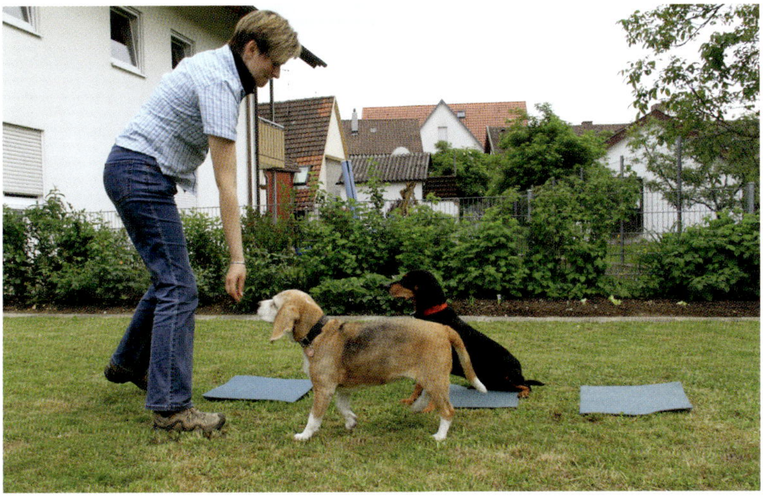

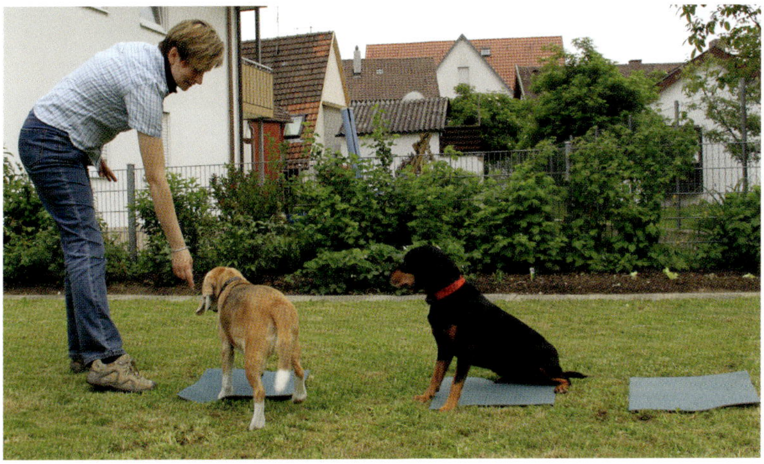

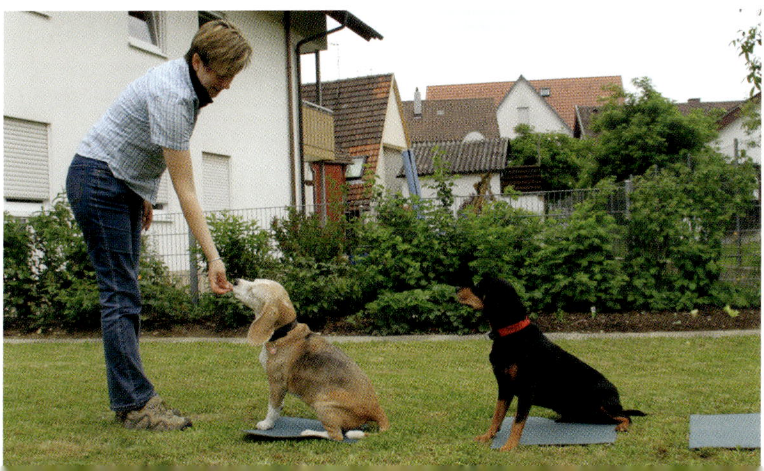

Einer nach dem anderen: Der Brückenbau verlangt von beiden Hunden Disziplin.

Gedächtnisstütze

Vergessen Sie nie, dass Sie mit alten Hunden spielen, die einfach schon etwas langsamer und behäbiger sind. Übertreiben Sie es also nicht, werden Sie nicht hektisch, sondern bleiben Sie auch im Spiel ganz ruhig, selbst, wenn es einmal nicht so klappt.

»Nachbarschaftshilfe«

Haben Sie einen oder auch zwei apportierfreudige Seniorhunde, die auf Kommando bestimmte Dinge bringen, lassen Sie diese sich gegenseitig doch einmal einen kleinen Gefallen tun. So kann der Eine den Anderen beim Spaziergang ein Stückchen an der Leine führen (natürlich unter Ihrer Aufsicht!). Vor dem Gassigehen holen beide eventuell schon auf Befehl ihre Leinen. Diese sollten dann natürlich so liegen, dass sie für die Vierbeiner auch gut zu erreichen sind. Steht bei einem Oldie die Fellpflege an, hält der Zweite bereits die Bürste parat. Nach einem Spaziergang bei Schmuddelwetter können beide Senioren ihre Handtücher die vorher vor dem Haus deponiert wurden, bringen, um von Ihnen abgeputzt zu werden. Leiten Sie Ihre Grauen Schnauzen außerdem dazu an, Futterschüsseln und Spielzeug zu apportieren. Ihrer Fantasie sind bei vierbeinigen Bringfetischisten also kaum Grenzen gesetzt, um sie mit kurzweiligen Spielchen zu fordern. Denken Sie aber daran, dass Apportel bei älteren Hunden mit Rücksicht auf den bereits abgenutzten Bewegungsapparat grundsätzlich wenig wiegen sollen.

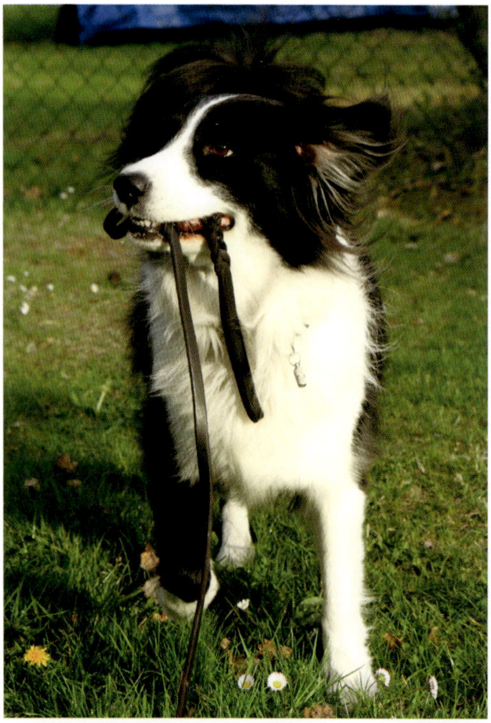

Ayla hat Spaß daran, einen anderen Hund an der Leine zu führen.

Gauditurnier für Zwei- und ältere Vierbeiner

Hundebesitzer bleiben nie lange alleine. Durch Spaziergänge, gemeinsame Welpenspielstunden oder Erziehungskurse finden sie schnell einen hundebegeisterten Freundeskreis. Neben dem Erfahrungsaustausch darf auch der Spaß bei solchen Treffen nicht zu kurz kommen. Wie wäre es daher mal mit einem Gauditurnier unter befreundeten Hundebesitzern im eigenen Garten? Der Aufwand ist gering, doch der Spaß für Jung und Alt riesengroß! Lassen Sie als Vorbereitung bereits jeden Vierbeiner die einzelnen »Hindernisse« bzw. Aufgabenfelder ausgiebig erkunden und beschnuppern. Natürlich sollten die Aufgabenstellungen dem Gesundheitszustand, der Fitness und Tagesverfassung, sowie dem allgemeinen»Wissensstand« und der »Belastbarkeit« der eingeladenen Hunde angepasst sein. Nehmen Sie es Ihrem Oldie, wie immer, nicht krumm, wenn er mal keine Lust auf Gaudi hat. In einem solchen Fall muss das jeweilige Spiel möglichst kreativ abgewandelt werden, indem Sie beispielsweise die Hauptrolle übernehmen und Ihr Senior vom Rand aus zuschaut. Oder Sie suchen sich blitzschnell eine zweibeinige Vertretung aus dem Publikum und legen mit dieser zusammen los. Hier ist natürlich großes Gelächter garantiert! Ihrer Fantasie sind also kaum Grenzen gesetzt. Rücksichtnahme auf die Grauen Schnauzen ist jedoch oberstes Gebot!

Für einen erhöhten Spaßfaktor sorgen Spiele, bei denen nicht nur der Hund, sondern auch die Geschicklichkeit von Herrchen oder Frauchen gefordert ist. Wir haben für Sie einen Parcours mit 8 erprobten Stationen zusammengestellt. Auf los geht's los ...

1.) Eierlaufen (für »Fußgänger«)

Stecken Sie mit ca. fünf Skistöcken eine Slalomstrecke ab. Ein Team steht an der Start- bzw. Ziellinie, Herrchen bzw. Frauchen hält in der rechten Hand einen Löffel mit einem Plastik-Ei, in der Linken die Leine mit Hund, der sitzen soll. Auf das Startsignal hin versucht der Zweibeiner in möglichst flottem Schritt (der Vierbeiner gibt das Tempo vor) den Slalom mit Ei und Hund (bei Fuß) zu bewältigen – ein Schiedsrichter stoppt die Zeit. Am Ende der Strecke kehrt das Team um, und

Benny hätte das Ei wohl zum Fressen gern ...

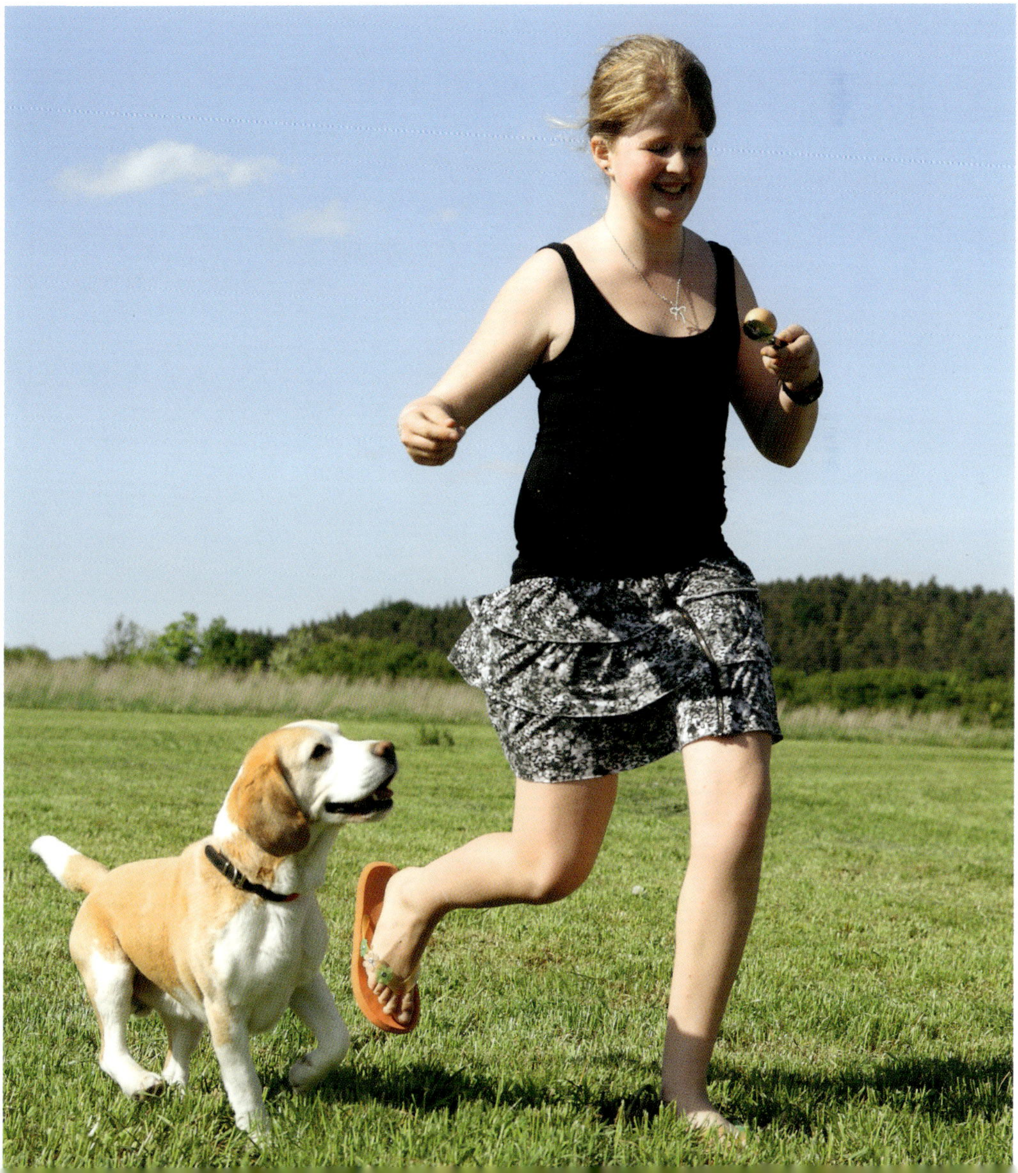

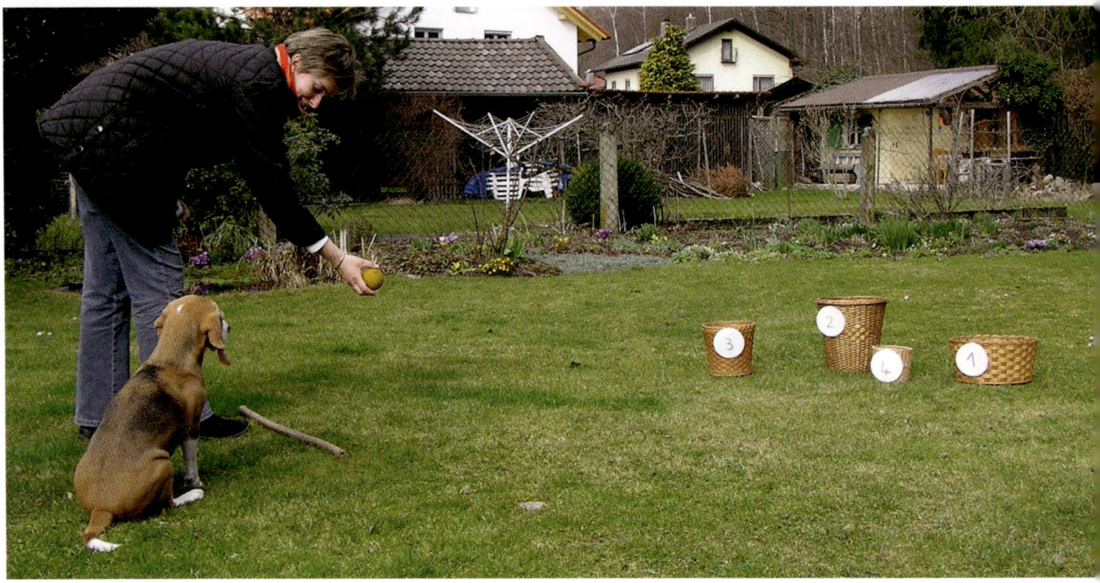

Das Basketball-Spiel besteht aus mehreren Runden, deren Anzahl vorab festgelegt wird.

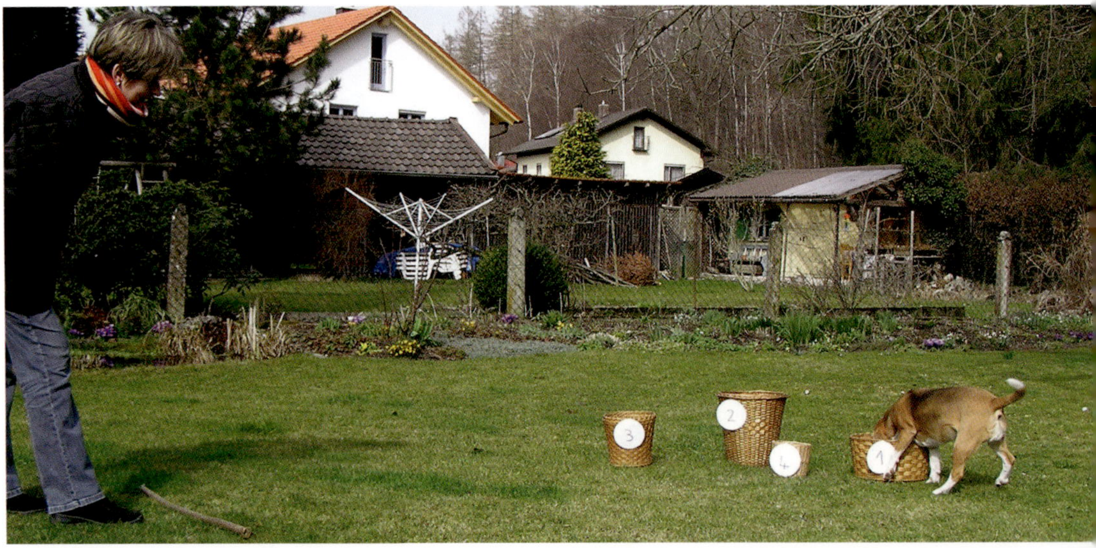

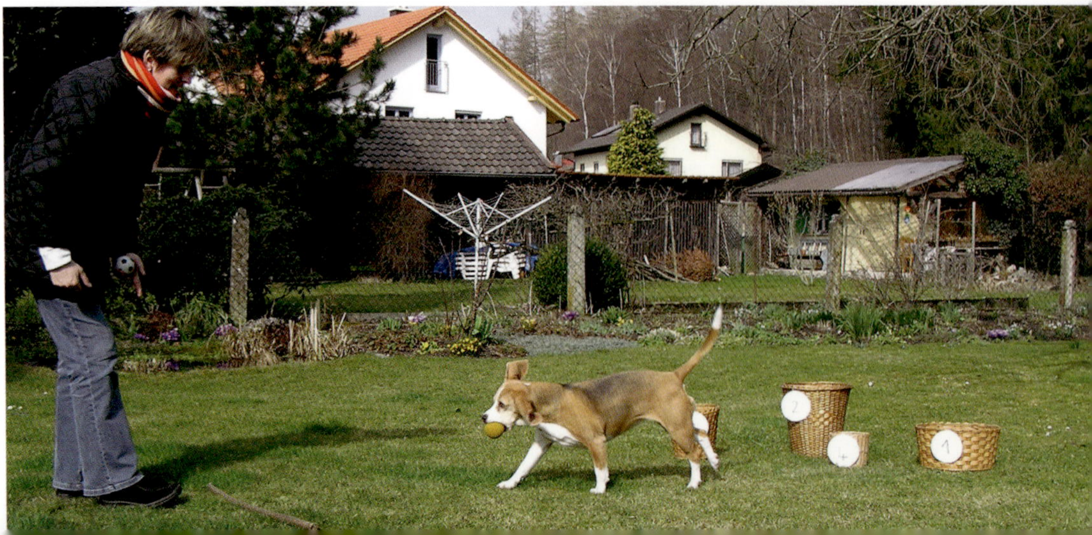

läuft den Slalom bis zur Start- bzw. Ziellinie zurück. Fällt das Ei vom Löffel, gibt es einen Strafpunkt. Fortgeschrittene Vierbeiner müssen diese Station freilaufend bei Fuß bewältigen.

2.) Basketball (für Bringfreudige)

Stellen Sie in verschiedenen Entfernungen unterschiedlich große Papierkörbe auf. Je nach Größe und Entfernung erhalten die Körbe unterschiedliche Punktzahlen gemäß den Schwierigkeitsgraden. Nun geht es reihum: Jeder Mitspieler muss versuchen einen Schaumgummi- oder leichten Lederball von einer vorher markierten Linie aus in einen Papierkorb zu werfen. Dabei wird natürlich eine möglichst hohe Punktzahl angestrebt. Vielleicht ist es allerdings besser, einfachere Körbe anzupeilen als bei Schwierigen daneben zu werfen, denn: Trifft ein Spieler nicht, bekommt er in dieser Runde 0 Punkte. Für Übertreten der Linie können Sie, je nach Belieben, sogar Strafpunkte verteilen. Ihr Hund sollte während Ihres Wurfes neben Ihnen sitzen und anschließend auf Ihr Kommando hin den Ball wieder bringen. Sieger ist das Team, welches nach einer anfangs festgelegten Rundenzahl die meisten Punkte erreicht hat. Selbstverständlich steht Ihrem vierbeinigen »Balljungen« anschließend eine extra große Wurst zu!

3.) Hürdenspringen (für »Grashüpfer«)

Im Abstand von einigen Metern werden drei bis vier niedrige Hürden (z.B. umgedrehte Plastikdachrinnenstücke) oder Cavalettis aufgestellt. Vom Start aus überquert zunächst der Hund die Hindernisse. Herrchen/Frauchen läuft möglichst synchron nebenher. Am Ende einer Bahn werden schnell die »Rollen« getauscht. Nun muss Herrchen/Frauchen springen, während der bellende Senior bei Fuß außen herum läuft. Der vierbeinige Sportler ist je nach Gehorsamkeit entweder an der Leine, oder er darf frei laufen. Auch hier wird das Tempo vom Hund bestimmt, am Ende siegt jedoch der Schnellste. Wird eine Hürde gerissen, gibt es einen Strafpunkt. Ist eine Manipulation des Vierbeiners wie zum Beispiel Vorwärtsziehen durch den Hundeführer erkennbar, erfolgt die sofortige Disqualifikation des Teams.

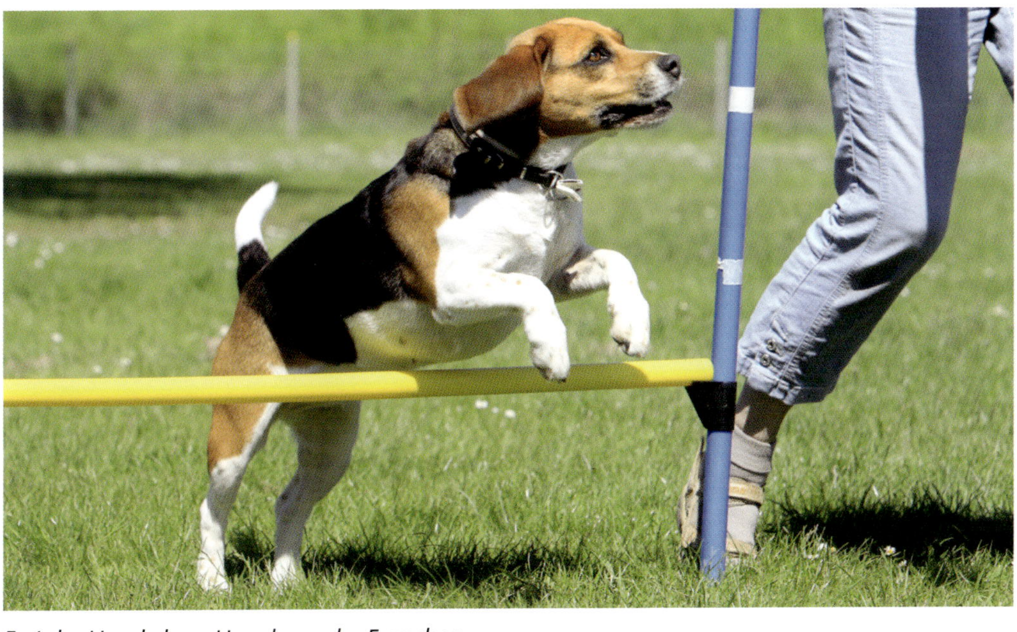

Erst der Hund, dann Herrchen oder Frauchen ...

4.) »Die goldene Nase« (für gute Riecher)

Unter einem von drei kleineren, umgedrehten Pappkartons wird ein Stückchen Wiener Wurst versteckt, dabei darf der Hund jedoch nicht zusehen. Jetzt kommt Ihre vierbeinige Spürnase zum Einsatz: Sie muss, von Ihnen angefeuert, so schnell wie möglich das Würstchen finden! Die Zeit wird gestoppt!

5.) Sackhüpfen (für Disziplinierte)

Herrchen und Hund stehen an der Startlinie. Auf dem Boden liegt ein Sack. Ertönt das Startsignal, läuft die Zeit: Zunächst wird der Vierbeiner abgelegt. Jetzt steigt Herrchen schnell in den Sack und hüpft damit zur Ziellinie. Währenddessen muss der bellende Partner liegen bleiben. Für jedes Aufstehen gibt's einen Strafpunkt. Im Ziel angekommen, befreit sich Herrchen schnell aus dem Sack und ruft seinen (hoffentlich noch liegenden) Hund ab.

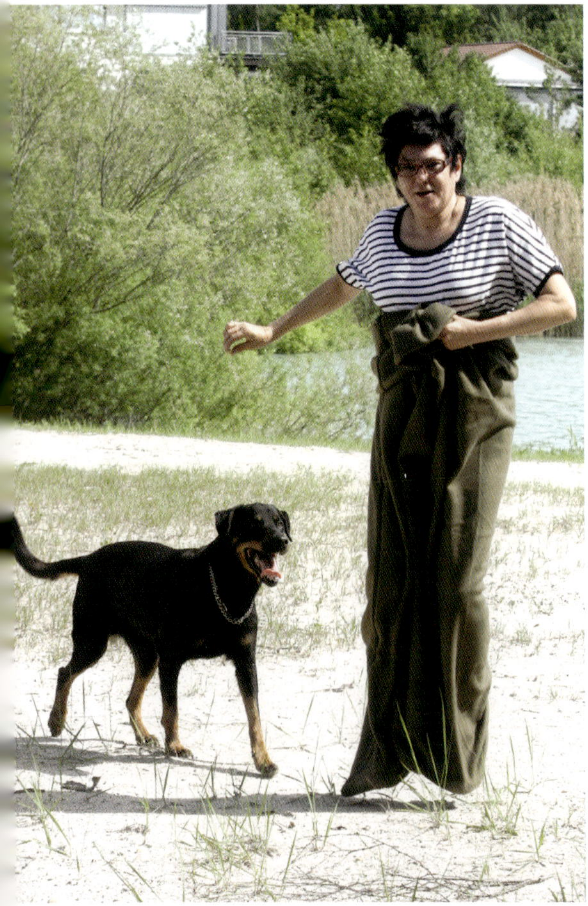

Immer wieder lustig: Sackhüpfen ...

6.) Torwand (für Apportierfans)

Sie stehen an einer Begrenzungslinie gegenüber einer Torwand. Ihr Hund sitzt neben Ihnen. Nun versuchen Sie einen Tennisball durch das Loch einer Torwand zu werfen. Sie haben 5 Versuche. Jeder Treffer gibt einen Punkt. Zusatzpunkte gibt es, wenn Ihnen Ihr vierbeiniger Helfer jedes Mal den Ball auf Befehl wieder bringt. Möchten Sie die Regeln verschärfen, gibt's Strafpunkte, sobald sich Ihr wedelnder Mitstreiter unaufgefordert erhebt.

7.) Tunnel (für Undercover Agenten)

Herrchen/Frauchen und Hund stehen am Start. Auf das Signal hin, laufen beide auf Zeit zum Tunnel. Das Tempo bestimmt wie immer der Vierbeiner. Am Tunnel angekommen, wird der Hund durchgeschickt, während Herrchen außen herum läuft. Ist das Team wieder vereint, möglichst schnell zum markierten Zwischenstopp spurten. Hier muss sich der Vierbeiner hinsetzen und so lange sitzen bleiben bis Herrchen wieder zurückgerannt und durch den Tunnel gekrochen ist, sowie anschließend die Start-/Ziellinie überquert

Gleich darf der Zweibeiner robben...

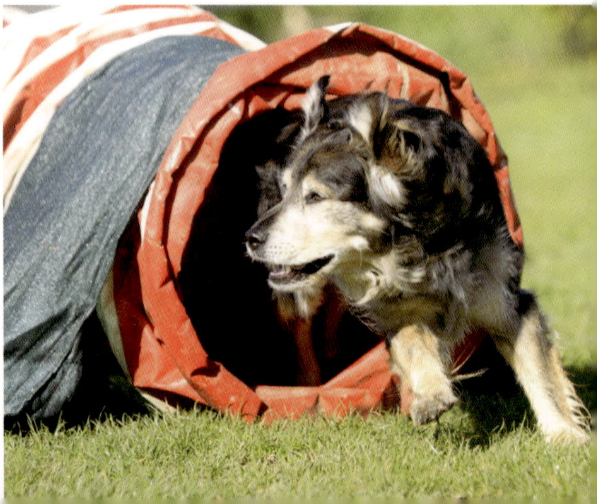

hat. Jetzt schnell noch den Oldie abrufen. Geschafft!
Als Tunnel eignen sich z.B. große Pappkartons oder zwei gegenüber aufgestellte, mit Bettlaken abgehängte Stühle.

8.) Rollentausch (für Flexible)

Hier werden die Hunde getauscht. Lose stellen nun die neuen Teams zusammen. Jetzt darf eine Station nach Wahl mit dem »fremden« Partner wiederholt werden. Soll es bei Ihnen etwas strenger zugehen, lassen Sie auch bei der Aufgabenwahl das Los entscheiden.

Haben Sie unseren Spaßparcours geschafft? Bravo! Jetzt verdienen Sie und Ihr Hund aber ein großes Steak bzw. eine Extra-Wurst. Nach der Stärkung darf natürlich die Siegerehrung der eifrigen Sportler nicht fehlen. Für die genaue Punktevergabe, die Preisverleihung und Urkundengestaltung, sowie für die Zusammenstellung eines neuen Gauditurniers appellieren wir an Ihre eigene Kreativität! Viel Spaß dabei!

Vorsicht mit Angsthasen

Bitte nehmen Sie Rücksicht auf ängstliche oder nicht mehr ganz so nervenstarke Seniorhunde in Ihrem Bekanntenkreis. Sie dürfen selbstverständlich nicht überfordert werden. Führen Sie solche Vertreter erst langsam an diverse Aufgaben heran oder lassen Sie diese Vierbeiner beim ersten Mal einfach nur zusehen. Vielleicht verbessert sich mit der Zeit das Nervenkostüm solcher Hasenfüße. Sollte dies jedoch nicht der Fall sein, verschonen Sie diese Vierbeiner am besten mit für sie aufregenden Spielen.

Welches Spielzeug ist für ältere Hunde geeignet?

Obwohl die Spielleidenschaft an sich bei älteren Vierbeinern zunehmend nachlässt, haben viele Oldies doch ein Lieblingsspielzeug, das sie gerne noch herumtragen oder einfach nur in ihrer Nähe haben wollen. Zusätzlich kann durch ein besonders spannendes, neu angeschafftes Spielzeug die Neugier eines Seniors frisch entfacht werden. Daher ist es durchaus sinnvoll selbst bei einem betagten Vierbeiner ab und zu eine Spielware auszutauschen. Bedenken Sie bei der Auswahl grundsätzlich, dass alles, was für Kleinkinder ungeeignet ist, auch für Hunde problematisch werden kann. So haben spitze, scharfkantige und splitternde Gegenstände oder Dinge, in denen Nägel oder Drähte eingearbeitet sind, nichts im Spielumfeld Ihres Vierbeiners zu suchen. Tabu sind außerdem Zweige von giftigen Sträuchern oder Bäumen und lackierte

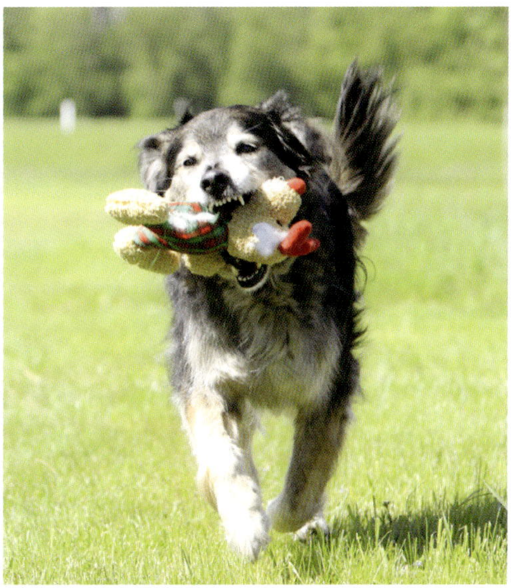

Viele Graue Schnauzen haben noch ein Lieblingsspielzeug, das sie auch gerne mal auf einen Spaziergang mitnehmen.

Gegenstände. Wegen der Splittergefahr und dadurch drohenden Verletzungen im Maul wird ebenso von Stöckchen aus dem Wald als Spielzeug abgeraten. Besser sind stattdessen spezielle Hundespielsachen aus Hartgummi, Jute, Hartholz, Stoff, Neopren und reißfestem Nylon. Mit Rücksicht auf den bereits abgenützten Bewegungsapparat des Oldies sollte das Spielzeug möglichst leicht sein, außerdem, für Hunde mit Zahnproblemen, weich im Maul, damit Zähne und Zahnfleisch nicht schmerzhaft gereizt werden. Hier haben sich Bringsel aus Jute oder Leder, die wenig wiegen und zudem maulschonend sind, bewährt.

Kauspielzeug aus natürlichen Materialien, wie Rinder- und Büffelhaut bietet für zahngesunde Senioren nicht nur eine interessante Beschäftigung, sondern hat gleichzeitig einen gesundheitlichen Nutzen, denn es stärkt und reinigt das Gebiss. Zudem ist bekannt, dass Kauen Stress abbaut und entspannt. Geben Sie Ihrem betagten Freund daher ruhig oft die Gelegenheit dazu. Bälle sind für alte Vierbeiner nicht mehr so ideal, denn das Spiel mit ihnen beinhaltet häufig abrupte Stopps, die wiederum sehr die Gelenke des Methusalems belasten. Die Beschäftigung mit Futterbällen ist für einen Senior jedoch durchaus noch eine anregende und sinnvolle Abwechslung. Quietschspielzeug erweckt bei einigen älteren Vierbeinern vermehrtes Interesse. Achten Sie aber darauf, dass Ihr Senior das Spielzeug nicht vor lauter Begeisterung zerlegt und am Ende gar das quietschende Ventil frisst. Einige Kynologen vertreten sogar die Theorie, dass ein Hund durch das ständige Quietschen die Beißhemmung gegenüber quiekenden Artgenossen verlernt. Der Einsatz von Quietschspielzeug ist also grundsätzlich umstritten. Auch zu den aus bunten Baumwollschnüren zusammengedrehten Knoten gibt es geteilte Stimmen. Kritiker sehen eine Gefahr darin, wenn der Vierbeiner den Knoten zerlegt und zu viele Schnüre davon verschluckt. Gekaufte Spielwaren müssen also nicht immer die Besten sein. Mit etwas Fantasie können Sie Hundespielsachen auch selbst herstellen. Wir helfen Ihrer Kreativität dabei etwas auf die Sprünge ...

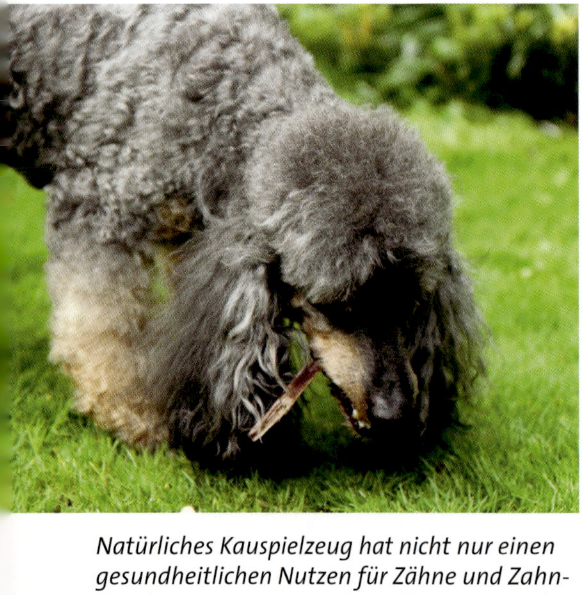

Natürliches Kauspielzeug hat nicht nur einen gesundheitlichen Nutzen für Zähne und Zahnfleisch, es entspannt auch und baut Stress ab.

Noch mehr Tipps...

Beobachten Sie Ihren Hund unbedingt genau, wenn er anfängt sein Spielzeug kaputt zu machen, denn dann ist die Gefahr groß, dass er Teile davon frisst. Nehmen Sie es ihm im Zweifelsfall lieber weg. Denken Sie bei der Anschaffung von Hundespielsachen immer an die Größe und die Vorlieben Ihres Vierbeiners. Kauspielzeug oder Leckerlibälle, die ihren Inhalt nur bei bestimmten Bewegungen nach und nach freigeben, sind gut geeignet, um Ihrem Hund das Alleinsein zu versüßen. Berücksichtigen Sie jedoch die auf diese Weise zugeführten Kalorien bei der Tagesfuttermenge. Geben Sie Ihrem Vierbeiner keine Spielsachen, an denen Knöpfe, Haken oder Knopfaugen befestigt sind. Diese Teile werden leicht verschluckt und verursachen unter Umständen einen lebensgefährlichen Darmverschluss.

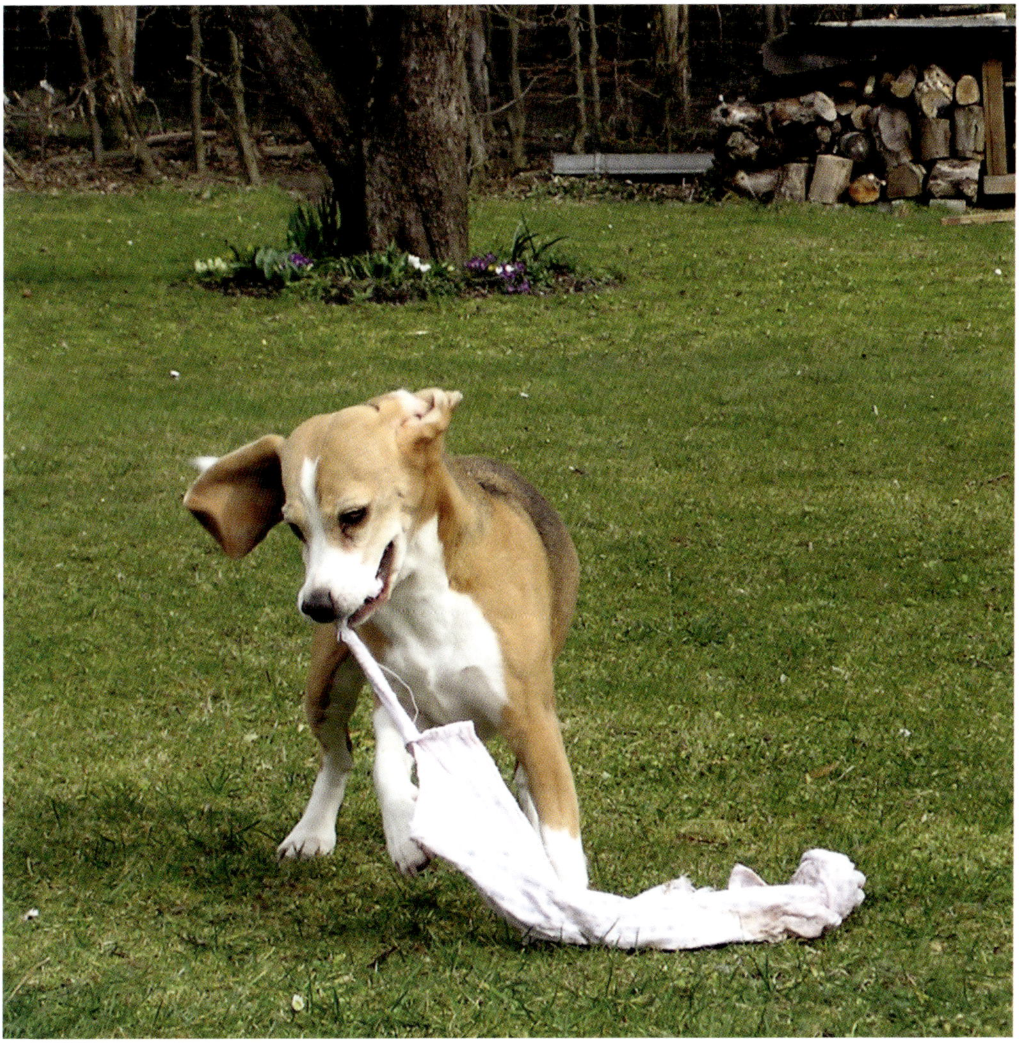

Ein altes Handtuch lässt sich toll zerreißen.

Hundespielzeug selbst gemacht

Haben Sie einmal die Gelegenheit Wolfswelpen in der freien Natur bzw. einem Wildpark zu beobachten, sind Sie sicherlich überrascht von deren Einfallsreichtum zu spielen. So wird nicht nur mit Gleichgesinnten getobt, sondern auch mit jedem verfügbaren »Spielzeug«. Dabei kommen ihnen Blätter oder Tannenzapfen genauso gelegen wie ausgegrabene Wurzeln oder einfache Moospolster. Grund genug für jeden Hundebesitzer, sich von dieser »Fantasie«, aber auch Einfachheit bei der Wahl eines Spielzeuges für den Vierbeiner inspirieren zu lassen. Befindet sich beispielsweise im eigenen Garten ein Apfelbaum, bieten (ungespritzte) Äpfel ein spannendes Rollobjekt (ähnlich einer lebenden Beute) und anschließend eine kalorienarme, gesunde Leckerei. Die meisten Vierbeiner spielen außerdem gerne mit einem Tannenzapfen. Ungefährliche Alternativen für Stöckchen aus dem Wald (Splittergefahr!) sind Möhren, die nach dem Spiel gut und gerne von unserem Senior gefressen werden können. Auch ein abgeschnittenes Stück Gartenschlauch ist ein zahnfreundlicher Stöckchenersatz.

Entschließen Sie sich mal wieder zu einer Räumaktion im Kleiderschrank, bedenken Sie vor dem Gang zum Altkleidercontainer, dass sich selbst hier wahre Spielschätze für Hunde verbergen. So haben sich als Schleuder- und Schüttelspielzeug die abgeschnittenen, jeweils mit Knoten versehenen Hosenbeine einer ausrangierten Jeans bewährt. Genauso gut eignen sich hierfür alte Handtücher oder T-Shirts. Achten Sie jedoch immer darauf, dass sich keine Knöpfe oder andere verschluckbaren Teile an den Kleidungsstücken befinden. Zu einem länglichen Wulst zusammengeknotete Socken stellen einen tollen Dummy für Apportierspiele dar.

Out ist ebenfalls die komplette Entsorgung alter Kartons im Wertstoffhof. Leere Glühbirnenschachteln können, mit Leckerlis befüllt, ein interessantes Suchspielzeug sein. Für Schnüffelspiele eignen sich außerdem Kartons mit Deckel, die einige Futterbrocken enthalten. Am Ende eines Spieles mit Pappschachteln steht schließlich für den Hund doch noch die tatkräftige Unterstützung des Wertstoffhof-Teams an; dann nämlich, wenn sich der ausgelassene Vierbeiner mit Riesenspaß anschickt, die Pappe in tausend Stücke zu zerreißen, und so bereits die erste Stufe der bevorstehenden Entsorgung einleitet. Allerdings sollten Sie, wie bei jedem nichtessbarem Spielzeug auch, aufpassen, dass der Senior die Pappereste nicht frisst. Alles Weitere liegt dann in Ihren Händen ... Viel Spaß beim Ausprobieren!

Achtung!

Als Spielzeug ungeeignet sind: Steine, Glas, Knöpfe, Metallgegenstände, Schnüre, Schreib- und Malstifte, besonders harte, spitze und leicht splitternden Gegenstände. Außerdem Sachen, in denen die vorher genannten Materialien enthalten sind, sowie Plastiktüten (Erstickungsgefahr!), Giftpflanzen oder Teile davon. Bei all diesen Dingen drohen dem Hund nicht nur schwere Verletzungen im Maul, sondern auch im Magen-Darm-Trakt, im schlimmsten Fall sogar Ersticken, Vergiftung oder Darmverschluss.

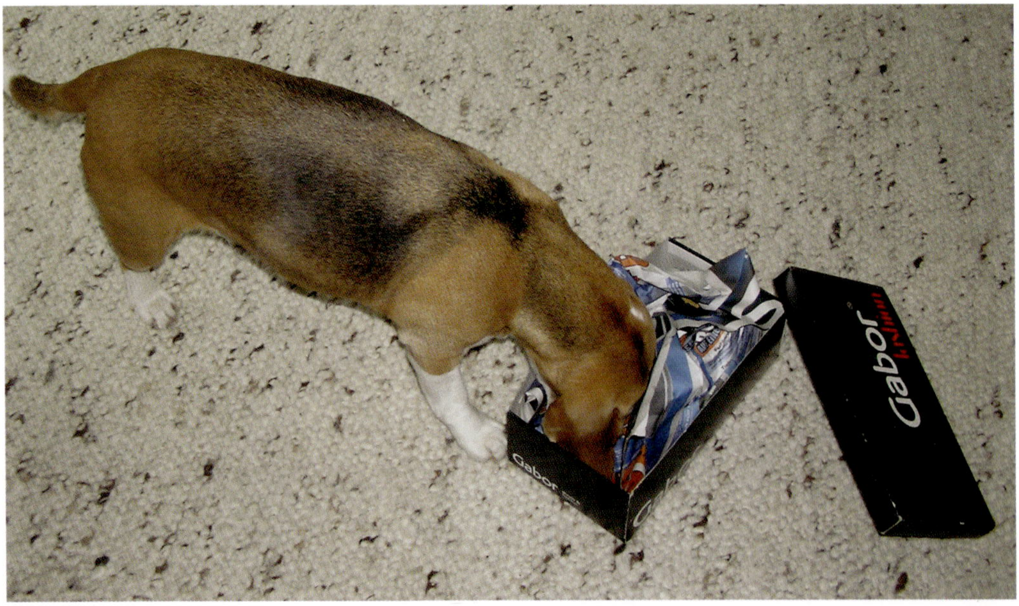

Man nehme: Ein Leckerli, etwas Zeitung und einen Schuhkarton und schon kann der Auspackspaß beginnen ...

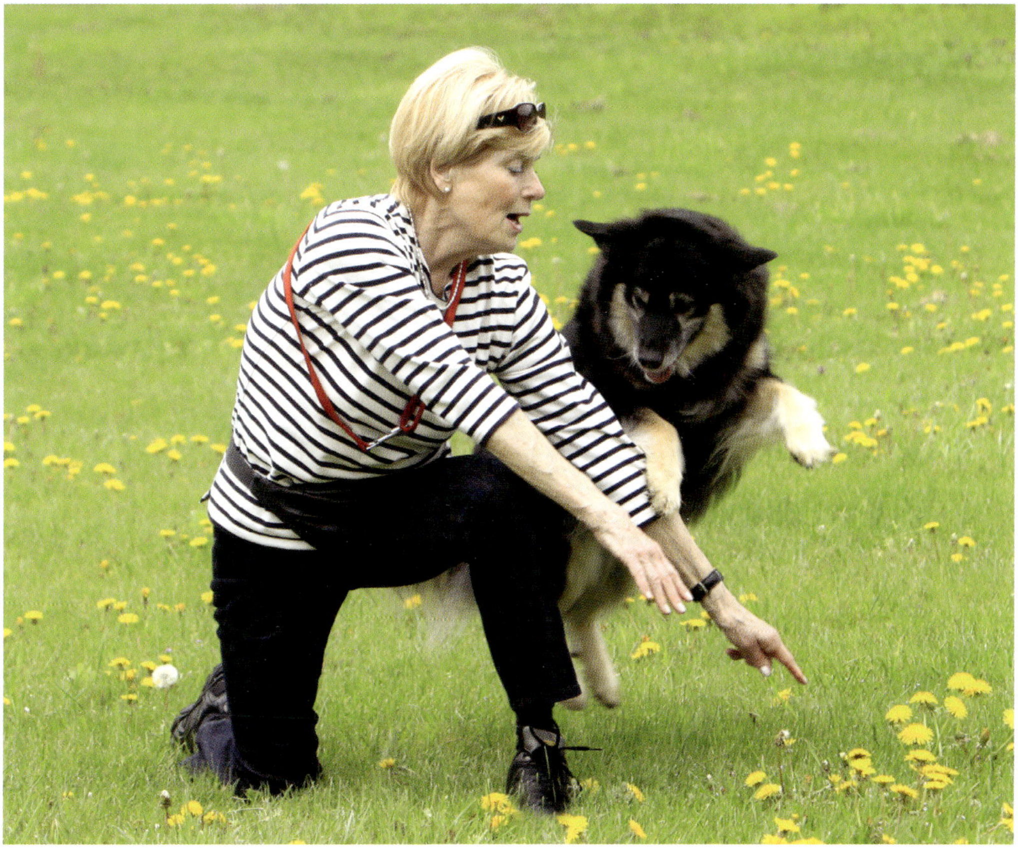

Geduld, Einfühlungsvermögen und Kreativität sind für das Training mit einem betagten Vierbeiner unbedingt nötig.

5. Auch ein älterer Hund kann noch lernen ...

Einen Vierbeiner altersangemessen zu fordern, kann auch bedeuten, ihm noch etwas Neues beizubringen, entweder aus reinem Spaß oder, weil einfach eine gewissen Notwendigkeit dazu besteht, beispielsweise, wenn ein älterer Hund bis dato noch keine Grundkommandos kennengelernt hat. Wichtig ist natürlich, sich dabei auf seine körperliche und geistige Fitness einzustellen. Außerdem ist eine erhöhte Rücksichtnahme auf eventuelle Schwachstellen und verlangsamte Reaktionen des Seniors gefordert. Mit zunehmendem Alter lässt auch die Aufnahmefähigkeit nach. Es kann nun also durchaus etwas länger dauern, bis eine Übung sitzt. Viel Einfühlungsvermögen, Geduld und Kreativität sind beim Training mit einem älteren Hund absolut unerlässlich. Auf keinen Fall dürfen Sie Ihren betagten Freund aus eigenem Ehrgeiz überfordern oder ihm gegenüber ungehalten reagieren. Bewahren Sie stets die Ruhe und üben Sie nicht mit ihm, wenn Sie gerade gestresst oder schlecht gelaunt sind! Der Spaß am Lernen und an der gemeinsamen Beschäftigung mit Ihnen soll für einen Oldie immer an erster Stelle stehen.

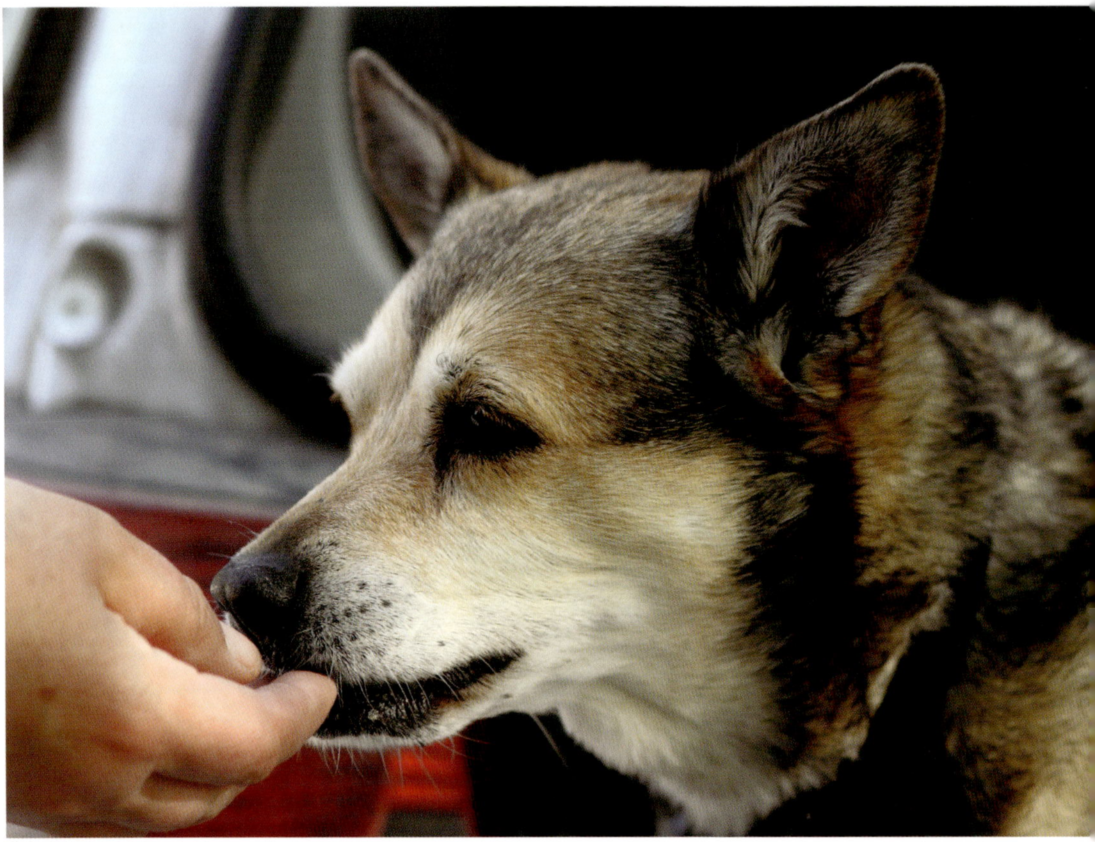

Um einem älteren Hund etwas beizubringen, ist die richtige Motivation ganz entscheidend.

Der Einsatz muss stimmen

Die richtige Motivation ist sehr wichtig für ein erfolgreiches Lernen. Sparen Sie also nie mit Lob, eigener Begeisterung und Leckerlis. Ziehen Sie Belohnungshappen allerdings von der täglichen Futterration ab, ansonsten wird Ihr Senior schnell zu dick. Jeder Oldie hat seine eigenen Motivationsvorlieben. Mancher freut sich über ein paar nette Worte oder liebevolle Streicheleinheiten, ein anderer vielleicht mehr über ein Leckerchen oder sein Lieblingsspielzeug. Richten Sie sich hier ganz individuell nach Ihrem Vierbeiner.

Grundkommandos

Zieht ein älterer Hund bei Ihnen ein, der bis dahin keinen Grundgehorsam kennen gelernt hat, müssen Sie ihm eventuell noch einiges beibringen. Beschränken Sie sich dabei aber zunächst einmal nur auf das Wichtigste, also Kommandos, die Sie wirklich auch im Alltag brauchen. Richten Sie sich außerdem nach dem Gesundheitszustand Ihres Vierbeiners. So ist die Ausführung von »Sitz« und »Platz« bei Arthrose oder anderen Bewegungseinschränkungen möglicherweise schon zu beschwerlich. Sehen Sie dann lieber von dieser Übung ab. Lassen Sie Ihrem Senior grundsätzlich etwas mehr Zeit, um in die gewünschte Position zu gehen und seien Sie in Bezug auf die Korrektheit der Ausführung nicht mehr so streng. Mit einem senilen oder dementen Vierbeiner kann es generell schwierig werden, Neues einzustudieren. Probieren Sie hier einfach ohne Druck und Zwang aus, was geht. Ansonsten verzichten Sie besser auf weitere Lernversuche und beschäftigen ihn lieber anderweitig.

So lernt ein Hund

Das Lernverhalten eines Hundes ist abhängig von seiner Intelligenz, seinen angeborenen Neigungen und seinem individuellen Charakter. Grundsätzlich lernen Vierbeiner sehr viel durch genaues Beobachten und Nachahmen. Außerdem durch Ausprobieren, also Versuch und Irrtum. Das Sammeln von eigenen Erfahrungen ist für das Lernen also sehr wichtig. Beachten Sie auch, dass das Lerntempo ganz unterschiedlich ist. So braucht der eine deutlich mehr Wiederholungen als der andere, der sich vielleicht schon nach dem ersten Erklären als Überflieger herausstellt.

»Sitz«

Nehmen Sie für das »Sitz«-Training ein Leckerli in die Hand, zeigen Sie es Ihrem Vierbeiner, damit er aufmerksam wird, aber geben Sie es ihm noch nicht. Führen Sie nun den Leckerbissen behutsam an der Nasenspitze des Hundes vorbei nach oben und dann nach hinten, in Richtung Hundestirn. Da Ihr Oldie dem schmackhaften Futterbrocken nachgehen möchte, wird er sich auf diese Weise ganz automatisch hinsetzen. Belohnen Sie Ihren Vierbeiner postwendend mit dem Leckerchen und sagen Sie dabei das Kommando »Sitz« mehrmals. Verwenden Sie zusätzlich zur Sprache von Anfang an ein Sichtzeichen: Zeigen Sie Ihrem Senior beispielsweise Ihren erhobenen Zeigefinger. Wiederholen Sie diese Übung ein paar Mal am Tag.

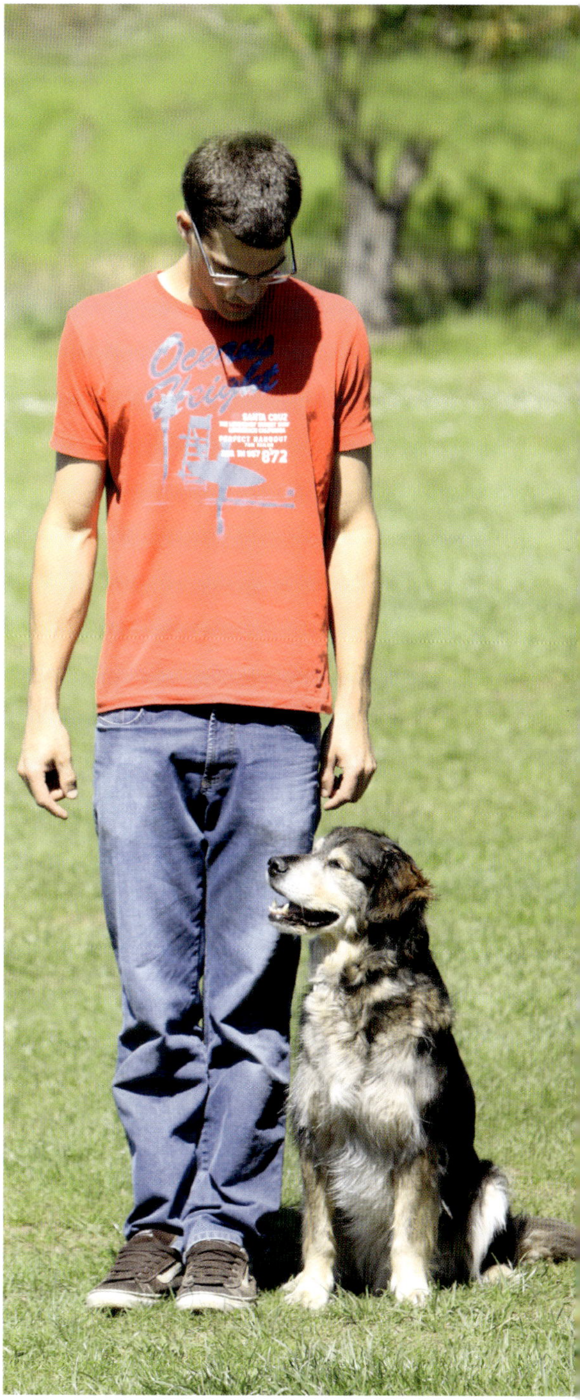

Die Übung »Sitz« gestaltet sich in der Regel einfach.

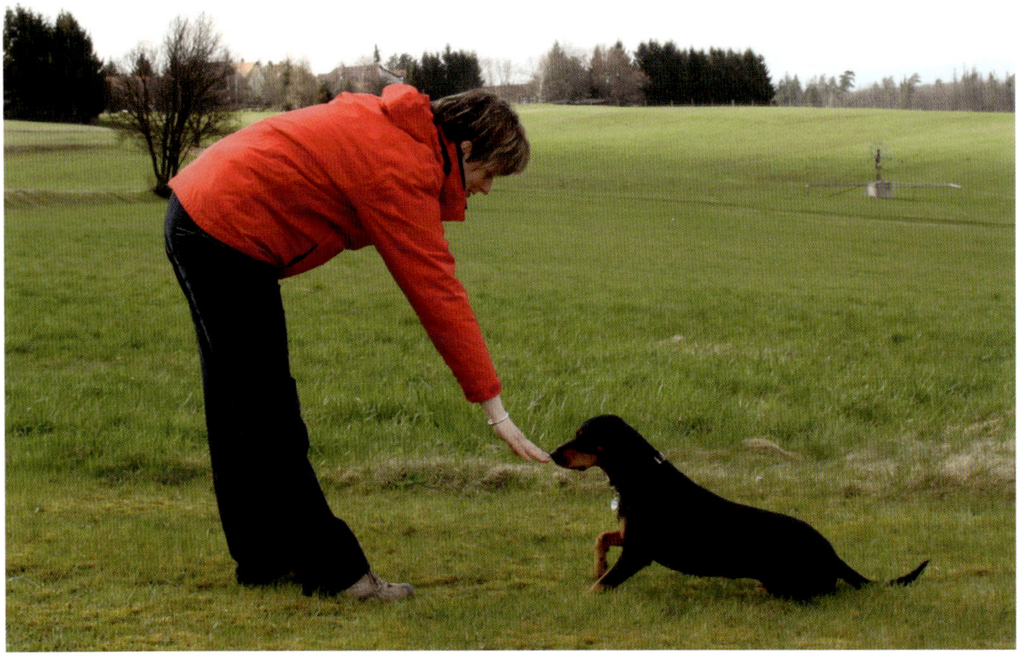

Das »Platz« lernt der Hund am einfachsten aus der sitzenden Position.

»Platz«

Diese Übung bauen Sie am besten aus dem »Sitz« heraus auf. Ihr Senior soll zunächst vor Ihnen absitzen. Lassen Sie ihn anschließend an Ihrer Hand schnuppern, in der Sie ein Leckerli halten. Führen Sie dann Ihre verlockend duftende Hand von der Hundenase abwärts zwischen die Vorderbeine des Hundes bis auf den Boden. Hier ziehen Sie den Futterbrocken nun langsam in gerade Linie weiter von Ihrem Oldie weg. Um besser an Ihre Hand zu kommen, wird sich Ihr betagter Schüler am Ende aus Bequemlichkeit zwangsläufig hinlegen, schließlich möchte er der Leckerei mit seiner Nase nachgehen. Sagen Sie genau in diesem Moment »Platz«, loben Sie den Senior ausgiebig und belohnen Sie ihn mit dem Leckerli. Führen Sie zusätzlich zum gesprochenen Kommando sofort ein Sichtzeichen ein.
Besonders selbstbewusste Vierbeiner können sich beim »Platz«-Training als harte Brocken erweisen, denn das Hinlegen auf Kommando wird vom Hund als Unterordnung empfunden.

Individuell angepasstes Training

Bedenken Sie unbedingt, dass es keine pauschale Erziehungsmethode gibt. Jeder Hund ist ein eigenes Individuum mit einem ganz eigenen Charakter und Verhalten. Darüber hinaus spielen der Gesundheitszustand und die Tagesverfassung Ihres Vierbeiners, sowie daraus resultierende Einschränkungen und somit eine erhöhte Rücksichtnahme eine wichtige Rolle beim täglichen Training. Hier lesen Sie nur Beispiele für Übungsmöglichkeiten. Zusätzlich gibt es jedoch noch viele, andere Wege, die Erfolg versprechend sind. Entscheidend ist, ganz individuell auf Ihren Senior einzugehen, schließlich soll er stets motiviert und mit Freude bei der Sache sein.

»Hier«

Um das Herkommen auf Kommando zu üben, gibt es diverse Möglichkeiten. So eignet sich beispielsweise die tägliche Fütterung hervorragend dazu, einem (verfressenen) Vierbeiner das »Hier« beizubringen. Während Sie das Futter richten, hält zunächst eine Hilfsperson Ihren Hund kurz in einem anderen Raum fest. Rufen Sie anschließend »Hier« oder benutzen Sie eine Hundepfeife. Der Vierbeiner wird losgelassen und läuft sofort zu Ihnen beziehungsweise seinem voll gefüllten Napf. Auf diese Weise verknüpft Ihr Senior das gerufene »Hier«, das dem Pfiff auf der Hundepfeife entspricht, immer mit etwas Verlockendem, dem es zu folgen, lohnt.

Ein gelegentliches Verstecken kann ebenfalls für das Herkommen hilfreich sein, immerhin möchte Ihr Vierbeiner Sie als seine Bezugsperson nicht verlieren. Die Bindung zu Ihnen wird dadurch vertieft. Loben und belohnen Sie Ihren Senior generell immer, wenn er zu Ihnen kommt.

Läuft Ihr Oldie eher zufällig zu Ihnen, sagen Sie auch sofort »Hier« und loben und belohnen Sie ihn ausgiebig. Selbst diese Methode ist Erfolg versprechend.

Oder Sie trainieren zunächst in einer reizarmen, möglichst umzäunten Umgebung, aus der Ihr Hund nicht entwischen kann. Gehen Sie in unmittelbarer Nähe Ihres Vierbeiners in die Hocke und versuchen Sie mit einem Leckerli oder seinem Lieblingsspielzeug seine volle Aufmerksamkeit zu erlangen. Ist Ihr Senior auf Sie konzentriert, rufen Sie ihn beim Namen. Belohnen und loben Sie sofort jeden seiner Schritte in Ihre Richtung und begrüßen Sie ihn freudig, wenn er bei Ihnen ankommt. Sitzt dieser Übungsschritt, vergrößern Sie allmählich den Abstand zu Ihrem Hund. Klappt auch dies, verlegen Sie das Training allmäh-

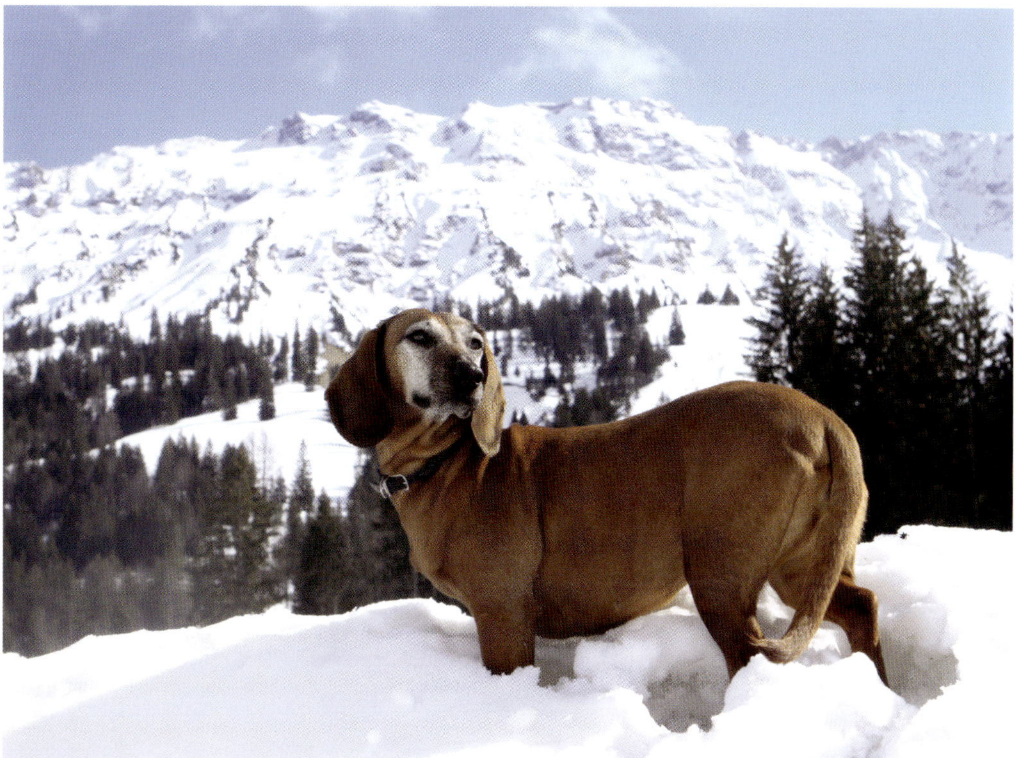

»Kommt Frauchen auch?« – Ein gelegentliches Verstecken auf dem Spaziergang lässt Ihren Hund generell besser auf Sie achten.

lich in die freie Natur. Als Hilfsmittel haben sich hier zunächst eine leichte, 10m lange Schleppleine und ein Brustgeschirr bewährt. Die Leine schleift neben Ihrem Hund auf dem Boden. Kommt auf Ihr Kommando »Hier« keine Reaktion, ziehen Sie ganz sanft und kommentarlos an der Schleppleine bis Ihr Vierbeiner von selbst in Ihre Richtung läuft. Dann sofort die Leine loslassen und den Oldie ausgiebig loben. Rasch lernt Ihr betagter Freund, Ihren verlängerten Arm zu respektieren und Ihnen zuverlässig zu folgen. Bei einem alten, jagdbegeisterten Hund sollte in wildreichen Gegenden vorsichtshalber trotzdem immer zur Leine gegriffen werden. Sicher ist sicher ... Verlassen Sie sich dann also nicht unbedingt auf einen absoluten Gehorsam.

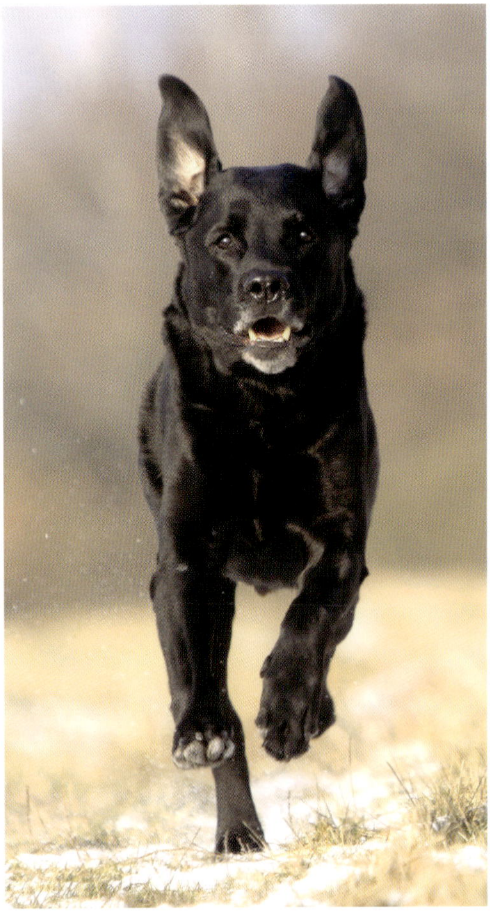

Belohnen Sie selbst jedes zufällige Herkommen sofort.

»Bleib«

Immer wieder mal ist es im Alltag nötig, seinen Hund an einem bestimmten Ort in einer bestimmten Stellung verweilen zu lassen. Aber auch für das Training von Kunststückchen ist das Beherrschen des »Bleib« sehr hilfreich.

Relativ einfach lernt Ihr Senior den Befehl »Bleib« über die Grundkommandos »Sitz« und »Platz«. Zunächst soll Ihr Vierbeiner vor Ihnen absitzen oder abliegen. Verbinden Sie dabei das »Sitz« oder »Platz« sofort mit dem Wort »Bleib«. Zusätzlich hat sich von Anfang an die Verwendung folgenden Sichtzeichens bewährt: Ihre Handfläche zeigt am ausgestreckten Arm zu Ihrem Hund. Dies signalisiert Ihrem Oldie ein »Stopp«, also ein Verweilen in der gerade ausgeführten Stellung. Verlangen Sie das »Bleib« anfangs nur innerhalb eines ganz kurzen Zeitrahmens, in dem Sie zunächst bloß einen Schritt rückwärts und sofort wieder auf Ihren Hund zugehen. Dehnen Sie diese Spanne erst langsam aus. Geizen Sie wie immer nicht mit Lob und tadeln Sie Ihren Senior nicht, wenn er erst einmal nicht in der verlangten Position bleibt. Bewahren Sie einfach die Ruhe und bringen Sie Ihren Vierbeiner völlig wortlos unter Verwendung der entsprechenden Kommandos (z. B. Sitz und Bleib) und des Sichtzeichens erneut in Stellung. Schwieriger wird's, wenn Sie nach und nach neben dem Zeitfaktor allmählich auch die Entfernung zum Hund vergrößern und die Trainingsorte wechseln. Sorgen Sie zusätzlich für diverse Ablenkungen beispielsweise durch andere Menschen, besondere Geräusche und Gegenstände, sowie weitere Artgenossen, auf die Ihr Vierbeiner natürlich nicht reagieren darf. Erhöhen Sie den Schwierigkeitsgrad der Übung nur, wenn der vorausgegangene Schritt wirklich sicher sitzt und heben Sie das Kommando immer durch ein Gegenkommando wie »Lauf« wieder auf.

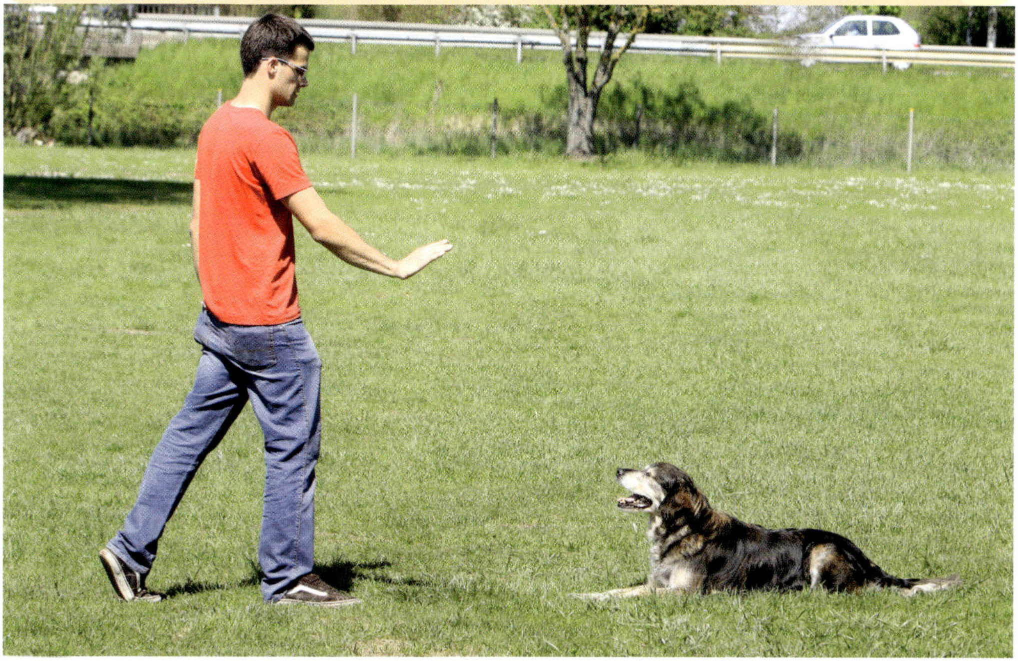

Verbinden Sie das Kommando »Bleib« von Anfang an mit einem Sichtzeichen.

Weitere Lerntipps

- *Üben Sie mit einem älteren Hund nur drei bis viermal täglich fünf bis maximal zehn Minuten am Stück. Pausen sind in der Hundeerziehung generell enorm wichtig, da der Vierbeiner das Gelernte dann noch einmal in Ruhe verarbeitet.*
- *Trainieren Sie zunächst in einer Umgebung, die dem Hund keine Ablenkung bietet und steigern Sie die Anforderungen erst, wenn das Kommando in der reizarmen Gegend zuverlässig klappt.*
- *Variieren Sie immer wieder Trainingsort und -zeit, damit für den Vierbeiner kein Gewöhnungseffekt auftritt und Ihr Hund nicht nur an einem bestimmten Ort zu einer bestimmten Zeit gehorcht.*
- *Bauen Sie eine Übung so einfach wie möglich auf und unterteilen Sie schwierigere Kommandos in diverse Einzelschritte.*
- *Festigen Sie das Gelernte durch ständige Wiederholungen.*
- *Wechseln Sie erst zu einer neuen Übung, wenn die Alte sicher sitzt und erhöhen Sie auch dann erst langsam den Schwierigkeitsgrad.*
- *Denken Sie daran, Befehle wie »Sitz«, »Platz«, »Hier« oder »Bleib« unbedingt durch ein entsprechendes Gegenkommando wie beispielsweise »Lauf« wieder aufzulösen. Ein schnelles Aufheben ist besonders zu Beginn der Ausbildung sehr wichtig und zwar bevor der Hund von sich aus aufsteht und die Übung nach eigener Willkür beendet!*

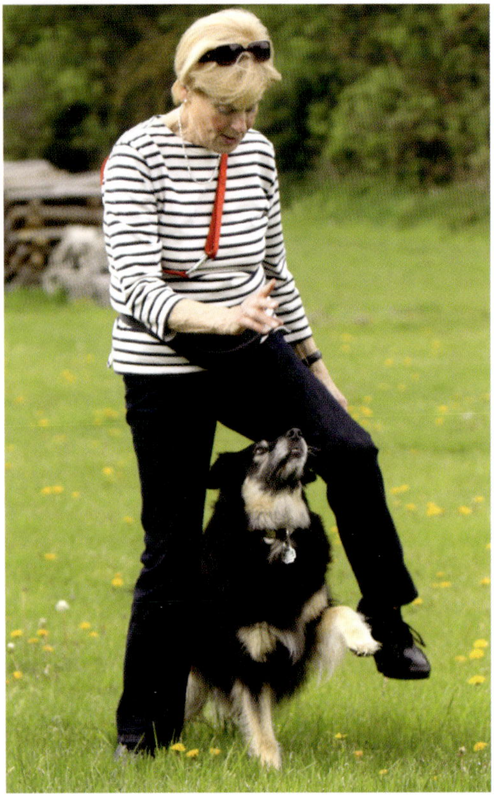

Kunststückchen lernen macht Spaß und schult den Geist.

Kunststückchen

Das Einstudieren von Kunststückchen hält nicht nur den Geist fit, es bringt auch jede Menge Spaß. Hunde, die ihr Leben lang immer wieder mal Spaßkommandos und Tricks gelernt haben, können im Alter weiter darauf aufbauen bzw. auch noch fortgeschrittene Kunststücke einüben. Schließlich sind selbst betagte Vierbeiner, die stets zu Kopfarbeit angeleitet wurden durchaus aufnahmefähig für Neues. Trotzdem gilt natürlich wie immer: Fordern Sie Ihren Senior ruhig noch, aber überfordern Sie ihn nicht, ansonsten verliert er schnell die Lust und das ist absolut nicht Sinn der Sache. Hat Ihr Oldie hingegen keine Freude mehr am Lernen, fragen Sie einfach ab und zu alte Tricks, die sitzen und Spaß machen, ab. Auch das hält fit! Vierbeiner, die bis dato keine Gaudibefehle gelernt haben, können dennoch im Alter Gefallen daran finden. Beginnen Sie dann mit ganz leichten Übungen. Rüsten Sie sich in jedem Fall vorab mit einer großen Portion Leckerlis, jeder Menge gute Laune und viel Humor. Und schon kann's losgehen ...

»Ich packe meinen Koffer ...«

Apportierfreudige Hunde werden von folgendem Spiel begeistert sein. Bei »Ich packe meinen Koffer« geht es darum, dass Ihr vierbeiniger Begleiter vor einer Reise seine Grundausstattung selbst in einen kleinen »Koffer« bzw. Henkelkorb packt. Sie benötigen dazu viele Leckerlis, noch mehr Geduld, gute Laune und speziell für dieses Spiel einen Vierbeiner, der bereits auf Kommando Gegenstände apportiert. Reihen Sie als erstes verschiedenes Zubehör (z.B. Leine, Spielzeug, Futternapf etc.) nebeneinander auf und positionieren Sie einige Schritte entfernt, einen der Größe des Hundes angepassten Henkelkorb. Nun bekommt Ihr bellender Schüler einen Startbefehl wie z.B. »Komm einpacken«. Anschließend soll Ihr Vierbeiner von Ihnen mit einem bereits gewohnten Kommando (z.B. »Bring's«/»Apport«) angeleitet einen der Gegenstände apportieren. Begleiten sie Ihren betagten Freund dann zum Korb, vor dem er stehen bleiben muss. Damit der Hund das Zubehör hineinlegt, zeigen Sie ihm ein im Korb befindliches Leckerli und geben den Befehl »einpacken«. Da der Senior den Futterbrocken haben möchte, wird er automatisch den Gegenstand in das Behältnis fallen lassen. Oder, Sie halten das Körbchen direkt unter die Hundeschnauze und sagen das Kommando »Aus«, damit er sein Apportel abgibt. Belohnen Sie das kleinste Erfolgserlebnis bereits reichlich mit Lob oder einem kleinen Leckerli. Für fortgeschrittene Oldies genügen später meist nur noch der Anblick des gewohnten Henkelkorbes, des Zubehörs und der Befehl »einpacken«, um selbständig zur Tat zu schreiten. Ist Ihr Senior körperlich fit und verfügt er über die entsprechend nötige Körpergröße, kann er auf Reisen oder

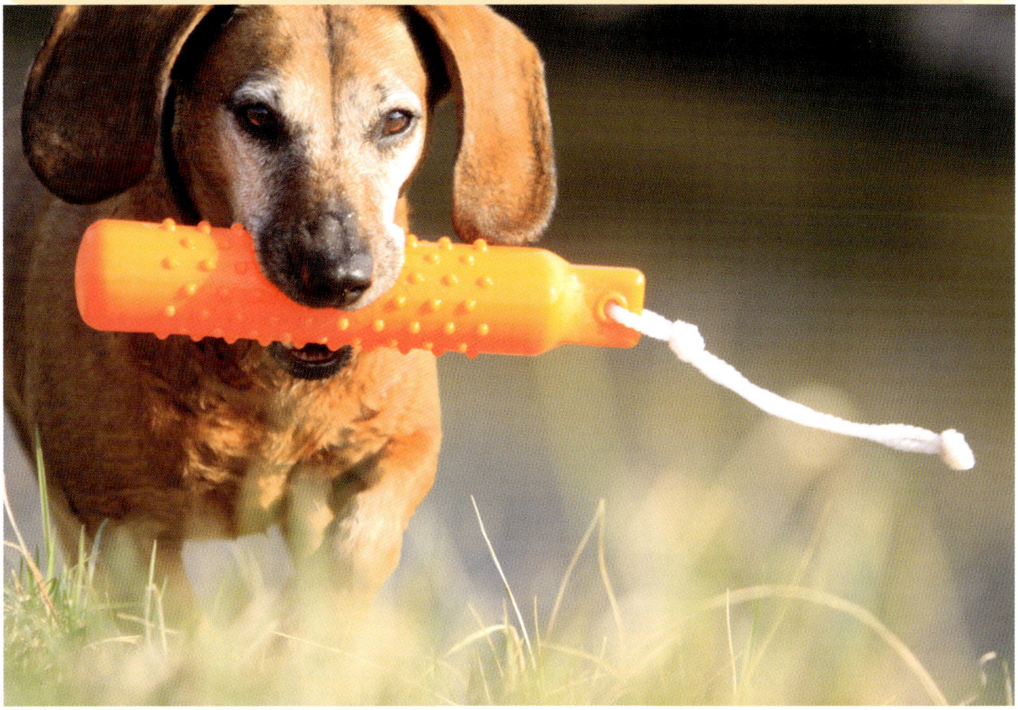

Das Lieblingsspielzeug darf natürlich nicht im Koffer fehlen.

Ausflügen sogar sein eigenes Gepäck selbst tragen. Zumindest zum Auto bringt er Ihnen seinen Korb bestimmt gerne. Er wird dabei zu Recht stolz wie Oskar sein.

»Die Hundearie«

Nicht allzu schwierig ist es, Ihrem Senior beizubringen, auf Kommando zu singen. Da ein Hund neben dem Bellen in den unterschiedlichsten Situationen auch viele andere Lautäußerungen hervorbringt, ist die Kunst bei dieser Übung nur der richtige Zeitpunkt der Belohnung. Dass heißt: Wenn Sie zum Beispiel bei Ihrer Rückkehr von Ihrem daheim gebliebenen Vierbeiner freudig »singend« begrüßt werden, belohnen Sie diesen »Gesang« gleich mit einem Leckerli und unterstreichen Sie ihn zusätzlich mit dem Kommando »Singen«. Bei solch einer Begrüßung können Sie Ihren betagten Gefährten weiter hochjubeln, indem Sie sich ausgelassen mitfreuen und das »Lied« immer wieder durch das Schlüsselwort anheizen. Die Hundearie lässt sich weiter ausbauen, wenn Sie kurz-

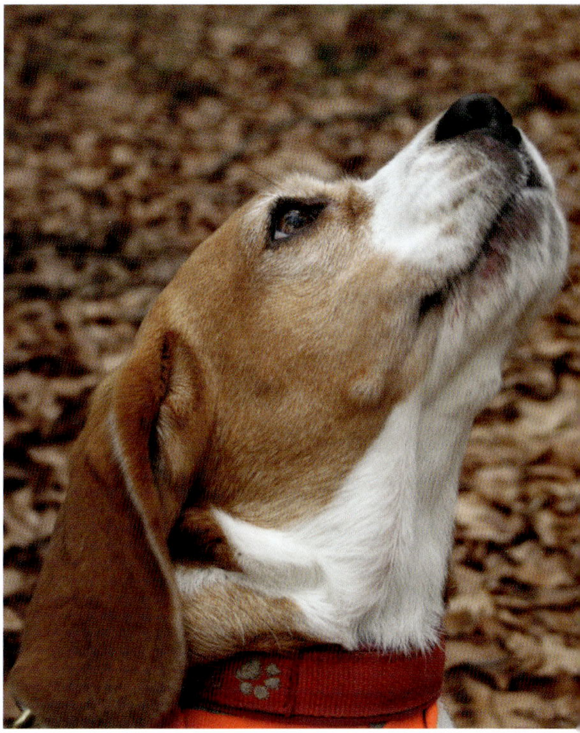

Jagdhunde mit lockerem Hals lernen das Bellen auf Kommando sehr leicht.

zeitig mitsingen bzw. -heulen. Im normalen Alltag müssen Sie möglicherweise anfangs noch als musikalische Stütze den Ton angeben. Sobald Ihr haariger Sänger jedoch das Kommando »Singen« mit dem Anstimmen seiner Melodie verknüpft, können Sie zur Aufführung im Freundeskreis schreiten. Selbstverständlich soll der vierbeinige Musikant aber von Anfang an lernen, wirklich nur auf Befehl zu singen, ansonsten haben Sie möglicherweise schneller als Ihnen lieb ist, einen Sänger aus Leidenschaft, der meint, bei jeder Gelegenheit musikalisch seinen Obolus einfordern zu müssen.

»Verbeugen«

Ein bühnenreifes Verbeugen entsteht aus dem Sich-Strecken des Hundes. Der Vierbeiner streckt dabei das Hinterteil in die Höhe und senkt gleichzeitig den Vorderkörper ab. Diese Haltung lässt sich häufig nach dem Schlafen des Hundes beobachten, um durch ausgiebiges Strecken wieder in die Gänge zu kommen. Außerdem ist sie oft bei einer Spielaufforderung zu sehen.

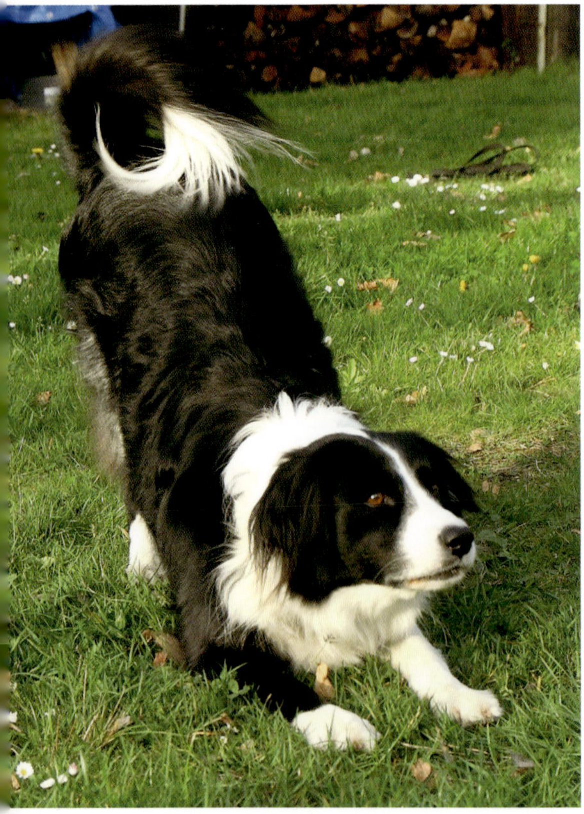

Das Verbeugen kann sehr gut aus dem natürlichen Strecken gelernt werden.

Eine Möglichkeit Ihrem vierbeinigen Schüler dieses Kommando beizubringen, ist, das natürliche Dehnen des Hundes jedes Mal mit dem Kommando »Diener« und viel Lob zu unterstreichen. Oder, Sie halten einen Arm unter den Bauch Ihres Seniors und geben den Befehl »Platz«. Ist die gewünschte Position erreicht, bestärken Sie Ihren Eleven zunächst durch das Kommando »Bleib, Diener«, allerdings immer nur über eine kurze Zeitspanne. Sitzen diese Schritte soweit, bauen Sie allmählich die Hilfestellungen und das »Bleib« wieder ab. Schnell wird der Spaßbefehl »Diener«, sowie eine entsprechende Handbewegung, genügen, um Ihren betagten Künstler zu einer Verbeugung zu veranlassen. Wie immer Leckerlis und reichlich Lob nicht vergessen!

»Gentleman für Schnupfnasen«

Verblüffen Sie Ihre Freunde einmal mit folgendem Trick: Täuschen Sie mit dem Ausruf »Hatschi« ein Niesen vor. In diesem Moment wird Ihnen Ihr vierbeiniger Gentleman schnell ein Taschentuch aus der Hose ziehen und Ihnen geben.

Dieses Kunststück eignet sich für apportierfreudige Leckerlifans. Es ist einfacher zu erlernen als man denkt, allerdings muss sich hier erst einmal etwas Routine einspielen.

Wickeln Sie in ein Stofftaschentuch ein Leckerli ein und lassen Sie Ihren Senior an dem Päckchen schnuppern. Stecken Sie es nun vor den Augen des Hundes locker in Ihre Hosentasche, ein Zipfel sollte dabei jedoch aus der Tasche hängen. Animieren Sie Ihren Oldie jetzt, an den Futterbrocken zu gelangen und bestärken Sie ihn durch viel Lob und Motivation, sobald er an dem Taschentuch zieht. Hat er das Tuch schließlich aus der Tasche geholt,

wird automatisch das Leckerli als Belohnung herausfallen. Unterstützen Sie diesen Vorgang immer wieder mit dem Befehl »Hatschi«. Sobald Ihr Vierbeiner das Kommando mit dem Herausziehen des Taschentuchs verbindet, reduzieren Sie die eingepackten Leckerligaben allmählich bis sie schließlich ganz entfallen. Vergessen Sie jedoch nie am Ende der Übung eine entsprechende Belohnung.
Während Sie dieses Kunststück mit einem großen Hund im Stehen ausführen können, setzen Sie sich bei einem kleinen Vierbeiner besser hin. Betagte Apportierfans bringen Ihnen sicher auch gerne ein auf dem Couchtisch, einem Stuhl oder in einem Korb abgelegtes Päckchen Tempos. Hier wird zunächst mit dem Kommando »Apport, Tempos« geübt, das Sie dann nach und nach durch das Schlüsselwort »Hatschi« ersetzen.

Leckerli-Rezept »Fisch-Taler«

Zutaten:

- *1 Tasse Mehl*
- *1/2 Tasse Amaranth Flocken*
- *1/2 Tasse Weizenkleie*
- *1 Ei*
- *1 Tasse Wasser + 1 gehäufter TL Möhrenpellets (oder 1 EL geriebene Möhren)*
- *1/2 Tasse Milch*
- *etwas Petersilie*
- *getrocknete Fische*

So wird's gemacht:

Petersilie und getrocknete Fische in Küchenmaschine zerkleinern.
Alle Zutaten mischen und ein bisschen quellen lassen. Aus dem Teig kleine Taler formen und im vorgeheizten Backofen bei ca. 200°C ca. 30 min. backen.
Anschließend mindestens 2 Stunden bei 100°C im Ofen nachhärten lassen.

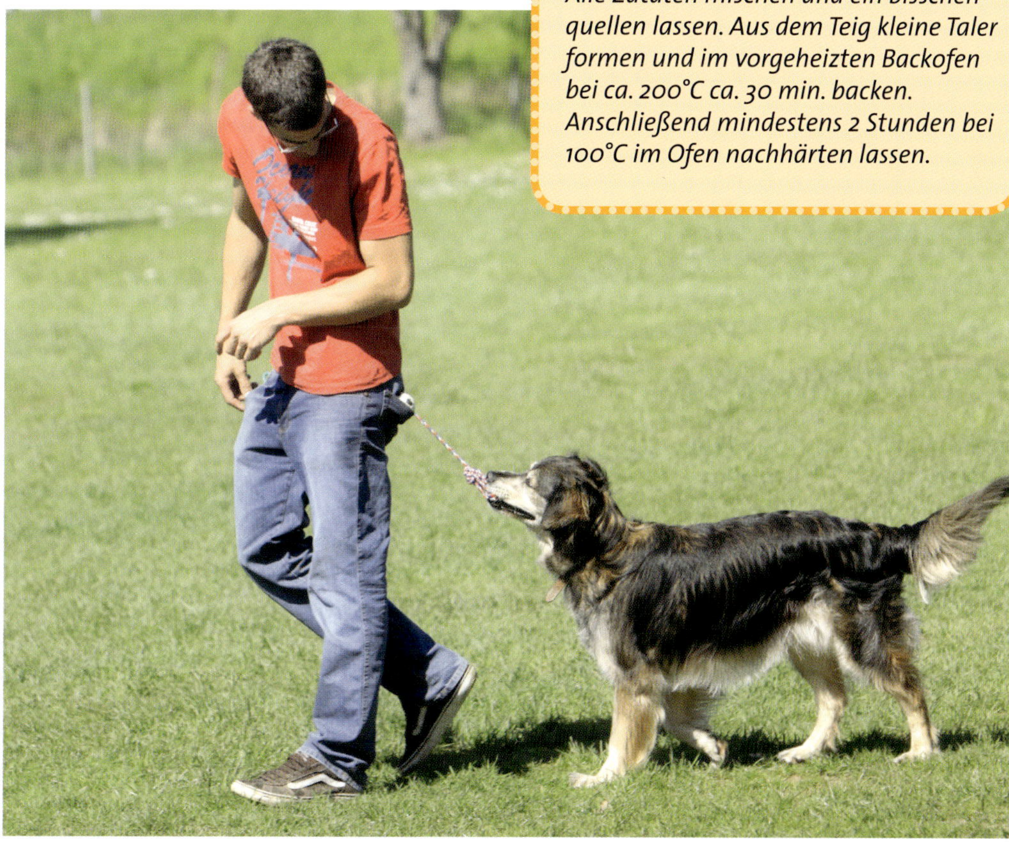

Lassen Sie Ihren Senior doch auch mal ein Spielzeug aus Ihrer Hosentasche ziehen.

»Winken«

Um dieses Kunststück zu erlernen, sollte Ihr Hund bereits auf Kommando Pfötchen geben können. Lassen Sie den Vierbeiner in der Übungsphase vor Ihnen absitzen. Verbinden Sie dann den Befehl »Pfötchen« mit dem Begriff »Winken«. Gibt ihr betagter Schüler sein Pfötchen ins Leere, loben Sie ihn kräftig und belohnen Sie ihn. Bald wird das Kommando »Pfötchen« dabei überflüssig sein. Die Dauer des Winkens, sowie die Höhe der Pfote können Sie mit einem hochgehaltenen Leckerli und einem entsprechenden Sichtzeichen (z.B. erhobener Zeigefinger) beeinflussen.

Info

Etliche Spaßbefehle basieren auf ganz natürlichen Verhaltensweisen unserer Hunde (z.B. Singen, Verbeugen, Winken). Entscheidend für das Erlernen auf Kommando ist dann nur das richtige Timing der Belohnung.

***Unser Tipp:** Das Einstudieren von Kunststückchen ist eine kurzweilige und lustige Beschäftigung im Haus an trüben Regentagen.*

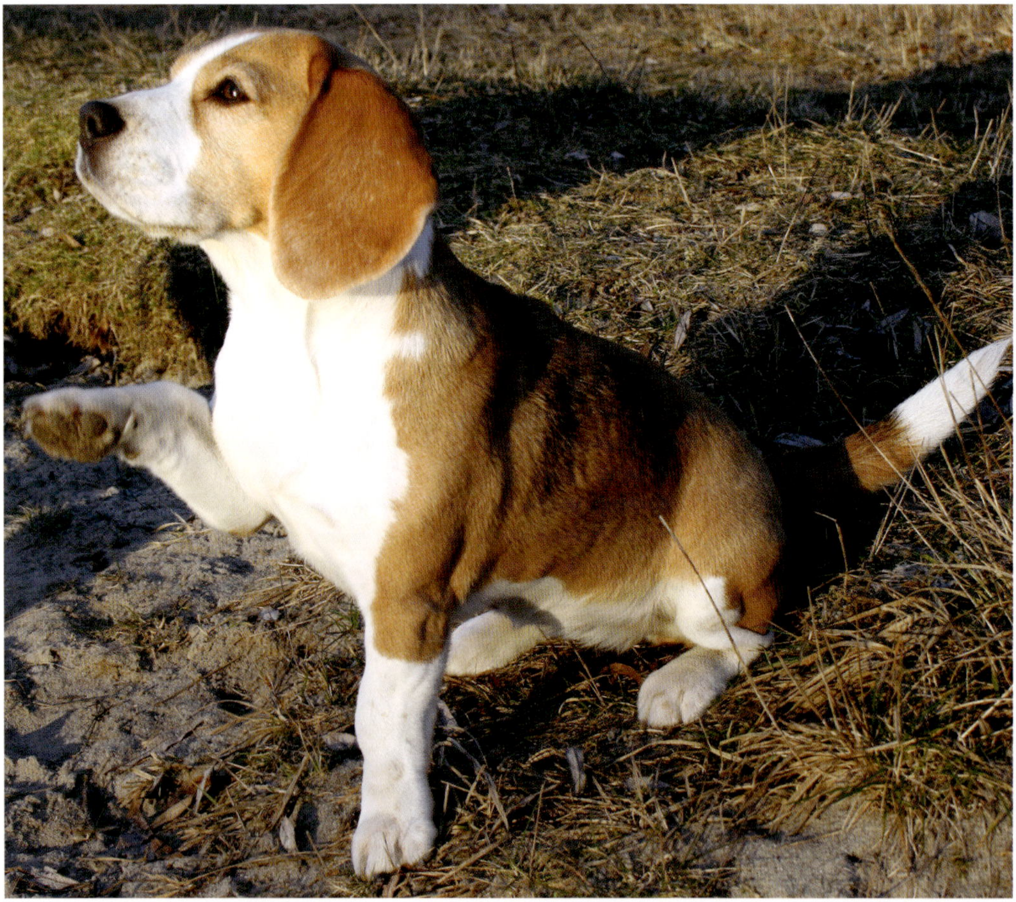

Das Kunststück »Winken« entsteht aus dem »Pfötchengeben«.

6. Beschäftigung mit therapeutischem Nutzen

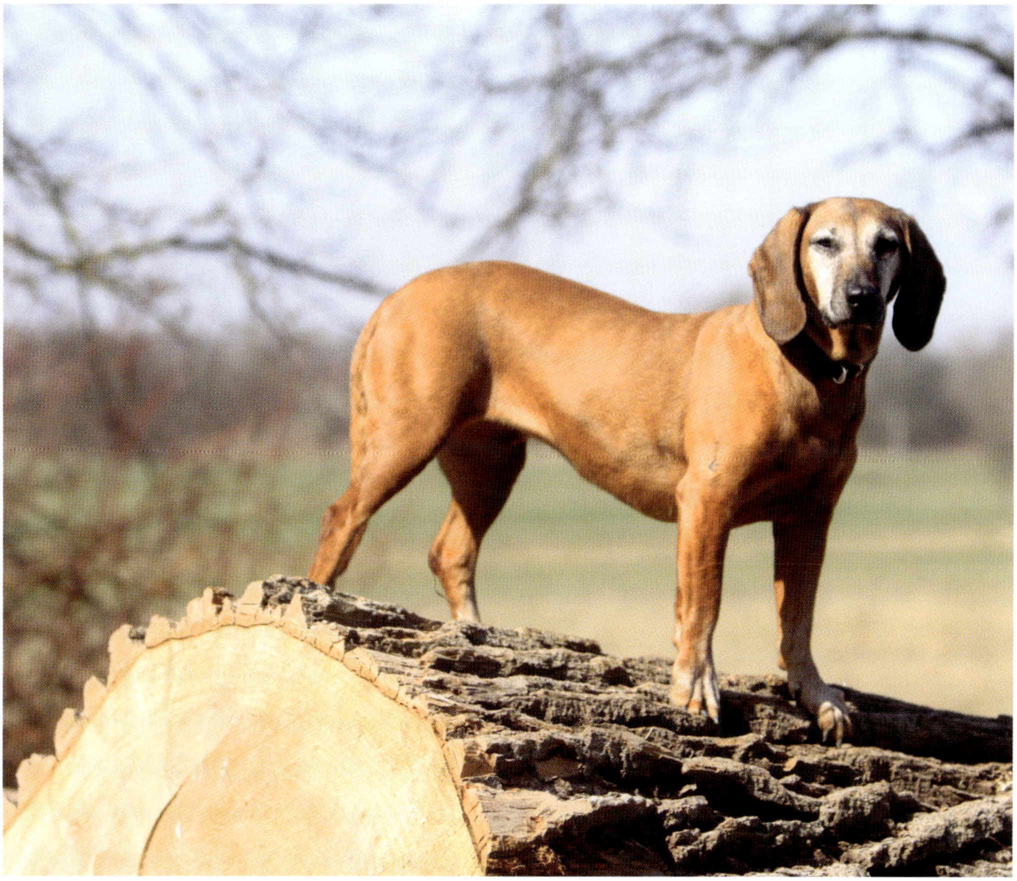

Spiele machen nicht nur Spaß, sie können auch gesund sein.

Gerade für ältere Hunde gibt es etliche Beschäftigungsmöglichkeiten, die nicht nur Spaß machen, sondern auch einen therapeutischen Nutzen haben. Zum Einen sind hier verschiedene Bewegungsübungen gemeint, die sich vorbeugend und bei leichten körperlichen Einschränkungen (z.B. Verspannungen) in der Praxis bewährt haben. Andererseits bedarf natürlich auch der Geist mit fortschreitendem Alter eines gewissen Trainings, um möglichst lange rege zu bleiben oder überhaupt erst wieder zu verbesserter Fitness zu gelangen.

Physiotherapie für daheim

Um Ihrem Senior vorbeugend etwas Gutes für seinen alternden Bewegungsapparat zu tun, müssen Sie nicht unbedingt zu einem professionellen Physiotherapeuten gehen. Mit einfachen, wie in diesem Kapitel beschriebenen Übungen zum Muskelaufbau, zur Dehnung und Entspannung können Sie Ihrem Hund auch zuhause wirkungsvoll helfen. Leidet Ihr Vierbeiner allerdings bereits unter Einschränkungen der Beweglichkeit, die möglicherweise noch mit Schmerzen einhergehen, sollten Sie neben einem Tierarzt unbedingt einen niedergelassenen Physiotherapeuten für Kleintiere zu Rate ziehen. Er wird Ihrem Oldie ein ganz spezielles, individuell auf ihn abgestimmtes Bewegungsprogramm für Zuhause zusammenstellen und zusätzlich mit diversen Anwendungen in der Praxis (z.B. Magnetfeld, Unterwasserlaufband, Elektrotherapie etc.) unterstützen.

Übungen für zuhause

- Durch ein mehrmaliges »Sitz« und »Steh« im Wechsel wird mehr Muskulatur in der Hinterhand aufgebaut. Verstärkt wird die Übung, wenn sich Ihr Senior bergauf absetzen und wieder hinstellen muss. Dieses Training entspricht den menschlichen Kniebeugen.

- Ein mehrmaliger Wechsel vom »Platz« ins »Sitz« stärkt die Muskulatur der Vordergliedmaßen. Achten Sie jedoch darauf, dass der Hund gerade liegt und nicht ins »Sitz« aufspringt, sondern sich langsam Schritt für Schritt mit den Vorderpfoten nach oben drückt.

- Abwechselndes »Platz« und »Steh« kräftigt die Vorder- und Hinterhandmuskulatur. Hierbei sollte der Hund vom Liegen zum Stehen kommen, ohne mit den Pfoten nach vorne zu laufen.

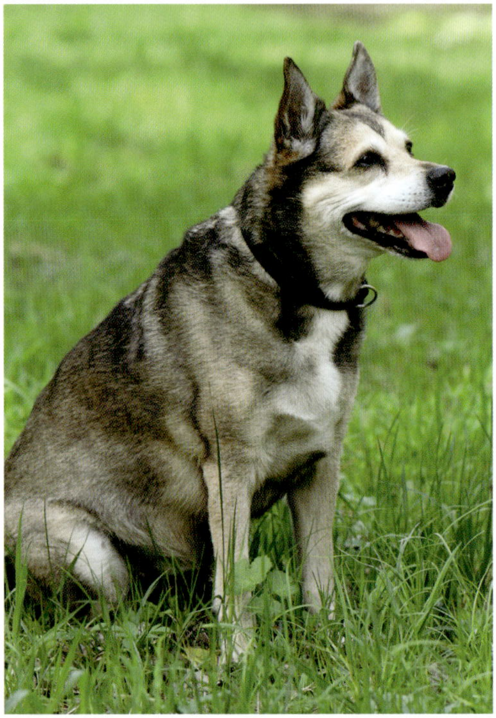

»Platz« und »Sitz« im langsamen Wechsel kräftigt die Muskeln der Vorderhand.

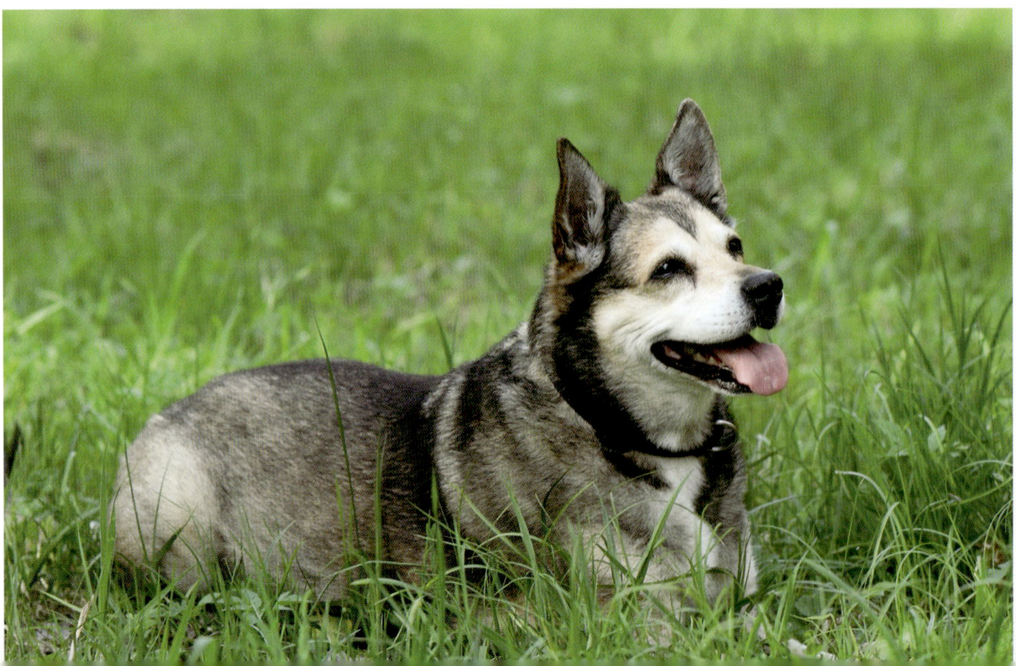

- Lassen Sie Ihren Senior mit Hilfe eines Leckerlis seinen Kopf ganz langsam nach oben und dann nach unten beugen. Halten Sie die jeweilige Position etwa zwei Sekunden lang. Hierbei wird die Nackenmuskulatur des Oldies gedehnt. Den Umfang der Bewegung soll hier immer der Hund festlegen.

- Ihr Hund steht und Sie halten in einer Hand ein Leckerli, das Sie Ihrem Senior bereits gezeigt haben. Führen Sie diesen Futterbrocken nun bogenförmig vor dem Hund um ihn herum zu seinem einen Oberschenkel. Dort soll Ihr Vierbeiner die Dehnung kurz halten. Anschließend führen Sie das Leckerli bogenförmig zu seinem anderen Oberschenkel. Bei dieser Rumpfbeuge biegt der Oldie die Hals-, Brust- und Lendenwirbelsäule. Somit wird die seitliche Rückenmuskulatur gedehnt.

- Koordination, Konzentration und der Aufbau der Beinmuskulatur wird bei einem Cavaletti-Lauf gefördert. Legen Sie hierfür einige Besenstiele oder eine Leiter etwas erhöht auf den Boden und achten Sie darauf, dass Ihr betagter Freund ganz exakt eine Pfote nach der anderen in die Sprossenzwischenräume setzt. Etwas schwieriger wird's, wenn Sie ca. fünf lose Besenstiele verwenden und zwei davon deutlich höher als die anderen legen. So muss Ihr Senior ganz bewusst die Beine unterschiedlich hoch heben.

- Abwechselndes Pfötchen-Geben ist gesund, denn dies löst Verspannungen im Schulterbereich und stärkt gleichzeitig die Muskulatur.

- Pumpen Sie eine stoffbezogene Luftmatratze nicht ganz prall auf. Stellen Sie sich und Ihren Hund darauf und treten leicht auf der Stelle. Mit Hilfe dieser flexiblen Unterlage fördern Sie den Gleichgewichtssinn Ihres Oldies. Zudem wirkt ein solches Training muskelaufbauend.

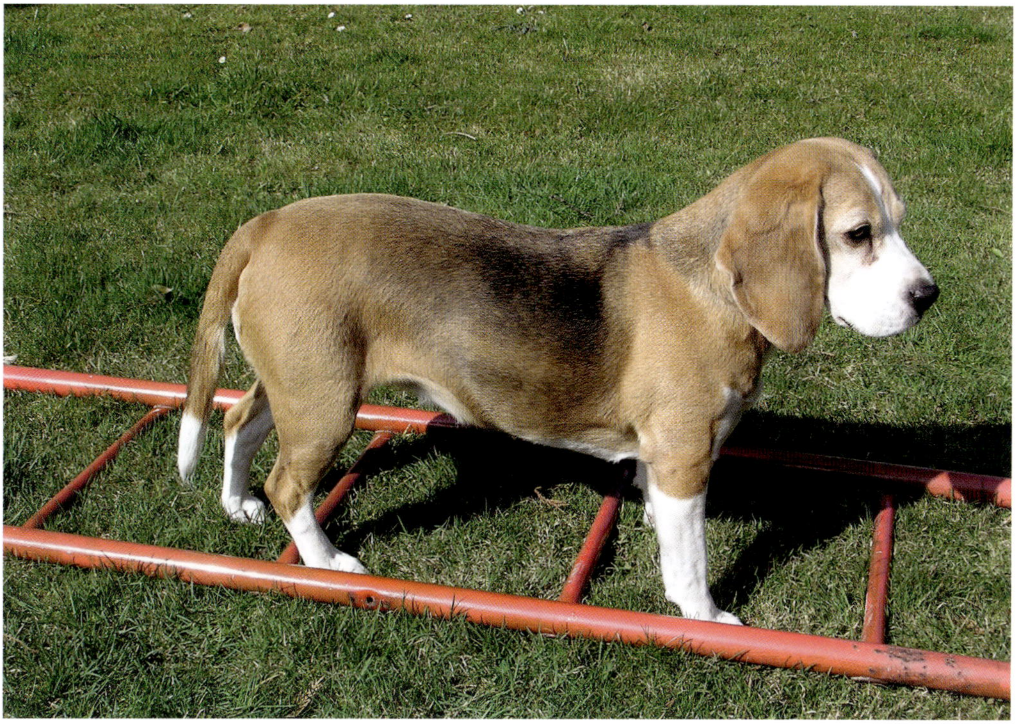

Eine auf den Boden gelegte Leiter entspricht einem kleinen Cavaletti-Parcours.

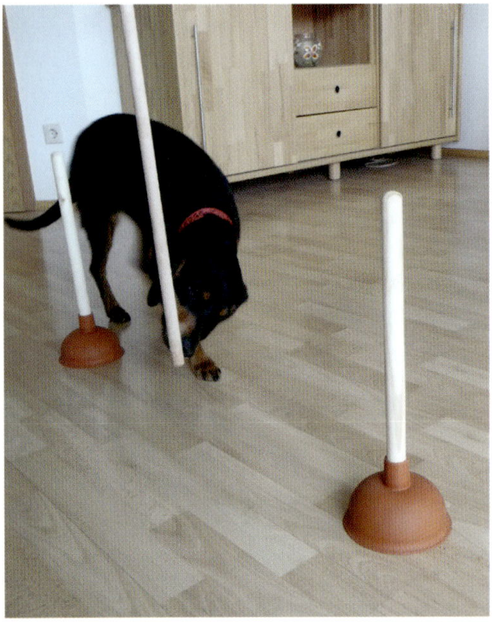

Ein am Ende mit Leberwurst bestrichener Besenstiel erweist sich als hilfreich, um den Hund in Form einer Acht um die Abflussrohrreiniger zu leiten.

- Stellen Sie zwei Abflussrohrreiniger in etwas Abstand zueinander auf. Führen Sie Ihren Hund nun mit Hilfe eines Leckerlis in Form einer Acht um die Stempen herum. Achten Sie darauf, dass sich der Vierbeiner dabei schön biegt und mit der Hinterhand gut unter seinen Schwerpunkt tritt. Hierbei wird der Hund gedehnt, Verspannungen lösen sich und Muskulatur baut sich auf.

- Mehrere in etwas Abstand hintereinander in den Rasen gesteckte Skistöcke ergeben einen Slalomparcours, den Ihr Senior mit Hilfe eines Leckerlis durchqueren soll. Durch die beidseitigen Körperbiegungen erfolgt wieder eine Dehnung und somit Lockerung verspannter Partien.

- Halten Sie Ihrem Hund ein Leckerli vor (!) die Nase und führen Sie ihn damit langsam rückwärts. Hier ist vom Hund Koordination gefragt. Außerdem wird die Hinterhandmuskulatur trainiert.

- Lassen Sie Ihren Senior ins »Platz« gehen. Locken Sie ihn mit Hilfe eines Leckerlis, das Sie ganz flach über dem Boden und vor seine Nase halten, in eine Streckstellung. Die Hinterbeine und der Po sollen sich dabei minimal vom Boden abheben. Ganz aufstehen darf der Vierbeiner aber nicht! Diese Übung kräftigt die Hinterhand- und Rückenmuskulatur.

- Ihr Senior soll absitzen. Halten Sie ihm ein Leckerli über die Nase und zwar so, dass er sich danach strecken muss, aber mit den Vorderpfoten bzw. »Zehenspitzen« gerade noch den Boden berührt. Dies ist eine Dehnübung, bei der gleichzeitig die Zehenmuskulatur gekräftigt, sowie die Sensibilität in den Zehen geschult wird.

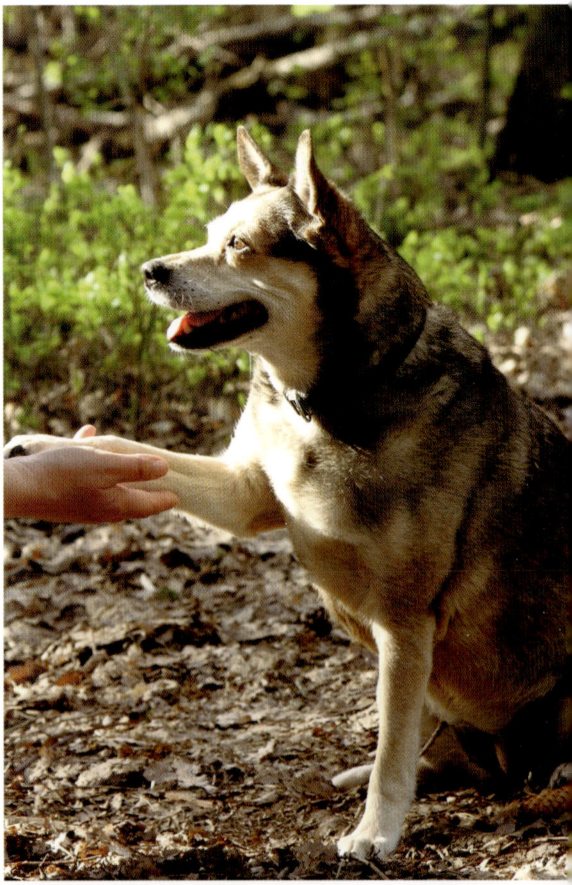

Pfote geben löst Verspannungen und kräftigt die Muskulatur.

Bitte beachten Sie:

Führen Sie jede Übung stets langsam, ohne Zeitdruck und nicht öfter als fünf Mal hintereinander durch, anschließend erfolgt ein Stationenwechsel. Trainieren Sie generell nicht länger als fünf (mit einem ungeübten Hund) bis maximal 15 Minuten (mit einem trainierten Vierbeiner) am Stück, denn die Aufgaben sind sehr anstrengend und ermüdend für den Oldie. Am Ende sollte immer ein Erfolgserlebnis stehen. Bitte vergessen Sie nie ausgiebiges Loben und Leckerlis zur Belohnung, schließlich soll auch eine Physiotherapie Spaß machen!

Fundgrube Baumarkt

Auch, wenn Sie kein Heimwerker sind, hält ein Baumarkt für eine Hunde-Physiotherapie wahre Schätze parat. Neben Besenstielen, Winkeln (zum Auflegen der Besenstiele = Cavaletti), Abflussrohrreinigern, Leitern, Luftmatratzen etc. gibt es für Kreative hier, was das Herz begehrt. Fahren Sie doch einfach einmal hin und lassen Sie sich vom vielfältigen Angebot inspirieren. Es versteht sich natürlich von selbst, dass ein Physiotherapie-Gerät nie gefährlich für den Hund werden darf.

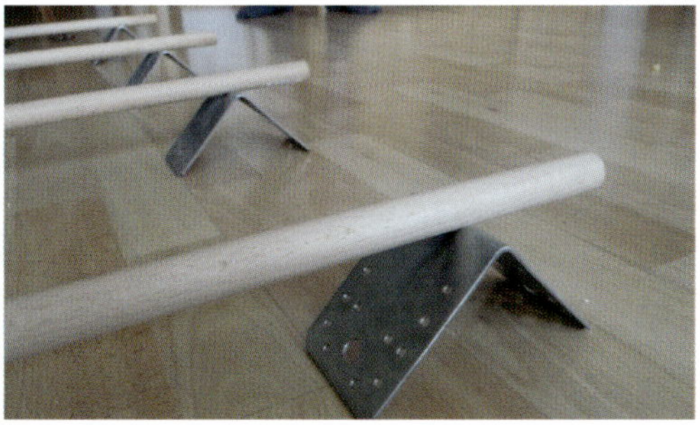

Mit Hilfe von Winkeln und Besenstielen aus dem Baumarkt können kinderleicht praktische Cavaletti-Hindernisse gebaut werden.

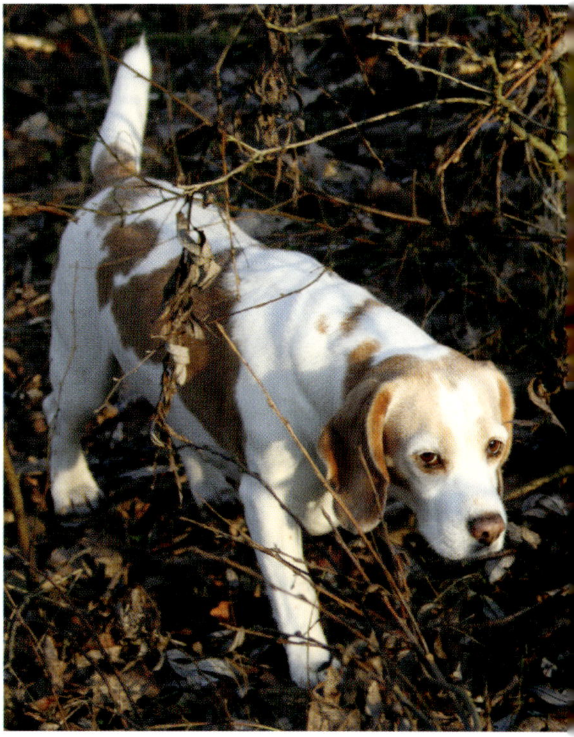

Das Laufen auf unebenem Waldboden ist ein gesundes Training für den ganzen Körper.

Übungen für unterwegs

- Laufen Sie mit Ihrem Senior häufig über unebenen Waldboden mit herumliegenden Ästen. Dies entspricht einem natürlichen Cavaletti-Lauf. Ihr Hund muss seine Beine ganz bewusst unterschiedlich hoch heben. Eine rundum gesunde Übung, die nicht nur die Koordination und den Muskelaufbau fördert, sondern auch den Gleichgewichtssinn, die Körperwahrnehmung und Tiefensensibilität schult, sowie den Geist anregt.

- Wenn Sie die Möglichkeit dazu haben, gehen Sie auf Spaziergängen immer wieder ein kurzes Stück auf besonders elastischen Böden wie z.B. Acker, Sand oder Tiefschnee. Hier ist das Laufen für Ihren Oldie natürlich deutlich anstrengender als beispielsweise auf einer normalen Wiese, andererseits wird dabei die Beinmuskulatur gekräftigt und die Koordination des Hundes geschult.

- Lassen Sie Ihren Vierbeiner unterwegs ein kleines Hügelchen erklimmen. Dies kräftigt die im Alter häufig stark geschwächte Hinterhandmuskulatur.

- Nutzen Sie Treppenstufen, die Ihr Senior zum Aufbau der Schultermuskulatur hinauf laufen soll. Abwärts ist es dann gesünder ohne Stufen.

- Auch ein zwischenzeitliches Buddeln (nach Mäusen, Leckerlis etc.) stärkt die Vorhandmuskulatur.

- Absperrpfosten in der Stadt oder auch relativ eng hintereinander stehende Bäume im Wald eignen sich für einen kleinen Slalom, der den gesamten Hundekörper dehnt und somit Verspannungen löst.

- Schwimmen in warmen Gewässern ist ein gesundes Ganzkörpertraining. Es stärkt das Herz-Kreislaufsystem, baut Muskeln auf und entspannt.

- Lassen Sie Ihren Vierbeiner (von Ihnen gesichert) ganz langsam auf einen breiten Baumstumpf klettern und wieder hinunter. Ihr Oldie darf nicht springen, denn je langsamer er diese Übung ausführt, umso wirkungsvoller ist sie für die Koordination.

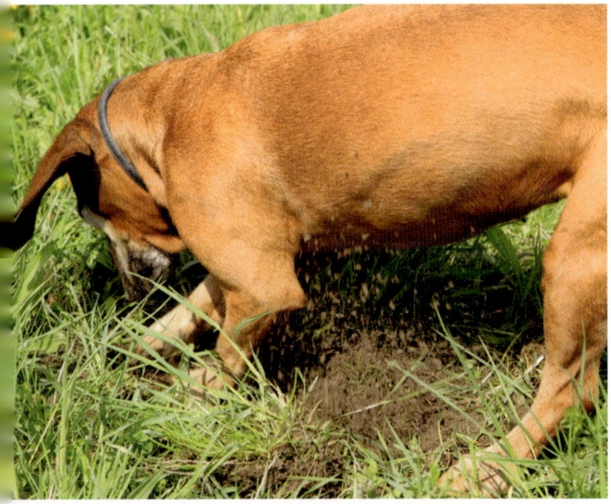

Gelegentliches Buddeln baut Muskeln in der Vorderhand auf.

Tägliches Gehirnjogging

Um die geistige Fitness zu fördern und zu erhalten, ist Kopfarbeit für jeden Hund wichtig. Damit ist aber nicht stures Lernen gemeint, sondern spaßiges und zugleich intelligentes Erarbeiten toller Belohnungen. Hier gilt: Der Weg ist das Ziel und diesen Weg muss Ihr Senior durch Aufmerksamkeit, eigenes Ausprobieren und Erfolgserlebnisse selbst herausfinden. Testen Sie doch auch mal Ihren Hund ...

Die Handtuchsuche

Verstecken Sie als Einstieg ein aromatisches Leckerli unter einem zusammengeknüllten Handtuch und lassen Sie Ihre vierbeinige Supernase, von Ihnen fleißig angespornt, danach suchen. Zur Belohnung gibt's natürlich den verlockenden Futterbrocken.

Der Schatz im Schuhkarton

Geben Sie nun ein stark duftendes Leckerchen in einen Schuhkarton mit Deckel. Stechen Sie außerdem einige Duftlöcher in den Karton. Schafft es Ihr Spürhund an den Inhalt zu kommen? Bravo! Jetzt können Sie den Schwierigkeitsgrad erhöhen, indem Sie das Futter in der Schachtel noch zusätzlich locker in Zeitungspapier wickeln. Findet Ihr schnuppernder Freund auch das, hat er sich wirklich eine goldene Nase verdient!

»Zieh am Handtuch ...«

Wickeln Sie ein stark duftendes Leckerli in das Ende eines Handtuches. Verstecken Sie nun den mit dem Futter gefüllten Teil des Tuches unter einer umgedrehten und von oben gegen Verrutschen beschwerten Obststeige. Das andere Ende liegt frei auf dem Boden. Jetzt muss Ihr betagter Einstein über ein Ziehen am Handtuch an das Leckerli gelangen.

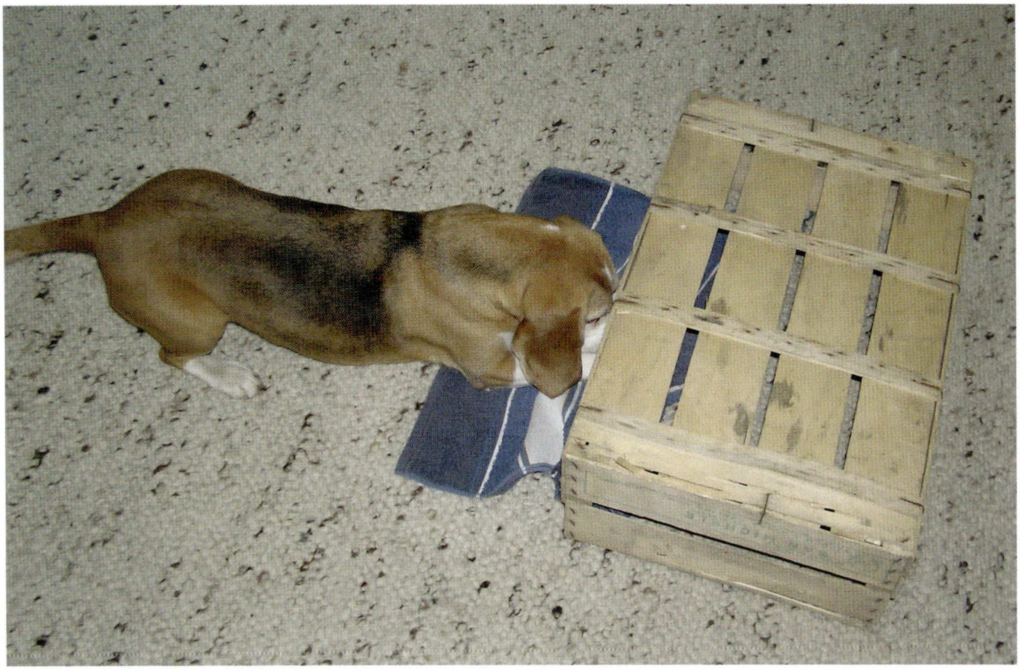

Durch ein Ziehen am Handtuch kommt Luzie an das Leckerli.

Spornen Sie ihn immer wieder mit den Kommandos »Such und Hol's« an. Am Ende winkt das eingepackte Leckerli als Belohung, das Ihr Vierbeiner natürlich auch selbst auspacken soll.

Das Angel-Spiel

Dieses Spiel sollte nur mit Hunden gespielt werden, die das Kommando »Warten« kennen oder Futter überhaupt erst nach Freigabe durch ihren Besitzer aufnehmen.

Befestigen Sie ein Leckerli locker an einer Schnur. Legen Sie das Leckerchen unter eine umgedrehte und von oben gegen Verrutschen beschwerte Obstkiste (oder unter einen Schrank, einen Sessel, ein Sofa etc.). Die Schnur soll außerhalb der Steige liegen. Nun animieren Sie Ihren Hund an den Belohnungshappen zu kommen. Zeigen Sie ihm dabei aber gleich, dass dies nur gelingt, wenn er das Leckerli mit Hilfe der Schnur herausangelt. Machen Sie es ihm dafür einige Male selbst vor und spornen Sie ihn dann mit den Kommandos »Such und Hol's« an. Achten Sie darauf, dass Ihr Senior die Obstkiste nicht einfach wegschiebt, sondern sich den Futterbrocken wirklich über die Schnur erarbeitet. Sparen Sie nicht mit Lob und motivieren Sie Ihren Vierbeiner stets mit eigener Begeisterung. Hat es Ihr Oldie geschafft, greifen Sie schnell mit dem kurzen Befehl »Warten« ein, befreien das Leckerchen von der Schnur und belohnen Sie ihn damit.

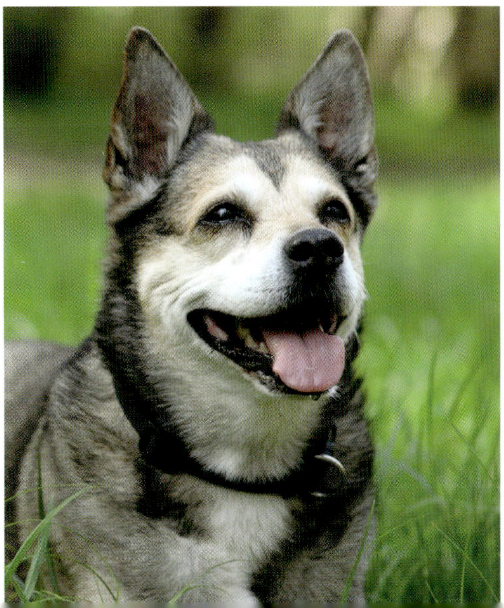

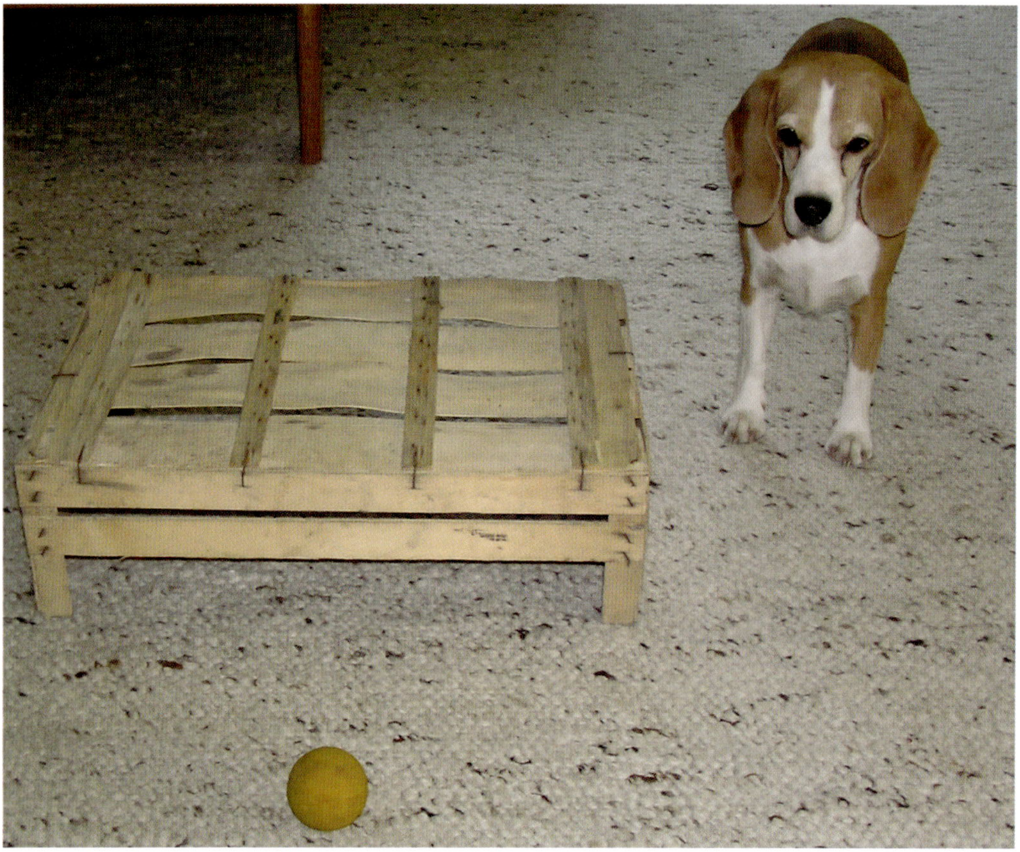

Um den Ball zu holen, muss Luzie erst um die Kiste laufen.

Der rollende Ball ...

Hierfür brauchen Sie einen Ball und erneut eine große, nicht zu niedrige Obstkiste. Drehen Sie die Steige um und setzen Sie sich zusammen mit Ihrem Hund in kurzer Entfernung davor. Rollen Sie nun den Ball langsam unter der Kiste durch und animieren Sie Ihren Senior gleichzeitig dazu, hinterherzulaufen. Hat Ihr vierbeiniger Balljunge das Hindernis registriert und merkt er, dass ein kleiner Umweg zum Ziel, sprich zum Ball führt? Toll, Ihr Hund denkt wirklich mit!

Gedächtnistraining

Verstecken Sie in einem Zimmer vor den Augen Ihres Hundes sein Lieblingsspielzeug oder ein Leckerli. Verlassen Sie anschließend sofort mit Ihrem Vierbeiner zusammen den Raum und betreten Sie ihn einige Stunden nicht mehr. Gehen Sie erst nach einer gewissen Zeit wieder mit Ihrem Senior hinein und lassen Sie ihn nun nach seiner Belohnung suchen. Findet er schnell das gute Stück, zeugt dies von einer guten Merkfähigkeit und einer feinen Nase!

Hol das Spielzeug

Legen Sie das Lieblingsspielzeug Ihres Seniors auf einen Stuhl, einen Sessel oder hinter ein Sofakissen. Schafft es Ihr Hund, das Spielzeug herunterzuholen, beweist er Flexibilität.
Kann Ihr Vierbeiner bereits verschiedene Gegenstände anhand ihrer Bezeichnung unterscheiden, lassen Sie ihn ein bestimmtes Spielzeug aus einer Ansammlung verschiede-

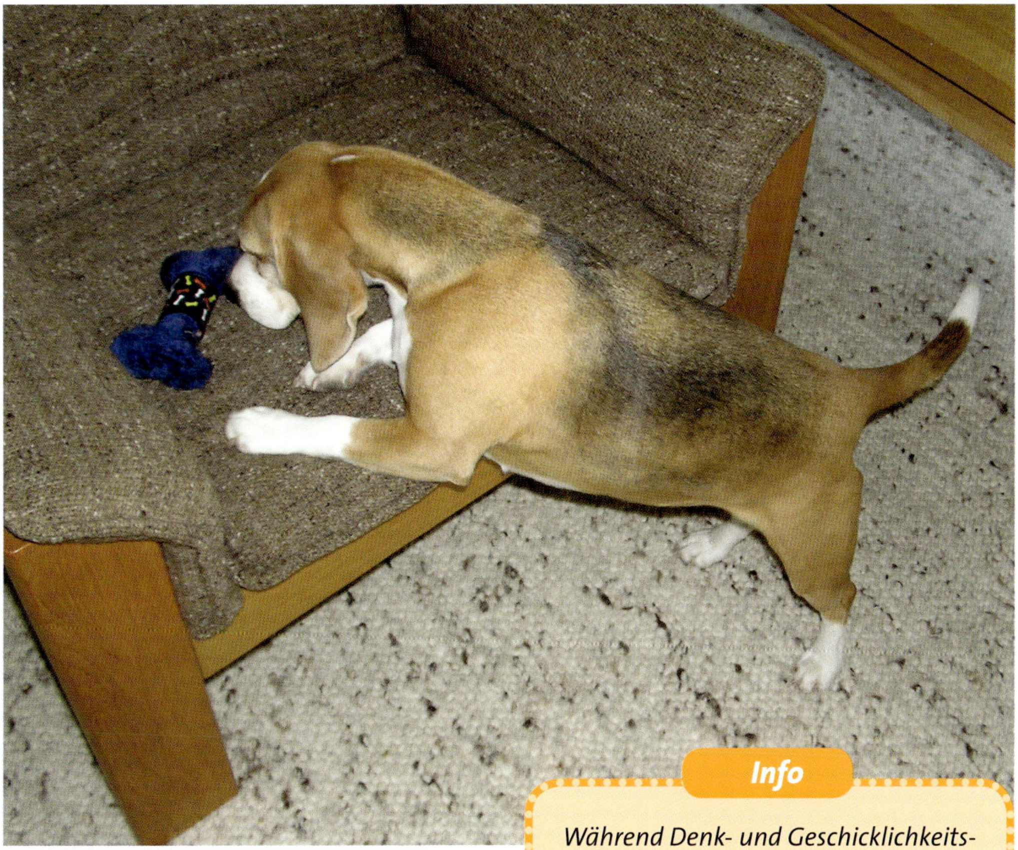

Luzie hat ihr Spielzeug auf dem Sessel entdeckt und holt es auch gleich herunter.

ner Gegenstände holen. Oder: Verstecken Sie mehrere Sachen, die er mit Namen kennt und schicken Sie ihn auf die Suche nach jedem Einzelnen.

»Papierkorb leeren ...«

Legen Sie einen leeren Papierkorb auf die Seite. Nun gibt es, je nach Größe des Korbes, verschiedene Spielvarianten: Geben Sie in einen Kleinen direkt ein Leckerli hinein. Haben Sie einen Größeren, verpacken Sie einen Futterbrocken lose in eine kleine Glühbirnenschachtel, die dann wiederum in den Korb gelegt wird. In beiden Fällen muss Ihr Vierbeiner das Leckerchen mit seiner Pfote herausholen bzw. sich erst durch Auspacken erarbeiten.

Info

Während Denk- und Geschicklichkeitsspiele von Ihnen Geduld und Einfühlungsvermögen verlangen, ist bei Ihrem Hund eine hohe Konzentration gefragt. Steigern Sie Anforderungen und Spieldauer daher nur langsam, denn diese Kopfarbeit ist für Ihren eifrigen Schüler anstrengend und ermüdend. Befreiend wirkt zwischendurch ausgelassenes Rennen oder Toben. Und auch am Schluss hat sich ein Bewegungsspiel bewährt, um die Anspannung zu lösen, eventuell aufgestaute Energien zu entladen und allgemein einen schönen Ausklang zu schaffen. Hat Ihr Senior absolut kein Interesse an einem Spiel, wechseln Sie zu einem anderen, das er lieber mag, schließlich soll der Spaß für beide Seiten auf jeden Fall immer im Vordergrund stehen. Vielleicht möchte Ihr Oldie aber auch einfach nur seine Ruhe haben – respektieren Sie auch das.

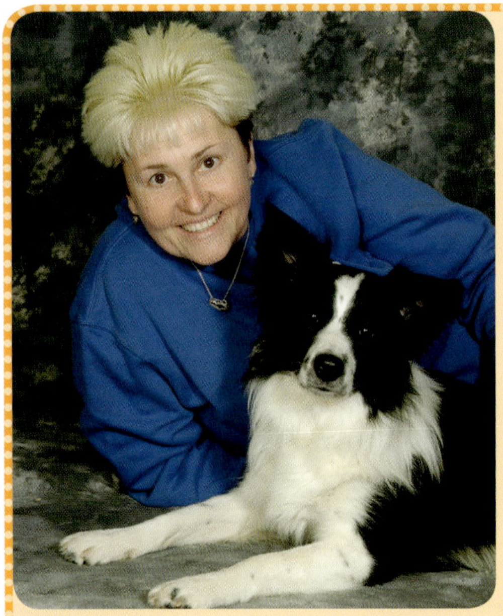

Renate Kalteis, Border-Collie-Zucht »with magic eyes« und Hundetrainerin

Experten-Rat

»Wenn Sie Ihren Senior noch mit leichter Kopfarbeit beschäftigen möchten, verstecken Sie ihm doch kleine Leckerlis oder sein Lieblingsspielzeug: Lassen Sie ihn zuvor »Sitz« oder »Platz« machen und schicken Sie ihn dann auf die Suche. Gerade nasenorientierte, verspielte Vierbeiner werden einen Riesenspaß daran haben. Im Zoofachhandel gibt es verschiedene Denkspiele für Hunde von Level 1 bis 3. Ich weiß aus eigener Erfahrung, dass auch ein Senior, der noch nie damit beschäftigt wurde, Spaß daran hat.

Wenn Sie einen Familienausflug unternehmen, kann sich während des Spaziergangs ein Familienmitglied verstecken und vom Oldie gesucht werden.

Unterordnungsübungen, Suchspiele mit dem Dummy, Kunststücke wie »Pfote geben«, Slalom durch die Beine, Spaziergänge bei angenehmen Temperaturen, positive Treffen mit anderen Hunden, Dogdance-Tricks oder Schwimmen halten den Hund geistig und körperlich fit.«

Denk- und Geschicklichkeitsspiele aus dem Fachhandel

Inzwischen gibt es auch diverse Denkspiele ganz unterschiedlicher Schwierigkeitsgrade im Fachhandel zu kaufen. Geschicklichkeit ist außerdem beim Spiel mit Futterbällen gefragt. Hier wird Trockenfutter eingefüllt, das beim Umherrollen nach und nach durch verschieden große Öffnungen herausfällt. Damit kann sich Ihr Schnüffler sehr gut selbst beschäftigen. Am besten gelingt dies auf Teppichboden oder im Garten, da die meisten Bälle auf glattem Boden ziemlich laut und rutschig sind.

Futterbälle bieten kurzweilige Beschäftigung.

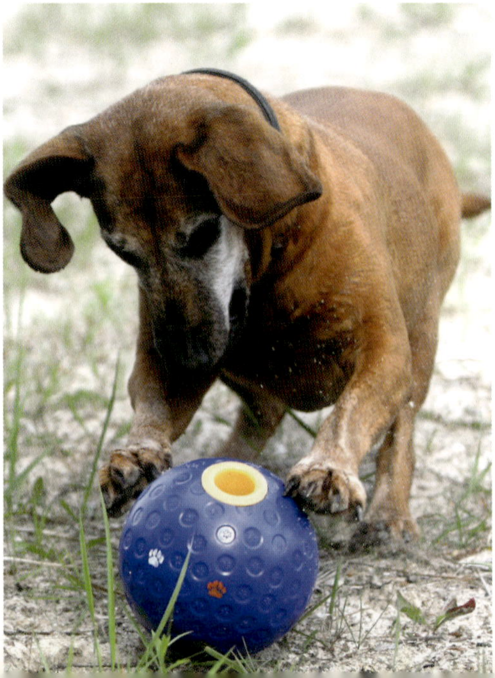

III. Carpe Diem

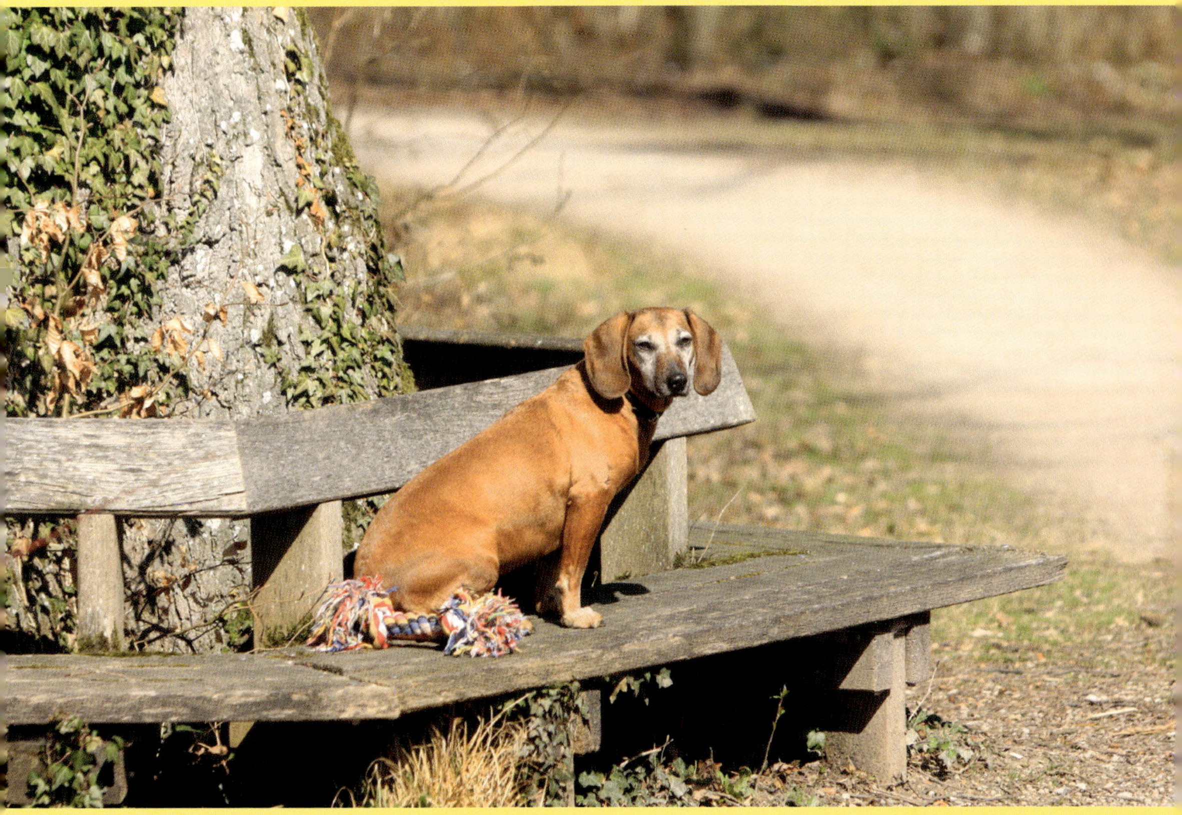

Nutzen Sie die Zeit mit Ihrem Senior so lange es geht und genießen Sie jeden gemeinsamen Tag in vollen Zügen.

Pflücken auch Sie den Tag und genießen Sie die gemeinsame Zeit mit Ihrem Senior in vollen Zügen. Bitte haben Sie bei einem alten Hund jedoch nicht das Gefühl, noch möglichst viel mit ihm machen zu ***müssen****. Viel Zeit miteinander zu verbringen, bedeutet also nicht, ständig für Action zu sorgen. Nein, das wichtigste ist doch, ein Gespür für die Bedürfnisse, Sorgen und Nöte des eigenen Vierbeiners zu bekommen und diesen dementsprechend gerecht zu werden.*

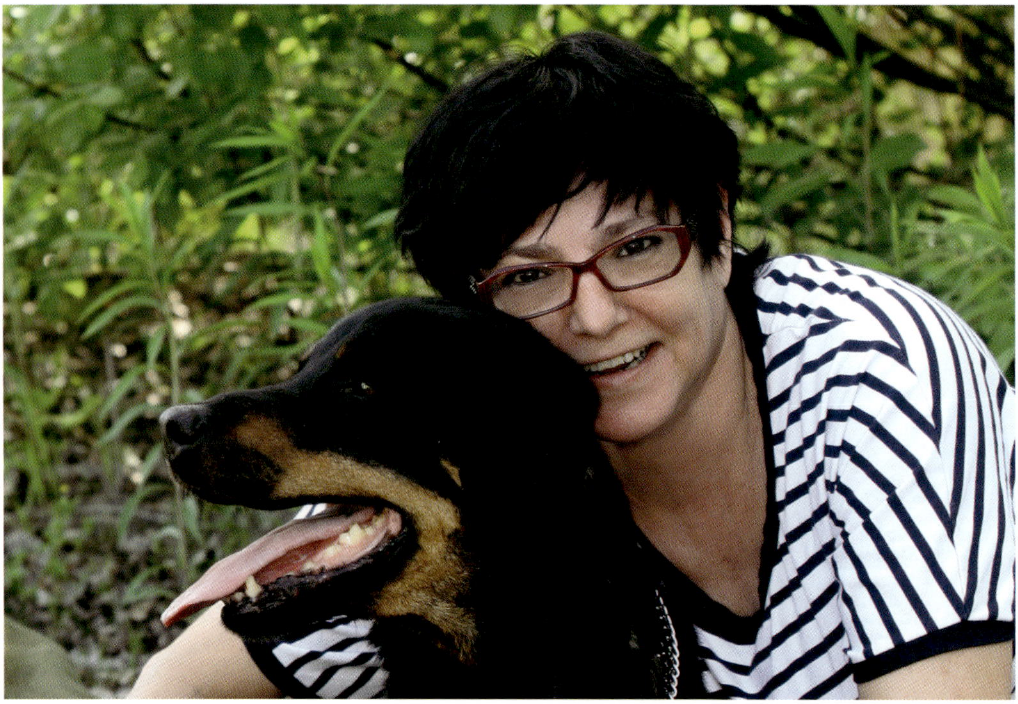

Bis ans Ende ihrer Tage haben unsere Hunde Liebe und Geborgenheit verdient.

Vielleicht erfreuen Ihren Oldie liebevolle Kraul- und Streicheleinheiten viel mehr als ein stetig wechselndes Animationsprogramm. Auch einfach nur mal dasitzen, den dösenden oder schlafenden Senior zu beobachten, auf sein Schnarchen zu hören und sich mit einem Lächeln an die vergangenen, gemeinsamen Jahre zu erinnern, schafft eine innige Verbindung zueinander und schenkt gegenseitig Geborgenheit. Seien Sie dankbar für alle Zeit, die Sie noch mit Ihrem alten Freund teilen dürfen. Sie ist leider begrenzt, aber heute bestimmt noch nicht vorbei ...

Beenden möchte ich das Buch mit einem anrührenden Bericht von Oldie-Halterin Katja Leitloff. Er soll Mut machen, auch einem älteren Hund noch ein schönes, neues Zuhause zu geben, denn kein Vierbeiner hat es verdient als zu alt, zu hässlich oder zu krank abgeschoben zu werden. Vergessen Sie nie, dass auch vor Ihnen das Alter nicht Halt macht und dann werden Sie die Geborgenheit eines liebevollen Umfeldes als Geschenk empfinden. Dies ist das Mindeste, was wir auch unseren Hunden nach Jahren der uneingeschränkten Freundschaft in guten wie in schlechten Zeiten zurückgeben sollten.

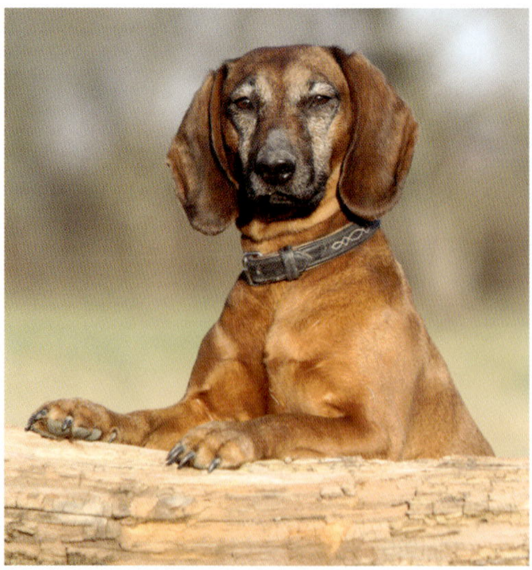

In den Augen eines älteren Vierbeiners spiegeln sich eine charmante Altersweisheit und Würde wider.

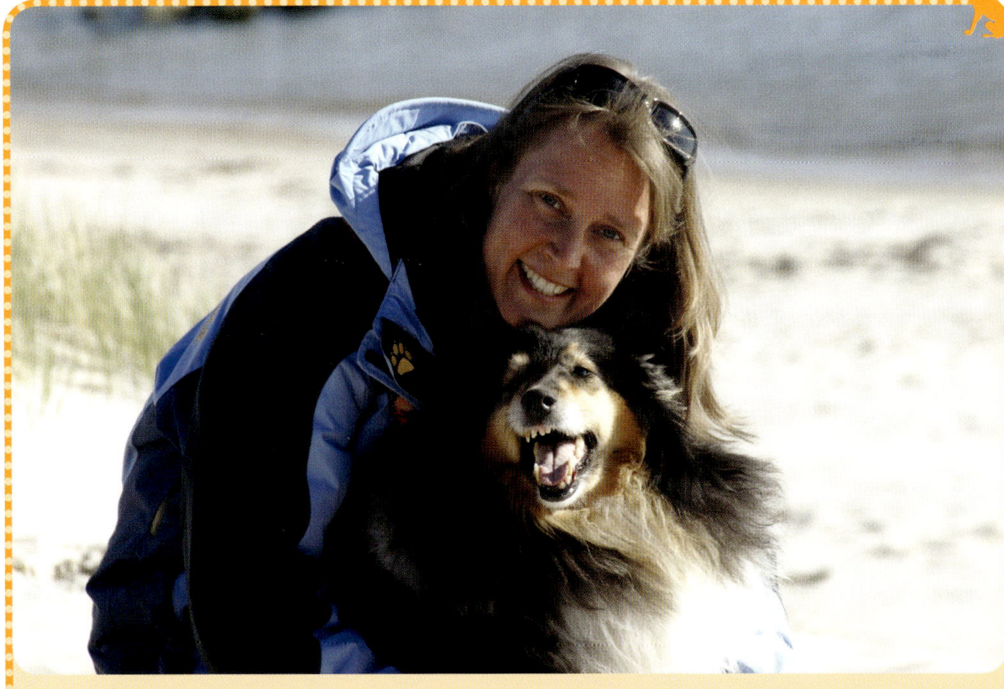

Katja Leitloff mit Hilly, 14

Insider

»Als Hilly zu uns kam, war sie bereits neun Jahre alt und hatte schon viel erlebt. Außer bei ihrem Züchter hatte sie schon zwei weitere Zuhause gehabt. Außerdem lernte sie über eine lange Zeit hinweg auch diverse Tierschutzeinrichtungen kennen.
Dabei ging es ihr in ihrem zweiten Heim gar nicht schlecht. Sie war die ständige Begleiterin einer älteren Dame und genoss zahlreiche Privilegien. Sie und ihr Frauchen bildeten eine eingeschworene Einheit. Leider wurde die Dame schwer krank und wollte Hilly das Hin und Her zwischen ihr und einer Tierpension, in der Hilly immer untergebracht wurde, wenn sie im Krankenhaus lag, ersparen. So gelangte die Hündin letztendlich in eine private Tierschutzorganisation zur Vermittlung. Es war an einem Mittwoch, als wir den Anruf erhielten, dass ein kleiner Notfall dringend in eine Familie vermittelt werden müsse und sei es auch nur zur Pflege. Hilly fehlte die menschliche Nähe und vor allem ihr Frauchen. Sie verkroch sich im Zwinger in die äußerste Ecke und kam nur zum gelegentlichen Trinken hervor. Die Hündin war total traumatisiert.

Mein Mann und ich fuhren am nächsten Tag zu ihr und fanden ein Häufchen Elend vor. Hilly sah erbärmlich aus. Man hatte ihr langes Collie-Fell geschoren. Auf der Haut lagen nur Filzplatten. Sie hatte ein paar Kilos zu viel auf den Rippen. Die Zähne und die Krallen waren in schlechtem Zustand. Aber die Augen! Es lag so viel Trauer und Bitte um Rettung darin. Wenn ich diesen Hund zu mir nehmen würde, dann keinesfalls nur in Pflege, sondern für immer. Das stand für mich fest. Diese arme Maus hätte eine weitere Unterbringung nicht verkraftet. Auf dem Nachhauseweg wäre ich am liebsten umgekehrt und hätte Hilly sofort mitgenommen. Ihr

Blick ließ mich nicht mehr los. Nachdem wir in der Familie beratschlagt hatten und mit dem Tierschutz alles geregelt war, durfte Hilly endlich zu uns. Kaum war sie in unserer Wohnung angekommen, marschierte sie ins Schlafzimmer, legte sich mit einem Seufzer hin und schlief und schlief und schlief. Sie wollte gar nicht mehr aufstehen, weder zum Gassigehen, noch zum Fressen. Ich glaube, sie war froh, einfach nur in einem normalen Haushalt zu sein und nicht mehr in einem Zwinger. Als der Herr von der Tierschutzorganisation nach wenigen Tagen zu Besuch kam, freute sich Hilly. Aber sie kam dann auch sofort zu mir, stupste mich an, als wollte sie sagen »Aber ich darf doch bleiben?« und legte sich auf meine Füße. Eine weitere Kontrolle durch den Tierschutz war nicht mehr notwenig. Der Hund hatte sich entschieden zu bleiben und alle waren froh über diesen Ausgang. Andere Interessenten hatten Hilly abgelehnt, als sie »live« vor ihr standen. Offensichtlich hatte ihre Erscheinung diese Leute abgeschreckt.

Der Beginn eines neuen Lebens ...

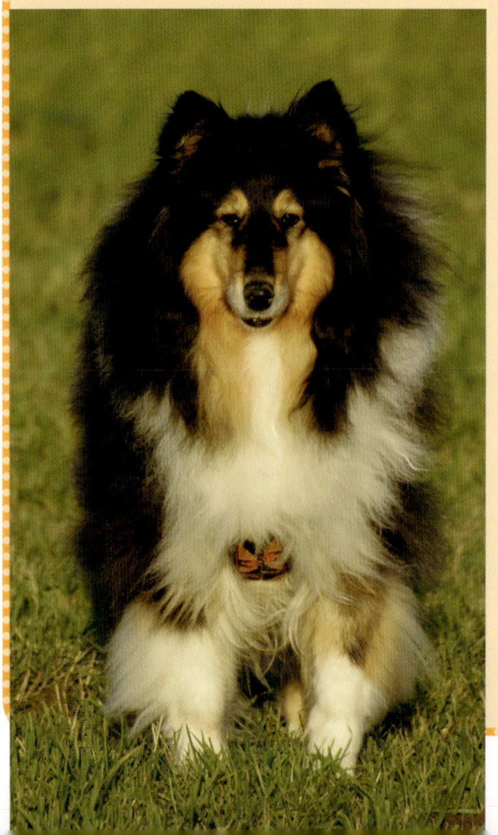

Nachdem wir die Hündin bei unserer Tierärztin vorgestellt hatten und sie komplett durchgecheckt war, fing ihr Leben bei uns richtig an. Sie war von Anfang an super lieb und mit allen anderen Hunden verträglich. Mit viel Geduld und besonderen Leckereien wurde sie immer zutraulicher. Mit einem Flohkamm bekam ich auch ihr Fell in den Griff, was schließlich mit Hilfe von Bierhefeflocken und Weizenkeimen spross. Aus dem »abgewrackten Hund« (Zitat) wurde eine richtige Schönheit und man konnte ihre edle Abstammung erkennen. Hilly dankte mir meine Mühen mit immer mehr Zutrauen, Schmuseeinheiten und Trostspenden. Wir hatten kurz vor ihrem Einzug unseren 14 Jahre alten Collie-Rüden Dino einschläfern müssen. Das war schwer zu ertragen.

Der Tierschutz hatte mit meinem Einverständnis Hillys Frauchen meine Telefonnummer gegeben. Hillys Frauchen (für mich ist die alte Dame immer noch Hillys richtiges Frauchen, auch wenn ich jetzt die Dame ihres Herzens bin) und ich hatten noch über ein viertel Jahr regen Kontakt. Wir haben oft telefoniert und ich habe ihr aktuelle Fotos von Hilly geschickt. Zu Weihnachten habe ich die alte Dame besucht (ohne Hilly) und ihr neben neuen Fotos auch ein kleines Seidentäschchen mit Hillys Unterwolle geschenkt. Somit konnte sie ihre liebe Hilly auch fühlen und riechen. Wie hat sie diesen Hund vermisst! Kurz nach meinem Besuch verstarb Hillys Frauchen. Die Krankheit war zu stark. Ich bin sehr froh, diese Frau persönlich kennen gelernt zu haben. Somit weiß ich, wie Hilly früher gelebt hat, und welche Bedürfnisse sie mitbrachte.

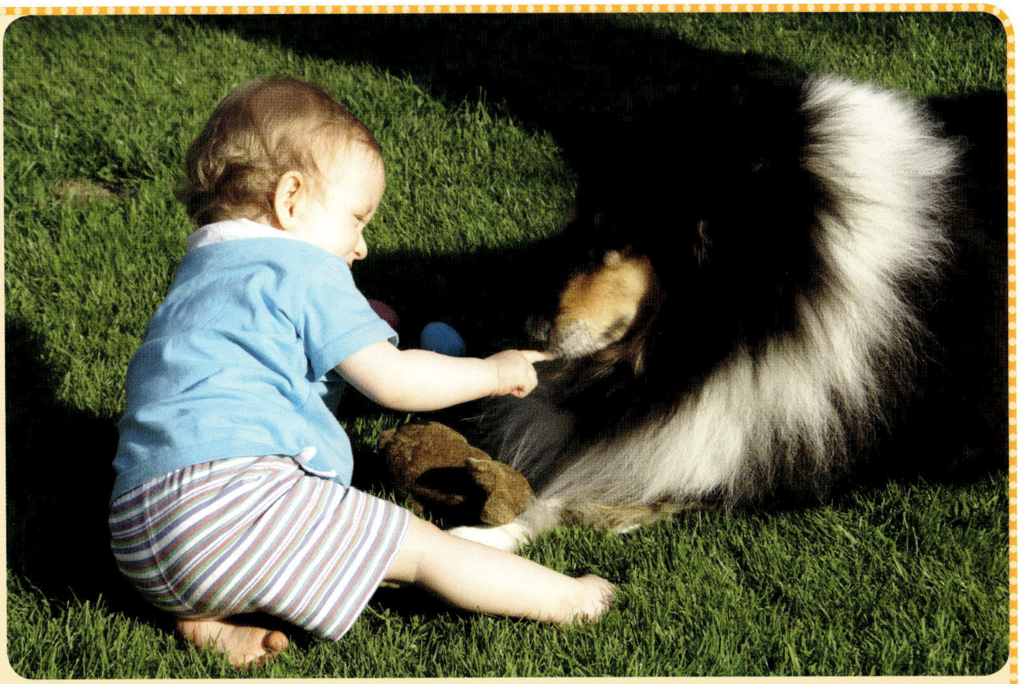

Hilly, die sanfte Kinderfreundin ...

Unsere Maus entwickelte sich prächtig. Mit ihr konnte ich auch wieder in die Hundeschule gehen und war mit Dinos alter Gruppe zusammen. Trotz ihres Alters und keinerlei Vorkenntnissen, lernte sie einen Agility-Parcours kennen (natürlich ohne Sprünge) und machte beim Dog-Dancing mit. Sie hatte Spaß, das merkte man ihr deutlich an. Allerdings musste ich unser gemeinsames Hobby beenden, als ich schwanger wurde. Hilly wusste von Anfang an, was los war. Sie wich mir nun gar nicht mehr von der Seite, stellte sich zwischen andere Menschen und mich und - was vorher nie passiert war – sie ging auf andere Hunde los, denen wir begegneten, und zeigte deutlich an, dass sich mir keiner nähern durfte. Während der Schwangerschaft gab es hier zu Hause nur sie und mich. So lange ich es mit meinem Bauch konnte, lagen wir gemeinsam auf dem Boden (Sofa und Bett sind für Hilly tabu) oder fanden andere Wege, um miteinander zu kuscheln. Während meines Krankenhausaufenthaltes war Hilly gut untergekommen. Wir haben kein Babytraining mit ihr gemacht. Unsere Zwillinge waren vom ersten Kennenlernen an ihre Babys. Und so, wie sie mich während der Schwangerschaft vor anderen beschützt hatte, wurden ab sofort auch die Kinder von ihr behütet. Wehe, es kam jemand zum Kinderwagen, schon stand Hilly dazwischen. Andere Hunde durften es nicht wagen, näher als einen Meter an den Wagen zu kommen, sofort schaltete sich unsere inzwischen 12-jährige Omi ein und fletschte die Zähne. In Kürze wird Hilly 14 Jahre alt. Mit den flinken Beinchen unserer Kinder kann sie nicht mehr mithalten, aber sie erzieht und behütet sie immer noch (mit). Umgekehrt ist sie auch »unsere liebe Hilly«, die von allen gestreichelt und mit Jam-Jams mehr als reichlich versorgt wird. Das erste Wort, das unsere Kinder sprechen konnten, war nicht Mama und auch nicht Papa. Nein, das erste Wort war »illi«.

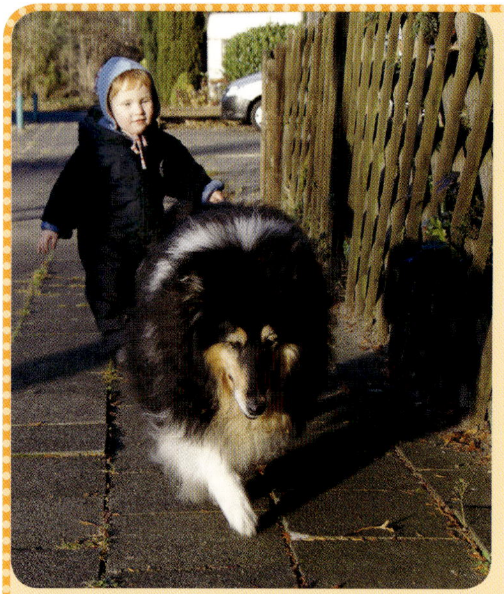

Zwei gehen durch Dick und Dünn ...

Leider sind Hillys gesundheitliche Probleme nicht weniger geworden. Der schlechte Pflegezustand der früheren Jahre rächt sich heute. Hinzu kommen noch die Wehwehchen des Alters wie Probleme beim Laufen und Treppensteigen, fast Blindheit und fast Taubheit. An Weihnachten dachte ich, Hilly hätte einen Schlaganfall und es wäre Zeit für sie, über die Regenbogenbrücke zu ihrem Frauchen zu gehen. Wir hatten uns bereits alle von ihr verabschiedet. Unsere Tierärztin diagnostizierte aber ein Vestibularsyndrom – eine Gleichgewichtsstörung. Hilly bekam drei Kortisonspritzen. Außerdem wird die Durchblutung mit Hilfe von Tabletten gefördert. Schon wenige Tage später war sie wieder die Alte. Wir sind alle so froh und glücklich, dass unsere Collie-Omi noch bei uns ist. Auch wenn sie meine Zeit und Liebe jetzt mit zwei fast zweijährigen Rabauken teilen muss, finden wir immer noch Zeit füreinander. Die Ruhe und Ausgeglichenheit, die dieser Hund ausstrahlt, ist Balsam für meine Seele und hilft mir nach einem ereignisreichen Tag, meine innere Balance wieder zu finden. Ich bin froh, dass wir uns vor fast fünf Jahren für diesen alten, »abgewrackten« Hund, für dieses Häufchen Elend, für »unsere« Hilly entschieden haben. Sie ist ein Goldstück und wir lieben sie! «

Anmerkung der Autorin: Leider musste Hilly noch während meiner Arbeit an diesem Buch wegen eines inoperablen Tumors im Hals eingeschläfert werden.

Ein erfüllter, glücklicher Lebensabend ...

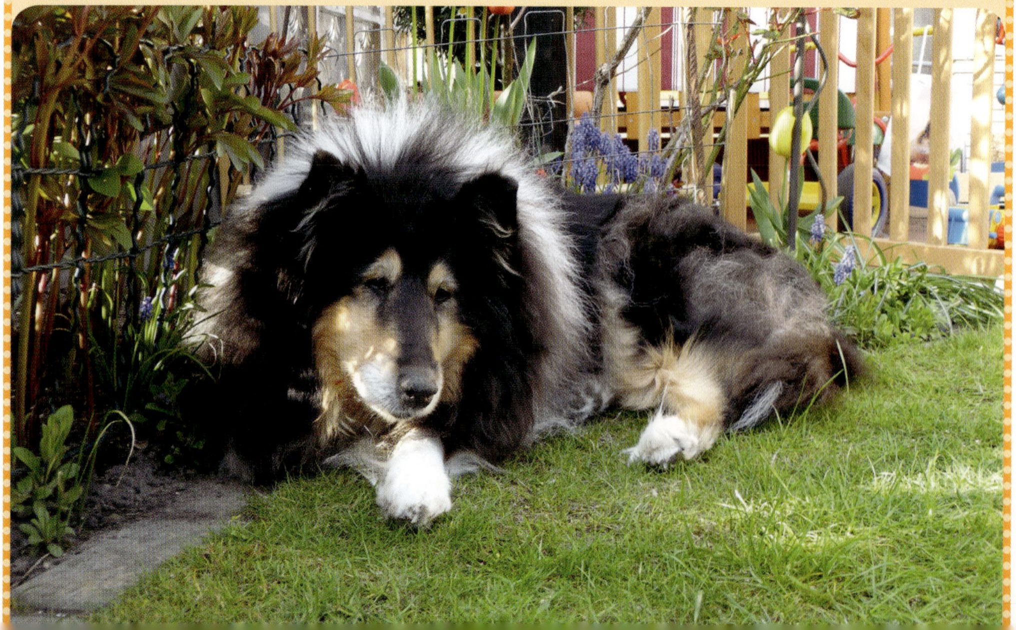

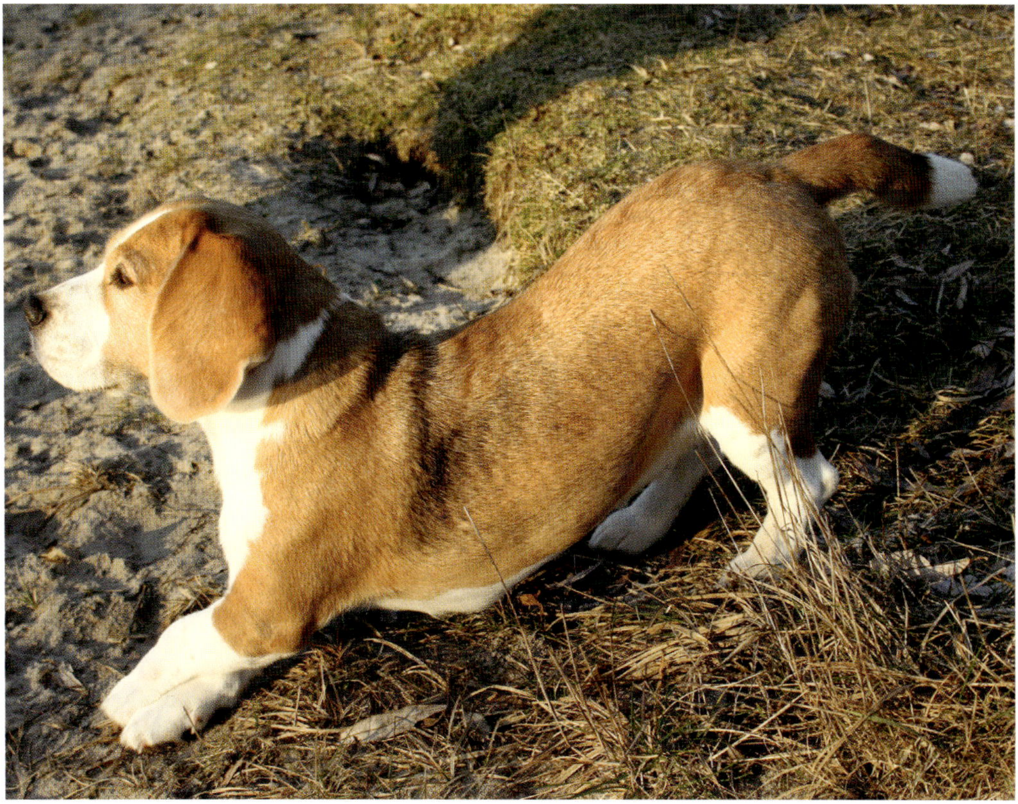

Ein herzliches DANKE allen zwei- und vierbeinigen Mitwirkenden.

Dank

Mein ganz besonderer Dank für die fachliche Mitarbeit und Beratung gilt:

Dr. med. vet. Susanne Winhart
Dr. med. vet. Julia Fritz,
www.napfcheck.de
Christina Landmann
Ingrid Heindl,
www.tierphysiotherapie-bayern.de
Renate Kalteis, *www.with-magic-eyes.de*
Susan Voight

Ihr standet mir bei allen Fragen jederzeit mit Rat und Tat zur Seite. Das weiß ich sehr zu schätzen!! Es war mir eine Ehre und ein Vergnügen, dass ich mit euch allen zusammenarbeiten durfte. DANKE!!

Außerdem danke ich herzlichst allen Insidern und ihrem vierbeinigen Anhang, die mich mit ihren netten, so liebenswerten Erzählungen tatkräftig unterstützt und maßgeblich zur Anschaulichkeit dieses Buches beigetragen haben.

Ebenso geht ein ganz dickes DANKE an Christine Steimer *(www.tierfotografie-steimer.de)*. Mit dir zu arbeiten, ist immer ein echtes Highlight. Deine lebendigen Fotos möchte ich in meinen Büchern nicht mehr missen. DANKE für deinen Einsatz und deine Mühe, sowie für die vielen inspirierenden und lustigen Gespräche vorab.

Ein herzliches Dankeschön außerdem an Desiree Schwers und ihre vierbeinigen Begleiter. Ihr seid immer da, wenn ich euch brauche und liefert in Nullkommanix alle Fotos, die noch fehlen. Toll!!

Vielen, herzlichen Dank auch meinem Freund Tobias, der stets als letzter Notnagel-Fotograf, sowie als »Manager«, Aufbauer und heimwerkelnder Ideen-Geber einspringt. DANKE für deine stete Unterstützung und Hilfe. Außerdem danke ich Hündin »Peggy«, die natürlich auch als Spiele-Testerin engagiert war.

Ebenfalls ein riesen Dankeschön an Christoph Köhne und Katja Leitloff für die Bereitstellung von süßen Fotos und Katja einen besonderen Dank für den anrührenden Bericht über Hilly. Sie wird für immer unvergessen bleiben ...

Ein General-DANKE geht an alle zwei- und vierbeinigen Models, die sich netterweise für Fotoaufnahmen zur Verfügung gestellt haben.

Ganz besonders danke ich auch meiner Familie, für alle Annehmlichkeiten (z.B. Kantine) während meiner Arbeit am Skript. Insbesondere danke ich meinem Vater, der mir als privater Lektor stets hilfreich zur Seite steht.

DANKE außerdem an meine Hündin »Luzie«, die mir täglich mit ihrer liebenswerten, charmanten, aber auch äußerst lustigen Beagleart zeigt, wie schön es ist mit einem »abgeklärten«, älteren Hund zusammenzuleben. Der Schalk sitzt dir auch nach 14 Lebensjahren munter im Nacken, was ich sehr genieße und unheimlich an dir mag. Möge unsere spaßige WG noch lange bestehen bleiben...

Last but not least bedanke ich mich ganz herzlich bei Claudia König und dem Team von Müller-Rüschlikon für die schöne, unkomplizierte Zusammenarbeit.

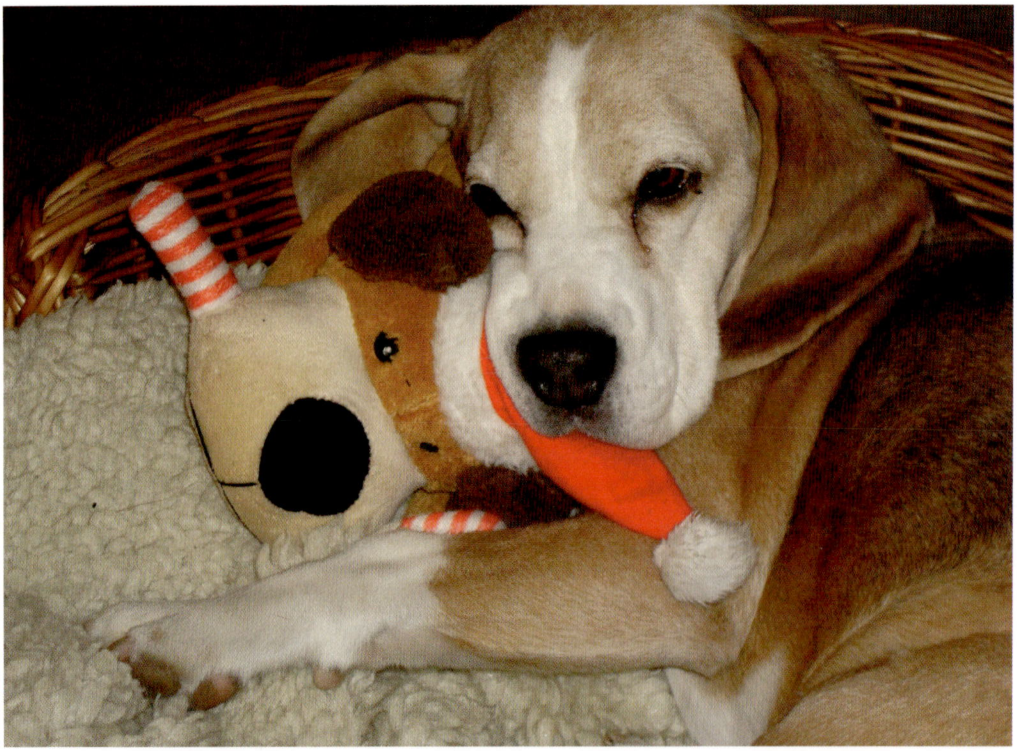

Nach getaner Model-Arbeit...

Weiterführende Literatur

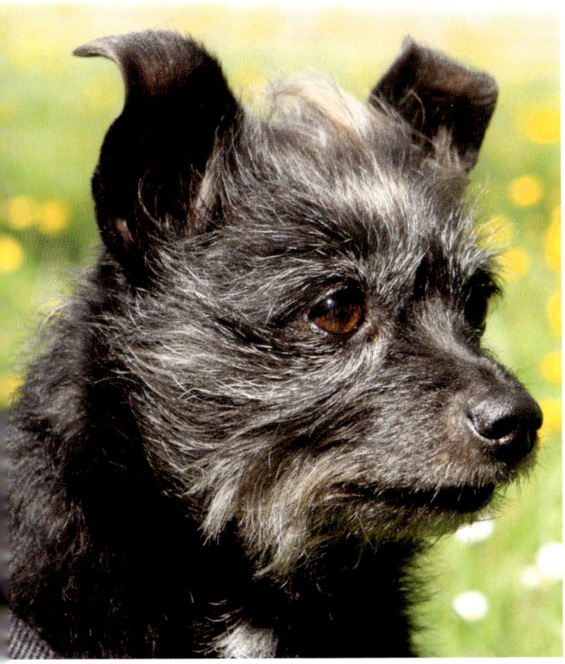

Heike Achner
Hausapotheke für Hunde
Kosmos Verlag

Liesel Baumgart, Marlies Hand
Bachblüten für Tiere – Selbsthilfe schnell und einfach
Oertel & Spörer Verlag

Ursula Breuer, Monika Schaal
Hundeverhalten – erkennen und verstehen
Verlag Müller Rüschlikon

Martin Bucksch
Notfallapotheke für Hunde – für unterwegs
Kosmos Verlag

Barry Eaton, Clarissa v. Reinhardt
In der Welt der Stille –
Ein Ratgeber über taube Hunde
Animal Learn Verlag

Nicole Horsky
Blinder Hund – was nun?
Kynos Verlag

Frank Lausberg
Erste Hilfe für den Hund
Kosmos Verlag

Angela Münchberg
Kräuterbuch für Hunde:
So bleibt Ihr Hund gesund und munter
Cadmos Verlag

Uta Over
Auch Hunde werden alt
Verlag Müller Rüschlikon

Petra Pawletko
Hunde gesund und vital durch Homöopathie
Verlag Müller Rüschlikon

Sabina Pilguj
Dog Relax
Entspannter Mensch – entspannter Hund
Verlag Müller Rüschlikon

Manuela van Schewick
Apportieren mit Spaß
Verlag Müller Rüschlikon

Sophie Strodtbeck, Udo Gansloßer
Kastration und Verhalten beim Hund
Verlag Müller Rüschlikon

Bettina Weinert
Notfallratgeber für den Hund
Verlag Müller Rüschlikon

H. G. Wolff
Unsere Hunde gesund durch Homöopathie
Heilfibel eines Tierarztes
Sonntag-Verlag

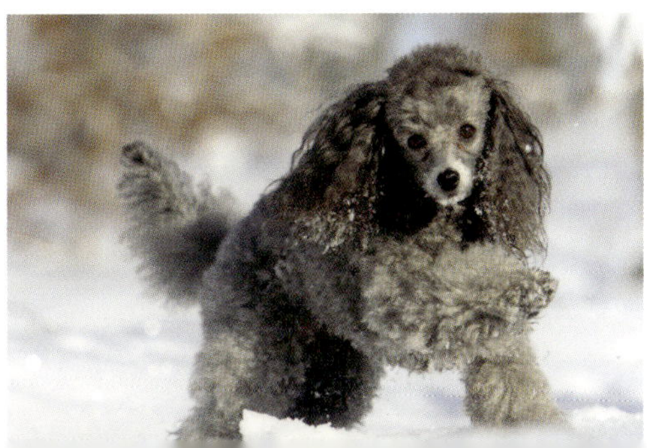

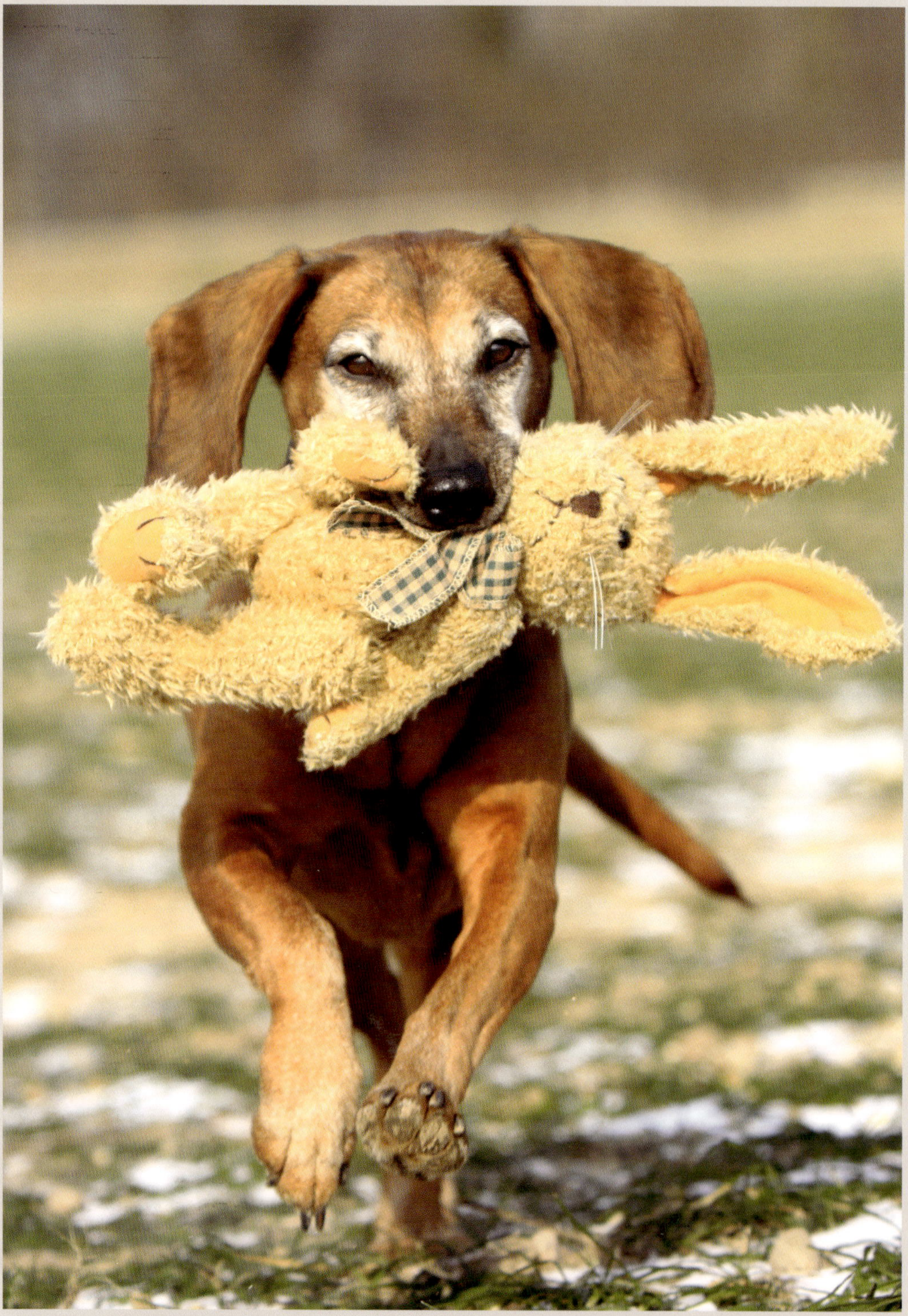